Maria Alfaro Gonzalez

Hábitos y conductas de riesgo de los adolescentes

Maria Alfaro Gonzalez

Hábitos y conductas de riesgo de los adolescentes

Estudio observacional de adolescentes de 13 a 18 años en la provincia de Valladolid

PUBLICIA

Impressum / Aviso legal
Bibliografische Information der Deutschen Nationalbibliothek: Die Deutsche Nationalbibliothek verzeichnet diese Publikation in der Deutschen Nationalbibliografie; detaillierte bibliografische Daten sind im Internet über http://dnb.d-nb.de abrufbar.

Información bibliográfica de la Deutsche Nationalbibliothek: La Deutsche Nationalbibliothek clasifica esta publicación en la Deutsche Nationalbibliografie; los datos bibliográficos detallados están disponibles en internet en http://dnb.d-nb.de.

Coverbild / Imagen de portada: www.ingimage.com

Verlag / Editorial:
PUBLICIA
ist ein Imprint der / es una marca de
OmniScriptum GmbH & Co. KG
Heinrich-Böcking-Str. 6-8, 66121 Saarbrücken, Deutschland / Alemania
Email / Correo Electrónico: info@editorial-publicia.com

Herstellung: siehe letzte Seite /
Publicado en: consulte la última página
ISBN: 978-3-639-64956-7

Zugl. / Aprobado por: Valladolid, Universidad de Valladolid, Tesis Doctoral, 2015

HÁBITOS Y CONDUCTAS DE RIESGO DE LOS ADOLESCENTES.

Estudio observacional de adolescentes de 13 a 18 años en la provincia de Valladolid.

MARÍA ALFARO GONZÁLEZ

VALLADOLID, 2015

Comunicaciones a congresos, publicaciones y premios que este estudio ha generado.

Publicaciones

- Fierro Urturi A, Vázquez Fernández ME, Muños Moreno MF, Alfaro González M, Rodríguez Molinero L, García Gutiérrez P y cols. Lesiones no intencionales. Factores de riesgo en seguridad vial y práctica de actividades acuáticas en adolescentes de 13 a 18 años. Rev Pediatr Aten Primaria. 2013;15:315-28.

- Fierro Urturi A, Vázquez Fernández ME, Muñoz Moreno MF, Alfaro González M, Rodríguez Molinero L, Bustamante Marcos P. Consumo de tabaco, riesgo de dependencia nicotínica y factores asociados en los adolescentes de la provincia de Valladolid. BOL PEDIATR 2014;54:20-28.

- Vázquez Fernández ME, Muñoz Moreno MF, Fierro Urturi A, Alfaro González M, Rodríguez Molinero L, Bustamante Marcos P. Estado de ánimo de los adolescentes y su relación con conductas de riesgo y otras variables. Rev Pediatr Aten Primaria. 2013;15:219.e75-e84.

- M. Alfaro González, M.E. Vázquez Fernández, A. Fierro Urtuti, M.F. Muñoz Moreno, L. Rodríguez Molinero, P. García Gutiérrez. "Consumo y actitud ante el alcohol de los adolescentes de 13-18 años de edad en la provincia de Valladolid". Acta Pediatr Esp.2014;72(6):111-118.

- Vázquez Fernández ME, Muñoz Moreno MF, Fierro Urturi A, Alfaro González M, Rodríguez Carbajo ML, Rodríguez Molinero L. Consumo de sustancias adictivas en los adolescentes de 13 a 18 años y otras conductas de riesgo relacionadas. Rev Pediatr Aten Primaria. 2014;16:125-34.

- Alfaro González M, Vázquez Fernández ME, Fierro Urturi A, Herrero Bregón B, Muñoz Moreno MF, Rodriguez Molinero L. "Uso y riesgos de las Tecnologías de la Información y Comunicación en adolescentes de 13 a 18 años". Acta Pediatr Esp. 2105;73(6):e126-e135.

- Alfaro González M, Vázquez Fernández ME, Fierro Urturi A, Muñoz Moreno MF, Rodríguez Molinero L, González Hernando C, et al. Hábitos sexuales en los adolescentes de 13 a 18 años. Rev Pediatr Aten Primaria. 2015; 17:217-25.

Comunicaciones

- "Los adolescentes ante las nuevas tecnologías: ¿beneficio o perjuicio?" Reunión de Primavera de la Sociedad de Pedaitría de Asturias, Cantabria y Castilla y León. Palencia. Abril 2013. **Premio a la mejor comunicación oral.**

- "Relación del estado de ánimo negativo con diversos factores sociodemográficos y hábitos o conductas de riesgo de los adolescentes". Marta Esther Vázquez Fernández, María Fé Muñoz Moreno, Ana Fierro Urturi, María Alfaro González, Ana Farias Gorbea, Pilar García Gutiérrez. Presentación de póster con defensa. 62 Congreso Nacional de Pediatría. Sevilla. Junio 2013.

- "Estudio del estado de ánimo de los adolescentes de 13 a 18 años". Marta Esther Vázquez Fernández, María Alfaro González, María Fé Muñoz Moreno, Ana Fierro Urturi, Luis Rodríguez Molinero, Beatriz Herrero Bregón. Presentación de póster con defensa. 62 Congreso Nacional de .Pediatría. Sevilla. Junio 2013.

- "Prevalencia y factores relacionados con el consumo de alcohol en los adolescentes". Marta Esther Vázquez Fernández, María Alfaro González, María Fe Muñoz Moreno, Ana Fierro Urturi, Patricia Bustamante Marcos, Luis Rodríguez Molinero. Presentación de póster con defensa. 62 Congreso Nacional de Pediatría. Sevilla. Junio 2013. **Premio Mención Especial Mejores Pósteres.**

- "Prevalence and factors associated with alcohol use in adolescents 13 to 18 years in the province of Valladolid (Spain)". Marta Esther Vázquez Fernández, María Alfaro González, Ana Fierro Urturi, Maria Fe Muñoz Moreno, Beatriz Herrero Bregón, Ana Farías Gorbea. Health Education Group of AEPap Presentación de póster con defensa. Congreso Europeo de Pediatría de Atención Primaria. Tel Aviv. Julio 2013.

- “Mood state of adolescents and its relation with risk behaviors and other variables. Marta Esther Vázquez Fernández, Ana Fierro Urturi, María Alfaro González, María Fé Muñoz Moreno, Beatriz Herrero Bregón, Patricia Bustamante Marcos. Education in Health Group of AEPap. Presentación de póster con defensa. Congreso Europeo de Pediatría de Atención Primaria. Tel Aviv. Julio 2013.

- “Sexual behaviour in adolescents 13 to 18 years in the province of Valladolid (Spain), Ana Fierro Urturi, Marta Esther Vázquez Fernández, María Alfaro González, María Fé Muñoz Moreno, Patricia Bustamante Marcos, Ana Farias Gorbea and Health Education Group of AEPap. Presentación de póster con defensa. Congreso Europeo de Pediatría de Atención Primaria. Tel Aviv. Julio 2013.

- “Cigarrette smoking and risk of nicotine dependence in adolescents 13 to 18 years in the province of Valladolid (Spain). Ana Fierro Urturi, Marta Esther Vázquez Fernández, María Fé Muñoz Moreno, María Alfaro González, Luis Rodríguez Molinero, Beatriz Herrero Bregón and Health Education Group of AEPap. Presentación de póster con defensa. Congreso Europeo de Pediatría de Atención Primaria. Tel Aviv. Julio 2013.

- “Factores de riesgo en la Seguridad Vial de los Adolescentes de la provincia de Valladolid” .Fierro Urturi A, Vázquez Fernández ME, Muñoz Moreno MF, Alfaro González M, Rodríguez Molinero L, García Gutiérrez P, Herrero Bregón B, Farias Gorbea A. Presentación de póster con defensa. XXVI Memorial Guillermo Arce y Ernesto Sánchez Villares. Octubre 2013.

- “Prevalencia y factores asociados al consumo de alcohol, tabaco y otras drogas en los adolescentes de 13 a 18 años de Valladolid”. Vázquez Fernández ME, Fierro Urturi A, Alfaro González M, Muñoz Moreno MF, Rodríguez Carbajo ML, Rodríguez Molinero L, Herrero Bregón B, García Gutiérrez P. Presentación de póster con defensa. XXVI Memorial Guillermo Arce y Ernesto Sánchez Villares. Octubre 2013.

- "Estudio epidemiológico de los hábitos alimentarios de los adolescentes de 13 a 18 años y conductas de riesgo". Vázquez Fernández ME, Alfaro González M, Fierro Urturi A, Rodríguez Molinero L, Muñoz Moreno MF, Herrero Bregón B. Presentación de póster con defensa. XXII Congreso de la Sociedad Española de Medicina de la Adolescencia. Santander. Marzo 2014.

- Beatriz Herrero Bregón, Julia Melero Broman, Marta Vázquez Fernández, María Sanz Almazán, Carlos del Pozo Vegas, Sara del Amo Ramos, Henar Bergaz Díez, Patricia Bustamante Marcos, Ana Fierro Urturi, María Alfaro González. Hábitos alimenticios y conductas de riesgo en la adolescencia. 36 Congreso Nacional Semergen. Bilbao, Octubre 2014.

- Beatriz Herrero Bregón, Julia Melero Broman, Sara del Amo Ramos, Marta Vázquez Fernández, Marta Marina García Alonso, Miriam García Revuelta, Henar Bergaz Díez, Damián Cubillas García de la Torre, Milagros Sonlei Sánchez Guevara, Ana Gajate García. Estudio epidemiológico sobre hábitos sexuales de los adolescentes. 36 Congreso Nacional Semergen. Bilbao, Octubre 2014.

Agradecimientos

Quiero expresar mi agradecimiento, en primer lugar, a los directores de este trabajo, a la Dra. Dª. Marta E. Vázquez Fernández y Dr. D. Luis Rodríguez Molinero por su apoyo y su inapreciable supervisión, sin cuya colaboración no hubiera podido realizar este estudio.

A Dª Ana Fierro Urturi compañera de esfuerzos e ilusiones a la que agradezco su apoyo, ayuda y esfuerzo en la realización de este proyecto.

A Dª Mª Fe Muñoz Moreno, esencial en la obtención de los resultados, por la imprescindible ayuda técnica en el análisis estadístico de los datos.

A las residentes y estudiantes que han colaborado en la realización de este estudio: Pilar García Gutiérrez, Beatriz Herrero Bregón, Ana Farias Gorbea y Patricia Bustamante Marcos.

A D. Pedro de Vega Esteban, por su ayuda a la hora de realizar la encuesta asistida por ordenador.

Al grupo de educación para la salud de la AEPAP que ha motivado que se lleve a cabo este estudio apoyando su desarrollo.

A la AEPAP por su ayuda para llevar a cabo este proyecto.

A mi familia, sin cuyo apoyo y cariño no hubiera sido posible.

HÁBITOS Y CONDUCTAS DE RIESGO DE LOS ADOLESCENTES.

Estudio observacional de adolescentes de 13 a 18 años en la provincia de Valladolid.

Autor principal: María Alfaro González

Coautores: Marta E. Vázquez Fernández

Luis Rodríguez Molinero

Ana Fierro Urtuti

ÍNDICE

1. INTRODUCCIÓN

1. INTRODUCCIÓN

1. Definición. La adolescencia como etapa evolutiva.

Adolescencia etimológicamente deriva del verbo "adolesco" que significa crecer y desarrollarse. La adolescencia es un importante periodo del desarrollo humano, etapa de transición entre la infancia y la edad adulta. Sin embargo, a pesar de tratarse de una etapa de transición entre dos momentos evolutivos claros, como son la infancia y la adultez, la adolescencia goza de una entidad singular. Además, el hecho de que en las sociedades occidentales haya ido experimentando un progresivo aumento en el número de años que abarca, ha contribuido a consolidar la adolescencia como etapa evolutiva (1). Es una etapa en la que además de los cambios físicos, se produce un complejo proceso de maduración psicológica, que afecta a la esfera psicoafectiva, al desarrollo intelectual y al de la propia personalidad, así como al comportamiento y adaptación social.

Los términos **Adolescencia** y **Pubertad** son empleados por algunos autores de forma indistinta. Sin embargo es necesario diferenciar estos dos conceptos con un significado y un alcance distinto. Mientras la *pubertad* es el conjunto de cambios físicos universales que a lo largo de la segunda década de la vida transforman el cuerpo infantil en cuerpo adulto con capacidad para la reproducción, la *adolescencia* es un periodo psicosocial que se prolonga varios años más, en el que se desarrollan los aspectos psicoafectivos propios de la etapa intermedia entre niñez y edad adulta, por lo que no adopta en todas las culturas ni en todas las épocas históricas el mismo patrón (2).

La Organización Mundial de la Salud (OMS) define la **adolescencia** como la etapa que transcurre entre los 10 y 19 años, ambos incluidos, que se inicia con los primeros cambios físicos y morfológicos que preceden a la aparición de los caracteres sexuales secundarios y concluye con el término del crecimiento global (OMS, 1977) (3). Paralelamente clasifica bajo el concepto de *juventud* el periodo que comprende entre los

15 y los 24 años (ambos inclusive), y finalmente concibe como *gente joven* a quienes tienen de 10 a 24 años de edad [4].

La adolescencia progresa a través de tres periodos distintos: temprano, medio y tardío (tabla 1) cada uno de ellos marcado por un conjunto de características biológicas, psicológicas y sociales:

- *Adolescencia temprana* (10-13 años), etapa en la que se producen la mayor parte de los cambios físicos y biológicos que se mantendrán durante toda la adolescencia. Estos cambios generan egocentrismo e inician la lucha del adolescente por su independencia.
- *Adolescencia media* (14-16 años), etapa en la que el desarrollo se centra en el plano mental, afectivo y social, produciéndose habitualmente cambios de estado de ánimo bruscos y frecuentes e incrementándose la implicación en conductas de riesgo. Se caracteriza además por la importancia concedida a los valores del grupo de amigos.
- *Adolescencia tardía* (17-20 años). Ésta es la última fase de la lucha del adolescente por su identidad y separación. Si todo ha transcurrido bien durante los años precedentes, incluyendo la presencia de una familia de apoyo y un grupo de amigos, el adolescente se encontrará bien encaminado hacia el manejo de las tareas y responsabilidades de la madurez. Si por el contario no se ha completado satisfactoriamente, pueden desarrollarse problemas como depresión, tendencias suicidas u otros trastornos emocionales a causa de la creciente independencia y responsabilidades de una joven madurez.

En los últimos años se observa una amplitud en el número de años que abarca tanto por el comienzo de la etapa, cada vez más precoz, como por el final cada vez más tardío en la medida en que en las sociedades industriales se ha incrementado el periodo de dependencia, permaneciendo los jóvenes más tiempo en el hogar parental lejos aún de asumir roles y responsabilidades de adultos [5]. De hecho, Arnett [6] formula una cuarta etapa, entre los 20 y los 30 años, denominada *adultez emergente*, que aparece como consecuencia de la simultaneidad de tres procesos: la prolongación de la fase formativa, el retraso en la independencia económica a través de la ocupación y el retraso en la formación de nuevas unidades de convivencia y parentesco (parejas y familias), que tiende a realizarse después del logro de una cierta consolidación de la inserción laboral.

La Asociación Británica de Pediatría, en un informe en 1985 [7] hacía constar la dificultad de utilizar términos cronológicos rígidos, considerando más adecuado decir que la adolescencia comenzaba justamente al iniciarse el cambio desde la inmadurez física y dependencia emocional familiar hacia la madurez física e independencia psicoafectiva familiar, terminando cuando este proceso de cambio hubiera finalizado.

Tabla 1. Características evolutivas de la etapa adolescente

VARIABLE	ADOLESCENCIA TEMPRANA	ADOLESCENCIA MEDIA	ADOLESCENCIA TARDÍA
Edad (años)	10-13	14-16	17-20 y más
Escala de madurez sexual(Tanner)	1-2	3-5	5
Somático	-Caracteres sexuales secundarios -Comienzo de crecimiento rápido -Apariencia extraña	-Pico de crecimiento en altura -Cambios en la forma y composición corporal -Acné y olor corporal. -Menarquia / espermarquia	-Físicamente maduro -Crecimiento más lento -Aceptación de los cambios de la pubertad
Cognitivo y moral	-Operaciones concretas -Incapaz de percibir las consecuencias a largo plazo de las decisiones actuales -Moralidad convencional	-Puede percibir las implicaciones futuras, pero puede no aplicarlas a la toma de decisiones -Cuestiona costumbres	-Capacidad de comprometerse y establecer límites -Idealismo, absolutismo -Delimitación de los valores morales, religiosos y sexuales
Concepto de sí mismo/formación de identidad	-Preocupado por los cambios corporales -Timidez sobre la apariencia y el atractivo -Orientado hacia la fantasía y el tiempo presente -Falta de control de impulsos	-Preocupado sobre el atractivo -Aumento de la introspección -Sentimientos de omnipotencia --Mayor ámbito de sentimientos	-Imagen corporal más estable. -El atractivo puede ser todavía una preocupación -Se completa la emancipación -Identidad más firme -Objetivos vocacionales prácticos y realistas

Social	-Aumento de la necesidad de privacidad -Intentos de aumentar la independencia -Inicio de la identificación con sus semejantes -Conductas exploratorias tempranas	-Conflicto sobre el control y la independencia -Separación emocional de los padres -Identificación con sus semejantes -Preocupación por la cultura de grupo -Aumento del riesgo para la salud (tabaco, alcohol) -Evaluación de las capacidades y oportunidades	-Separación emocional y física de la familia -Reaceptación de los consejos y valores de la familia -Aumento de la autonomía -El grupo de compañeros y sus valores disminuyen su importancia -Se emplea más tiempo en compartir relaciones íntimas
Sexual	-Aumento del interés por la anatomía sexual -Ansiedad y preguntas sobre los cambios genitales, el tamaño -Cortejo e intimidad limitados	-Pruebas de la capacidad para atraer a una pareja -Inicio de las relaciones y la actividad sexual -Preguntas sobre la orientación sexual	-Consolidación de la identidad sexual -Centrado en la intimidad y en la formación de relaciones estables -Planificación del futuro y compromiso

Los adolescentes no forman un grupo homogéneo, sino que presentan una amplia variedad en cuanto a crecimiento biológico y emocional; cada adolescente responde a las exigencias y oportunidades de la vida de una forma única y personal. La transición de la infancia a la madurez no tiene lugar tras un proceso continuo, sincrónico y uniforme; de hecho el crecimiento biológico, social, emocional e intelectual puede ser totalmente asincrónico y verse acentuado por frecuentes periodos de regresión.

A pesar de ser la adolescencia un periodo de inestabilidad, diferentes trabajos han demostrado que la mayoría de los adolescentes viven esta edad con completa normalidad[8]. Al final de la adolescencia, la mayoría de ellos se han emancipado de los padres y otros adultos y han adquirido, a través de la educación, la familia y la comunidad, una identidad psicosexual y recursos suficientes para comenzar a valerse por sí mismos de un modo satisfactorio en el plano emocional, social y económico.

2. Cambios del desarrollo de la adolescencia.

2.1. Cambios Biológicos.

Los cambios fisiológicos puberales afectan de forma muy importante a la sexualidad y la figura corporal. La capacidad de reproducción, con todo lo que ello conlleva (modificaciones hormonales, comienzo del ciclo en la mujer, capacidad de eyacular en el varón, etc…) supone un cambio cualitativo en la **sexualidad**. Cambio que va acompañado de la definición de la orientación del deseo y un mayor interés por las conductas sexuales. De esta forma, el deseo sexual, la atracción y la capacidad de enamorarse dan a la sexualidad una dinámica nueva. La sexualidad se convierte en una de las motivaciones más significativas, mediatizando el deseo, la fantasía y las conductas interpersonales.

La nueva **figura corporal** se convierte en la mayor preocupación de la mayoría de los adolescentes, obligándoles a adaptarse a ella y a redefinir su autoestima personal y social. Se sienten más presionados por los modelos de belleza dominantes, tienen frecuentes preocupaciones y deseos de cambiar algún aspecto de su figura corporal.

Existe una gran variabilidad individual respecto a la edad de comienzo del desarrollo puberal causada por variaciones en factores genéticos, biológicos, socioeconómicos, nutricionales o por eventos vitales[9].

En los últimos años se observa que esta etapa evolutiva ocupa cada vez un mayor número de años, debido tanto a un adelantamiento generalizado de su inicio como a un atraso del final. El hecho de que empiece cada vez más tempranamente es debido a lo que se conoce como *tendencia secular del desarrollo* que muestra cómo los niños y las niñas de nuestros días, comparados con generaciones anteriores, comienzan el desarrollo puberal de forma más temprana y adquieren antes su apariencia adulta y la madurez sexual [10].

El factor causal más claramente asociado a este adelanto físico es la mejora general de las condiciones de vida (una alimentación adecuada, mejores condiciones de higiene y de atención sanitaria, etc.), aunque en determinadas circunstancias, otros factores sociales, como el estrés de las relaciones familiares, parece que también tiene relación con el adelantamiento en la edad del desarrollo más marcado en el caso de las niñas [(11)]. Además de este aspecto fisiológico que explica el adelanto de la pubertad, también influyen las prácticas educativas y la socialización de los preadolescentes, que también estarían contribuyendo a la precocidad en la aparición de un estilo comportamental típico de la adolescencia. Cada vez es más común que los padres/madres promuevan en sus hijos/as la autonomía, lo que les lleva a que, por ejemplo, se desplacen solos en su entorno, utilicen el teléfono, el ordenador, tomen sus propias decisiones relacionadas con la vida cotidiana, hagan prevalecer sus propios gustos y preferencias, etc. Estas circunstancias han sido aprovechadas por el mercado y marcas comerciales para incluir en sus objetivos preferentes este grupo de edad. De esta manera, en nuestra cultura, tanto la familia como el mercado estarían contribuyendo a que la adolescencia esté adelantando su inicio, no solo por razones estrictamente fisiológicas.

2.2. Cambios Psicológicos.

Desarrollo cognitivo. En esta etapa aparecen nuevas capacidades mentales. Aparece el pensamiento formal, que tiene cuatro aspectos importantes: la introspección, el pensamiento abstracto, el pensamiento lógico y el razonamiento hipotético-deductivo. Dos consecuencias del mismo son el idealismo y el egocentrismo. A esto se une un incremento en su capacidad atencional y su memoria, unas mejores habilidades metacognitivas, un aumento de la velocidad de procesamiento de la información y una mejora de organización de dicha información [(12)]. Estas capacidades mentales les permiten construir sus propias ideas, entender la realidad como algo que se puede cambiar, criticar el pensamiento de los adultos y adquirir valores morales postconvencionales.

Desde este punto de vista es un periodo especialmente adecuado para que adquieran ideales personales y sociales que les lleven a involucrarse en la transformación de la realidad. Por ello es fundamental también trabajar con ellos estos aspectos y crear condiciones familiares, escolares y sociales para su desarrollo.

Desarrollo emocional. El adolescente vive un proceso de búsqueda y construcción de su identidad. Dicha identidad tiene muchos componentes: la autoimagen corporal; el autoconcepto; la autoestima; las habilidades en la interacción social; la identidad sexual y afectiva; la identidad vocacional; la identidad ideológica y moral [(13)].

Sin lugar a dudas, se trata de cambios importantes en el desarrollo evolutivo, ya que el acceso a la autonomía personal exige que el adolescente se sitúe en el mundo como una persona distinta a las demás, con sus propias características y preferencias [(14)].

2.3. Cambios Sociales.

Un cambio igualmente transcendente durante la etapa adolescente es el que tiene que ver con las características y las relaciones que el adolescente establece con su red social, que estaría compuesta en esta etapa por tres agentes básicos: iguales, familia y otros adultos significativos.

Los adolescentes se hacen más autónomos del sistema familiar.

Sus nuevas capacidades les hacen más autónomos de sus progenitores. Autonomía que, con frecuencia, construyen en conflicto con el sistema familiar. Pero esta autonomía no significa independencia. La familia mantiene una fuerte influencia en los adolescentes que mantienen sus vínculos de apego a sus progenitores, retornan a sus familias en los momentos de necesidad y tienen en cuenta los consejos de padres y madres sobre todo los que atañen a asuntos morales y a su futuro [(15)].

Las investigaciones revelan que las relaciones familiares basadas en la proximidad, la comunicación y el conocimiento mutuo continúan siendo el mejor factor para predecir el ajuste del adolescente y sirve como amortiguador contra las conductas no saludables, como fumar, beber, tomar drogas o abandonar la escuela [(16)].

Se vuelven dependientes del grupo de iguales y a veces de otros adultos (17). La identificación con los iguales promueve en los jóvenes modelos para el desarrollo del razonamiento, juicios y valores morales a raíz de la diferenciación que hacen entre los juicios de la familia y los del grupo de iguales en asuntos morales y sociales (18).

Es durante la etapa de la adolescencia donde la relación con el grupo de iguales se vuelve fundamental, gracias en parte a las ganancias en autonomía y comprensión del punto de vista de los otros (19).

Socialmente, existe una gran preocupación en torno a la presión que el grupo de iguales puede ejercer sobre los adolescentes para la realización de conductas indeseables, antisociales o delictivas. Sin embargo, existen investigaciones que demuestran mayor influencia de los iguales hacia conductas positivas en comparación con las negativas (20).

La importancia de este grupo de iguales radica en el hecho de ser un importante contexto de desarrollo que mantiene y apoya la conducta de sus miembros. Existe una continuidad entre las relaciones familiares y las relaciones del grupo de iguales; de tal manera que no sólo el tipo de relación familiar influye en las características de la relación con los iguales; sino que de las relaciones con los iguales se pueden aprender patrones que posteriormente se trasladen a la relación familiar (21). Desde este punto de vista es fundamental que los adolescentes se puedan relacionar con iguales con los que puedan compartir momentos de ocio sin asumir actividades de riesgo; compañeros y compañeras que les ayuden a sentirse bien, a desarrollar sus capacidades, a explorarse en relaciones sociales, de amistad e íntimas, a compartir ilusiones e ideales, a involucrarse en asociaciones o grupos que luchen por cambiar la realidad y ayuden a los demás.

En realidad el adolescente es una persona con capacidades biológicas, mentales, afectivas y sociales que empiezan a ser bastante similares a las del adulto, pero al que le falta experiencia. Todos estos cambios tan profundos y tan rápidos hacen que la adolescencia sea siempre, ineludiblemente, un **periodo de crisis** que exige readaptaciones continuas a los propios adolescentes y a los que conviven con ellos. La adolescencia es considerada una etapa algo más difícil que la niñez o la adultez, tanto para el adolescente como para las personas que lo rodean, fundamentalmente como consecuencia de tres puntos clave que caracterizan este periodo, según argumentó Jeffrey Jensen Arnet (22):

a) Conflictos con los padres y las madres. El número de conflictos diarios parento-filiales aumenta a la vez que disminuye su percepción de proximidad y el tiempo que pasan juntos.
b) Las alteraciones del estado de ánimo. Los chicos y las chicas experimentan estados de ánimo más extremos y cambios de humor más bruscos, manifiestan más sentimientos de autoconciencia y vergüenza, torpeza, soledad, nerviosismo y sensación de sentirse ignorados que los adultos y preadolescentes.
c) Conductas de riesgo. Hay una mayor probabilidad de que chicos y chicas se impliquen en conductas temerarias, ilegales, antisociales, que causan alteraciones del orden social y en conductas perjudiciales para sí mismos o las personas que les rodean, como por ejemplo, conductas delictivas, consumo de sustancias, conducción temeraria y prácticas sexuales de riesgo.

Los múltiples cambios y retos a los que deben hacer frente los adolescentes (por ejemplo, la mayor autonomía de los adultos, la relación más íntima e interdependiente con los iguales y el mayor número de situaciones en las que deben tomar decisiones por ellos mismos) facilitan que a menudo tengan que tomar decisiones acerca de si se implican o no en conductas que van a tener consecuencias en su salud (por ejemplo, si beben alcohol o fuman o mantienen relaciones sexuales sin protección)(23).

3. Estilos de vida relacionados con la salud en la adolescencia.

3.1. Concepto de salud.

En 1946 la OMS en su Carta Constitucional define *la **Salud*** como un "estado de completo bienestar físico, mental y social y no solamente la ausencia de enfermedad"[24]. Por primera vez se define ésta en términos positivos, y se contemplan las áreas mental y social. En la actualidad, en el campo de la promoción de la salud ha tomado fuerza el modelo salutogénico acuñado por Aaron Antonosky en el año 1987[25]. Según este autor, a la investigación sobre los factores patógenos causantes de la enfermedad hay que añadir la investigación sobre los factores salutogénicos, que causan o mantienen la salud positiva. Este nuevo enfoque, está usándose con éxito para mejorar y promocionar la salud, reforzando los factores positivos a los que se considera tan importantes como disminuir los riesgos [26].

Algunos estudios e investigaciones periódicas valoran determinados indicadores de salud positiva tanto personales como de los contextos familiares, escolares, sociales y de relación, ofreciéndonos una panorámica de la salud, el bienestar, las conductas de salud y las circunstancias que rodean la vida. En concreto, España participa en el estudio internacional HBSC (Health Behaviour in School-aged Children, Conducta sobre Salud de los Jóvenes en Edad Escolar), que mide condiciones de estos contextos relevantes para la salud de los escolares de 11 a 18 años de edad [27,28].

Recientemente UNICEF ha utilizado muchos de estos indicadores del HBSC para ofrecer un panorama del bienestar infantil y adolescente en los países ricos [29]. Aunque este tipo de indicadores positivos y del entorno de vida físico, psíquico y social han empezado a utilizarse para valorar la salud y el bienestar, aún existen importantes limitaciones en los datos disponibles y en la dificultad de su interpretación. No obstante, parece bien identificada, en la infancia y adolescencia, la importancia de dimensiones valorables, como el bienestar material, la salud y la seguridad, la educación, las relaciones familiares y con sus iguales, el bienestar subjetivo y las conductas de riesgo[30].

En el concepto actual se explica la salud desde el proceso adaptativo del hombre a su medio físico y social. Se trata de una adaptación dinámica al medio natural y socio-económico-cultural que nos rodea, la cual está considerada por múltiples factores que influyen sobre el estado de salud y que llamamos ***"determinantes de salud"***.

3.2. Determinantes de la salud.

Durante los años 70 del siglo pasado aparecieron modelos que intentan explicar la producción o pérdida de salud y sus determinantes, entre los que destacan el modelo holístico de Laframboise (1973)[31]. El esquema de Laframboise fue desarrollado por Lalonde[32], ministro de Sanidad canadiense, en el documento "Nuevas perspectivas de la salud de los canadienses". Según éste, el nivel de salud de una comunidad estará influido por cuatro grupos determinantes:

a. **Biología Humana** (constitución, carga genética, desarrollo y envejecimiento).
b. **Medio Ambiente** (contaminación física, química, biológica, psicosocial y sociocultural).
c. **Estilos de vida y conductas de salud** (drogas, sedentarismo, alimentación, estrés, violencia, conducción peligrosa y mala utilización de los servicios sanitarios).
d. **Sistema de asistencia sanitaria** (mala utilización de los recursos, sucesos adversos producidos por la asistencia sanitaria, listas de esperas excesivas, burocratización de la asistencia).

En el momento actual se considera que casi todos los factores que integran los determinantes de salud, a excepción de la biología humana, son modificables.

3.3. Capital de salud.

Durante la infancia y la adolescencia es esencial adquirir un **capital de salud,** en términos de información sobre temas clave y la adquisición de unas habilidades y actitudes de respuesta saludables [33].

Capital de salud. Componentes:

- *Información sobre temas claves:*
    - Sexualidad
    - Alimentación
    - Drogas
    - Seguridad y riesgos
    - Actividad física
    - Salud mental
- *Habilidades de vida:*
    - Habilidad de comunicación
    - Relaciones sociales
    - Autoestima
    - Asertividad
    - Conocimiento de sí mismos
    - Toma de decisiones
    - Convivencia y cooperación
    - Control emocional
- *Actitudes de respuesta saludable ante temas que afectan la salud y la calidad de vida*

Este capital de salud puede aumentarse o establecerse a lo largo de la vida, pero su carencia, al igual que las carencias en el área de los determinantes sociales de la salud, puede originar desventajas con repercusiones en la salud que se mantienen a lo largo de toda la vida; de ahí la importancia de intervenciones tempranas en esta materia [34].

3.4. Estilo de vida saludable.

El *estilo de vida* se define como "Forma general de vida basada en la interacción entre las condiciones de vida en un sentido amplio y los patrones individuales de conducta determinados por factores socioculturales y características personales"[(35)].

El estilo de vida se basa en las reacciones habituales individuales y en unas pautas de conductas aprendidas. Está influenciado por la familia, escuela, amigos, medios de comunicación, trabajo y organización social. Todo estilo de vida está favorecido por los hábitos, costumbres, modas y valores existentes y dominantes en cada momento en cada comunidad. Estos factores son aprendidos y, por tanto, modificables a lo largo de toda la vida.

El *estilo de vida saludable* es aquel que permite ir introduciendo en la manera de vivir de las personas pautas de conducta, que tanto individual como colectivamente de forma cotidiana, mejoran su calidad de vida. Buena parte de las patologías que provocan más morbilidad y mortalidad tienen relación con los hábitos y costumbres, lo cual confirma que la promoción de hábitos saludables entre los jóvenes es una de las medidas que más y mejor pueden contribuir a la mejora de esperanza y calidad de vida de la población. Puesto que los estilos de vida adolescentes pueden condicionar en gran medida los estilos de vida adultos[(36)]; la adolescencia es considerada la etapa evolutiva más adecuada para intentar evitar la adopción de estilos de vida no saludables y, en caso de que se hayan iniciado, intentar modificarlos antes de que se establezcan de forma definitiva.

Según G.R Adams (2005) [(37)], alrededor del 20% de los adolescentes en cada generación tiene serios problemas y pueden ser clasificados como disfuncionales, mientras que el 80% de los adolescentes presentan estilos de vida adecuados para su salud. Según este autor, la mejor estrategia sería centrarse no sólo en prevenir las conductas no saludables del 20% de los adolescentes, sino también promover la calidad de vida, el bienestar emocional y, en definitiva, la salud del 80% restante de chicos y chicas que no incurren en conductas problemáticas.

Entre los comportamientos que actúan negativamente sobre la salud, a los que el hombre se expone voluntariamente y sobre los que podría ejercer un mecanismo de control destacan los siguientes:

a. Consumo de drogas: institucionalizadas (tabaco y alcohol), ilegales (cocaína, marihuana, heroína...) y fármacos psicoactivos.
b. Sedentarismo y falta de ejercicio.
c. Mala alimentación, con consumo excesivo de azúcares y grasas de origen animal.
d. Situaciones psíquicas morbígenas; situaciones de estrés, violencia, conducta sexual insana, conducción peligrosa.
e. Mala utilización de los cuidados médicos. Los adolescentes son el grupo de edad que menos visitas realiza a los médicos de atención primaria, aunque presentan una mayor probabilidad de no tener satisfechas sus necesidades sanitarias y de retrasar la asistencia médica con respecto a los niños más pequeños.

3.5. Conductas de salud de los adolescentes: Factores de riesgo y factores protectores.

Las **conductas de riesgo (CR)** agrupan aquellas actuaciones repetidas y fuera de determinados límites, que pueden desviar o comprometer el desarrollo psicosocial normal durante la infancia y adolescencia, con repercusiones para la vida actual. Es un fenómeno muy complejo y multifactorial donde intervienen factores individuales, familiares y del entorno (Figura 1).

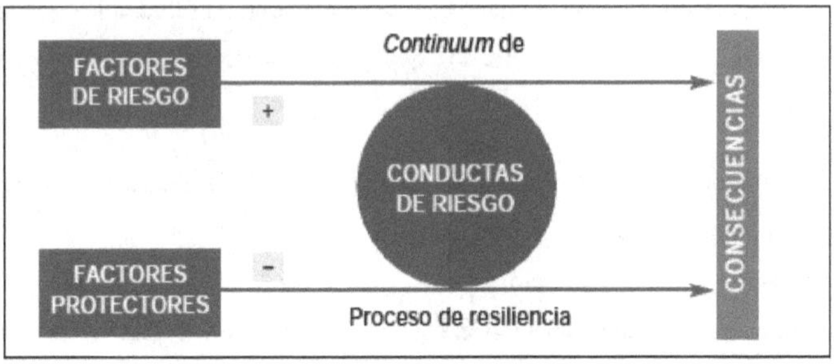

Figura 1. Fenómeno multifactorial .Es la combinación de varios factores, lo que hace a los sujetos más vulnerables a la experimentación, al abuso y a las posibles consecuencias de determinadas conductas de riesgo (38).

No todos los adolescentes tienen igual riesgo para involucrarse en CR. Existen los **factores de riesgo** que se definen como las características detectables en un individuo, familia, grupo o comunidad que señalan una mayor probabilidad de comprometer la salud, calidad de vida y la vida misma, y algunos de ellos van apareciendo durante la adolescencia. A mayor número de factores, el riesgo será mayor. Igualmente la fuerza y la naturaleza de estos factores influirán en la magnitud del riesgo.

Existen también otros factores, inversos a los anteriores, que ayudan a los adolescentes a contrarrestar los factores de riesgo y disminuir los efectos negativos, son los **factores protectores**. Se incluyen entre éstos: familia y hogar estables, alto grado de motivación para obtener logros, buenas relaciones padres-hijos, adecuada supervisión y disciplina de los padres, relación con instituciones prosociales (la Iglesia, grupos de deporte, música o teatro), relación con compañeros que mantienen actitudes y valores convencionales, correcto tratamiento de los problemas psiquiátricos y exposición a una comunidad con mensajes antidrogas.

La valoración de dichos factores puede ser útil para la detección de poblaciones de riesgo con el fin de dirigirlos a programas preventivos específicos [(39,40)] (Tabla 2).

Tabla 2. Factores de riesgo y factores de protección.

	FACTORES DE RIESGO	FACTORES DE PROTECCIÓN
INDIVIDUALES	• Antecedentes familiares de alcoholismo y otras psicopatologías • Funcionamiento bioquímico y psicofisiológico particular del sistema nervioso (ej: disfunción en el lóbulo frontal, déficit de atención,hiperreactividad) • Rasgos de temperamento y personalidad vulnerable (hiperactividad, impulsividad, conductas disociales, timidez, etc.) o psicopatología (angustia, depresión) • Mayor sensibilidad a los efectos reforzadores del alcohol y/u otras drogas, y mayor tolerancia a los efectos desagradables • Exposición al alcohol/otras drogas durante el embarazo o la infancia	• Valores saludables y pensamiento prosocial • Autoaceptación y autosuperación • Expectativas de futuro positivas • Buen rendimiento intelectual • Pensamiento crítico e independiente • Sentido del humor • Buena gestión del tiempo de ocio (actividades diversas y organizadas) • Locus de control interno y sentido de la responsabilidad • Estrategias de afrontamiento (emocionales y cognitivas) • Flexibilidad, adaptabilidad, *insight*, autocontrol • Conocimientos básicos sobre el alcohol/otras drogas • Actitudes negativas y expectativas realistas respecto al consumo de drogas
ESCOLARES	• Dificultades en la relación con los compañeros o los profesores (problemas de comportamiento) • Dificultades de aprendizaje y bajo rendimiento • Ausencia de vínculos significativos en la escuela • Fracaso y/o absentismo escolar	• Vínculos con la escuela, los compañeros y los maestros • Buena comunicación padres-escuela • Normas claras sobre las conductas aceptables • Supervisión y refuerzos coherentes con las normas • Expectativas de los maestros claras y adaptadas a las capacidades del niño
FAMILIARES	• Negligencia en el cuidado paternal, abusos físicos o psicológicos, falta de afecto y aceptación • Gran número de acontecimientos vitales estresantes • Pautas educativas alteradas (ausencia de normas y límites, falta de supervisión, exceso de disciplina o de permisividad, refuerzos no-consistentes, superprotección) • Falta de cohesión y comunicación, interrupción de los rituales familiares, alto nivel de conflictos • Dificultades económicas y/o culturales • Modelado de patrones de consumo y transmisión de actitudes favorables hacia el consumo de la familia	•Vínculos familiares positivos y apoyo emocional • Sistema familiar estructurado, normativo y coherente • Al menos un progenitor emocionalmente estable, afectivo y acogedor, que potencie la autoestima del niño • Estabilidad y cohesión familiar • Núcleo familiar pequeño (menos de 4 hijos) • Modelos de conducta positivos en la familia y rechazo de conductas de riesgo • Supervisión y controles paternos adecuados • Actividades de ocio familiares, rituales y celebraciones • Comunicación padres-hijos abierta y sincera
SOCIO-CULTURALES	• Grupo de amigos "desviados" socialmente • Presión del grupo de amigos y de la publicidad hacia el consumo de alcohol/otras drogas • Costumbres culturales y modas (ej: mitos de las culturas vitivinícolas o implantación actual de patrones de consumo anglosajón de alcohol) • Disponibilidad de alcohol u otras drogas (bajo precio, acceso fácil en casa, supermercados, etc.) • Situaciones extremas de pobreza, desarraigo cultural o marginación social	• Vinculación a grupos o instituciones prosociales (religiosos, deportivos, culturales, etc.) • Relaciones positivas con adultos significativos: maestros, familiares, vecinos,etc. • Modelos adultos y amigos no consumidores de drogas • Participación en actividades de grupo positivas (excursiones, juegos, deportes, trabajos escolares, etc.) • Normas sociales claras respecto al no consumo de drogas • Acceso a servicios comunitarios flexibles y adaptables a las necesidades de los usuarios • Oportunidades para participar en actividades sociales y de ocio alternativas al consumo de drogas

Se han definido **adolescentes resilientes** como aquellos que, al estar insertos en una situación de adversidad, es decir, al estar expuestos a un conglomerado de factores de riesgo, tienen la capacidad de utilizar aquellos factores protectores para sobreponerse a la adversidad, crecer y desarrollarse adecuadamente, llegando a madurar como seres adultos competentes, pese a los pronósticos desfavorables.

3.6. Variables para el estudio de los estilos de vida saludables en los adolescentes.

A continuación se detallan aquellas variables más características de este grupo de población en relación a sus hábitos de vida, y cuya intervención es esencial para mejorar el estado de salud de los jóvenes.

3.6.1. Hábitos de alimentación.

Durante la adolescencia aumenta la necesidad fisiológica de los nutrientes esenciales (energía, proteínas, vitaminas y minerales) y se hace especialmente importante tener una dieta de alta calidad nutritiva para promover un óptimo crecimiento y desarrollo, teniendo además un gran impacto en el futuro estado de salud del adulto. Una alimentación saludable en la infancia y la adolescencia previene problemas de salud inmediatos, como la deficiencia de hierro, la anemia, la obesidad, desórdenes de la alimentación y la caries dental, al tiempo que todo lo anterior puede contribuir a prevenir problemas de salud a largo plazo, como la enfermedad coronaria, la obesidad, el cáncer, la hipertensión y la osteoporosis (Centers for Disease Control and Prevention,1997)[41].

Los hábitos alimentarios adquiridos en la adolescencia se convertirán en la edad adulta en rutinas, tanto los que protejan la salud como los que la pongan en riesgo.

La prevalencia de sobrepeso y obesidad en la infancia y adolescencia se ha convertido en una de las cuestiones principales que han despertado la preocupación de la salud pública. De hecho la Organización Mundial de la Salud *(WHO,2014)* [42] insta a la promoción de estilos de vida saludables en estas etapas evolutivas como clave crucial para detener lo que califican como rápida y progresiva epidemia de la obesidad. Concretamente en los resultados internacionales de *Health Behavior in School-aged Children (HBSC)*[28] vienen mostrando en las últimas ediciones que España se encuentra entre los países con más prevalencia de obesidad en la etapa adolescente [43-45].

Sin embargo, las sociedades que disfrutan de una economía de la abundancia, según los estudios de epidemiología nutricional, paradójicamente presentan malnutrición tanto por defecto como por exceso. Así pues, junto a la obesidad se registran carencias de hierro, calcio y vitaminas. Esta situación se debe, fundamentalmente, a la insuficiente educación alimentaria, al mal uso del poder adquisitivo de la población, a las presiones publicitarias que acompañan a la venta de los productos, a los nuevos estilos de vida, al consumo creciente de "comida rápida", etc[45,46].

Las recomendaciones internacionales coinciden en apuntar que los jóvenes deberían consumir menos alimentos ricos en calorías, especialmente alimentos con un alto contenido de grasas y azúcar, emplear menos sal, consumir más fruta, hortalizas y legumbres, optar por más alimentos de origen vegetal y marino, y realizar actividad física [47].

Los trastornos o desórdenes alimentarios como la anorexia y la bulimia son también más frecuentes en los adolescentes. Los modelos que imponen los medios de comunicación, los problemas familiares y las tensiones sociales son factores que pueden contribuir al desencadenamiento de un trastorno alimentario.

Un hábito nutricional importante para la salud es la regularidad en la alimentación, siendo necesario para un adecuado estado nutricional realizar entre tres y cinco comidas al día, dependiendo del sexo, edad y nivel metabólico.

Son varios los efectos asociados al hecho de saltarse comidas [48], como son:

- La sensación de hambre puede provocar que después se coma en exceso.

- Excesivo picoteo de alimentos disponibles en cualquier momento, que en la mayoría de los casos suelen ser no saludables.
- Pérdida de energía para rendir bien en el colegio y en otras actividades.
- Como consecuencia de lo anterior, aumento de riesgo de sobrepeso.

La omisión del desayuno o su realización de forma inadecuada o insuficiente son prácticas de alimentación relativamente frecuentes entre adolescentes [(49,50)]. Importantes investigaciones sugieren que la omisión del desayuno o el consumo de un desayuno inadecuado podrían ser factores que contribuyen a una dieta inadecuada. Así lo revelan los resultados encontrados por L.A.Moreno et al. (2005)[(51)] bajo el proyecto HELENA (*Health lifestule in Europe by Nutrition in Adolescents*) con la colaboración del estudio DONALD (*Dortmund Nutrition and Anthropometic longitudinally Designed*),el grupo Ghent y el estudio español AVENA, que muestran como los jóvenes que desayunan inadecuadamente o no desayunan tienen unos hábitos menos saludables a lo largo del día que los que desayunan adecuadamente, tanto en la comida del mediodía como en la cena. Así, el consumo de algunos alimentos ricos en carbohidratos complejos (frutas, verduras, hortalizas, cereales en el desayuno y pan) es mayor en los adolescentes que llevan a cabo un desayuno adecuado que el observado en los que no lo llevan.

El tipo de alimentos que consumen los adolescentes es muy importante para su desarrollo. En la adolescencia aumenta el consumo de alimentos con alto y bajo aporte calórico/nutricional. Así la tendencia general desde la infancia hasta la adolescencia es a consumir cada vez menos fruta y verdura, mientras el consumo de dulces y refrescos crece de forma significativa. Las recomendaciones nutricionales especifican que el consumo de fruta debe ser de tres o más raciones al día y de verdura dos o más raciones al día. Sin embargo el consumo de dulces se reduce a un consumo ocasional y moderado, ya que en general son un grupo de alimentos superfluos, no siendo necesario su consumo y corriendo riesgo, al consumirlos en exceso, de sufrir sobrepeso y caries dental [(47)].

3.6.2. Actividad física.

La actividad física en la infancia y adolescencia genera una serie de beneficios que incluyen un crecimiento y un desarrollo saludables del sistema cardiorrespiratorio y músculo-esquelético, el mantenimiento del equilibrio calórico, y por lo tanto, un peso saludable, la prevención de los factores de riesgo de enfermedades cardiovasculares tales como la hipertensión o el elevado contenido de colesterol en sangre, y la oportunidad para desarrollar interacciones sociales, sentimientos de satisfacción personal y bienestar mental (52).

En la actualidad, existe un amplio consenso acerca de que el incremento de la participación en actividades físicas y la reducción de la conducta sedentaria deben ser el principal objetivo de las estrategias dirigidas a prevenir y a tratar el sobrepeso y la obesidad en la infancia y la adolescencia (53).

Por todo ello la promoción de la actividad física en la infancia y adolescencia es importante no sólo por el deterioro a corto plazo de la salud asociado con la inactividad física, sino también porque los bajos niveles de actividad en las primeras décadas de la vida están asociados con más factores de riesgo en la edad adulta y predispone a desarrollar estilos de vida sedentarios a lo largo de la vida (54,55).

En la mayoría de los estudios realizados se confirma el mayor nivel de actividad física en los chicos adolescentes en comparación con las chicas (56). En cuanto a la evolución de la actividad física con la edad, también se encuentra una alta coincidencia en los resultados de diferentes investigaciones, que apuntan a una clara disminución de dicha actividad a medida que los adolescentes se van haciendo mayores (57,58). Las diferencias entre el nivel de actividad física de los adolescentes y su nivel socioeconómico no han sido estudiadas con demasiada profundidad, sin embargo algunos estudios muestran una correlación positiva entre ambas variables de esta etapa evolutiva, de tal manera que a mayor nivel socioeconómico, mayor nivel de actividad física (59).

Conductas Sedentarias.

La Organización Mundial de la Salud, en relación con el incremento del sedentarismo en las sociedades industrializadas, estima que los estilos de vida sedentarios son una de las 10 causas fundamentales de mortalidad y discapacidad en el mundo (60).

Existe un riego aumentado de sobrepeso y obesidad en aquellos chicos y chicas que pasan más horas realizando alguna actividad sedentaria, que se explicaría con la "hipótesis del desplazamiento", a través de la anulación que estas conductas sedentarias hacen sobre la práctica de ejercicio físico (61). A pesar de que pueda existir una amplia variedad de conductas sedentarias en las que actualmente los adolescentes participan, son las actividades relacionadas con la pequeña pantalla las que toman más importancia. En concreto ver la televisión, usar el ordenador o videojuegos (62).

Existe un creciente interés en el uso de estas actividades sedentarias como factor de riesgo independiente de la actividad física para los problemas de salud. Aunque existe menos evidencia, el Comité en Educación Pública de la Academia Americana de Pediatría ha realizado una recomendación clara al respecto: el tiempo máximo que niños, niñas y adolescentes deben dedicar a ver la televisión o vídeos es de dos horas al día (63).

3.6.3. Tiempo libre y actividades de ocio.

El análisis del tiempo libre de los adolescentes incluye los momentos del día donde los jóvenes no participan en la escuela, trabajo o actividades de autocuidado, abarcando el tiempo posterior al horario escolar y los fines de semana. Su análisis se caracteriza por la variabilidad; en función del tipo de compañía (en soledad, con amigos, con la familia...), del tipo de actividades a realizar (actividades físicas, culturales, de entretenimiento...) o en función de su carácter organizado. Por organizado se entiende aquellas actividades estructuradas, supervisadas por un adulto y la construcción de habilidades(64). Estas actividades son voluntarias, mantienen reuniones regulares, ofrecen supervisión y guía desde los adultos y están organizadas en torno al desarrollo de determinadas capacidades y logro de las metas. La palabra organizado se emplea para diferenciarlo de otras actividades no estructuradas (ej. ver la tele, escuchar música o charlar con amigos) y de otras formas de tiempo libre más pasivas o de cuidados básicos (ej. descansar, comer o cuidado personal). Los adolescentes que participan en actividades estructuradas han demostrado una serie de beneficios en su desarrollo personal, como menor tasa de abandono escolar, mejor rendimiento académico y menores tasas de problemas mentales [(65)].

Sin embargo, la mayor parte del tiempo libre de los adolescentes españoles lo ocupan actividades no estructuradas, como ver la tele, escuchar música o salir con amigos [(66)], a pesar de que las actividades organizadas están cada vez más presentes, con una previsión de aumento para los próximos años [(67)].

Analizando las actividades estructuradas en función del género, los datos muestran una frecuencia mayor de chicos cuando las actividades están orientadas al deporte, mientras que las actividades más relacionadas con la cultura (como ir a museos, leer libros o tocar instrumentos musicales), son más frecuentes en las chicas [(68)].

Las actividades que se realizan en el tiempo libre, con quién y dónde se hacen son claves en la promoción y prevención de la salud de los adolescentes y deben formar parte de la evaluación integral de salud de un joven. El destino positivo que se dé a este tiempo libre, puede jugar un rol protector para el adolescente, pero por otro lado puede ser un factor de riesgo si existen condiciones negativas de estas actividades o con quién se realizan.

3.6.4. Uso de las nuevas tecnologías en información y comunicación (TIC).

Las Tecnologías de la Información y la Comunicación (TIC) se han afianzado como herramientas indispensables para el desarrollo personal, social y cultural [69]. Algunas de las múltiples posibilidades que aportan a esta generación son:

- Un **acceso casi ilimitado a información** multimedia, herramientas y opciones de aprendizaje colaborativo, posibilidades de apertura, socialización y conocimiento de otras personas y culturas.
- La posibilidad de una **participación activa en la sociedad**, a través de las múltiples herramientas que permiten a los menores aportar y compartir opiniones y contenidos.

- El establecimiento de **nuevas maneras de relacionarse**, como el teléfono móvil, Internet o los videojuegos que, además, implican la incorporación de dispositivos de uso personal que contribuyen a crear en los más pequeños la sensación de **autonomía y reafirmación**.

Además de las múltiples posibilidades y ventajas que las nuevas tecnologías aportan a los menores, existen una serie de **situaciones que pueden constituir riesgos**. En el análisis de estas situaciones influyen diferentes factores: en general, se trata de comportamientos que no tienen su origen en las TIC en un sentido estricto, sino en situaciones y actitudes humanas preexistentes, que han encontrado en Internet un canal rápido de difusión. Es importante que los menores sepan identificarlos y manejarlos, con la misma destreza con la que utilizan el resto de funcionalidades de la Red, para poder aprovechar todas las ventajas que ponen a su alcance las TIC [70].
Se han agrupado los riesgos en torno a las siguientes categorías [69,70]:

- **Uso abusivo o adicción**: excesivo tiempo de conexión que puede implicar dependencia o renuncia a la realización de otras actividades.

- **Vulneración de derechos de propiedad industrial o intelectual**: uso ilícito o descarga de imágenes, programas, contenido o software.

- **Amenazas a la privacidad**: robo, publicación y difusión de datos e imágenes personales.

- **Riesgo económico y/o fraude**: conductas que tienen por objeto provocar un perjuicio económico al menor que se derivan de compras, subastas, apuestas, juegos de azar, etc.

- **Riesgos técnicos y/o *malware*:** virus, troyanos y otras manifestaciones de *malware* que pueden suponer un funcionamiento inadecuado del equipo, pérdida de información, etc. y/o un riesgo para la seguridad de quien lo usa.
- **Acceso a contenidos inapropiados**: sexual, xenófobo, terrorismo, anorexia y bulimia o contenido falso.

- **Interacción y acecho por otras personas y/o *ciberbullying***: *ciberbullying* se define como acoso entre iguales en el entorno TIC, e incluye actuaciones de chantaje, vejaciones e insultos de niños a otros niños. Es similar al acoso escolar tradicional pero con un mayor alcance e impacto sobre la víctima; lo que conlleva a mayor frecuencia de depresión grave y suicidio.

- **Grooming y/o acoso sexual**: *grooming* es un "acoso ejercido por un adulto" y se refiere a las acciones realizadas deliberadamente con el fin de establecer una relación y un control emocional sobre un niño o niña con el fin de preparar el terreno para el abuso sexual del menor. Se podría decir que son situaciones de acoso con un contenido sexual explícito o implícito.

Los niños y adolescentes pueden encontrarse en **situaciones de especial vulnerabilidad** ante alguno de los riesgos descritos. Su edad, inexperiencia o inmadurez pueden facilitar la incidencia de alguna de estas situaciones. Además, en ocasiones los menores se han iniciado a las nuevas tecnologías con anterioridad a la adopción de las mismas por parte de sus padres. El dinamismo con que evolucionan no ayuda a reducir la llamada brecha digital que existe entre niños y adultos. Esta cuestión, unida a la vulnerabilidad apuntada en el párrafo anterior, puede significar una falta de preparación real por parte de los padres en la instrucción y orientación a sus hijos hacia un uso seguro de Internet (69).

En este contexto, se hace necesario un diagnóstico de los hábitos de uso de las TIC por parte de los y las menores: su conciencia de los riesgos, su reacción ante los mismos y los hábitos o medidas de seguridad que adoptan en su utilización.

3.6.5. Consumo de sustancias.

El consumo de drogas por los adolescentes sigue constituyendo en la actualidad un problema de salud pública debido al elevado consumo de algunas sustancias, inicio en edades muy precoces, incremento del consumo con la edad, policonsumo, baja percepción del riesgo que tienen y fácil acceso a las diferentes sustancias. Esto tendrá consecuencias físicas, psicológicas y sociales para la vida actual y futura del joven.

El consumo de sustancias conlleva numerosas consecuencias negativas en diferentes áreas de la vida del adolescente, como pueden ser problemas de rendimiento académico, actividad sexual temprana, embarazos no deseados, enfermedades de transmisión sexual, accidentes de tráfico, homicidios, suicidios, fracaso escolar y delincuencia, problemas familiares y económicos, además de las posibles consecuencias en la edad adulta, como las enfermedades cardiovasculares, alteraciones mentales, y diferentes cánceres [(71, 72)].

Los expertos consideran que la adolescencia reúne una serie de características que la convierten en un momento del ciclo vital clave para el inicio en el consumo de drogas [(73,74)].

Existen *factores individuales* que pueden actuar como factores de riesgo o protección en el inicio del consumo de drogas. Se ha demostrado un mayor consumo de sustancias en aquellos adolescentes con trastornos de conducta [(75)], baja autoestima [(76)], deseo de búsqueda de sensaciones, pobre control de impulsos, predisposición genética al alcoholismo, comportamientos antisociales, agresividad o actitud favorable al consumo de sustancias [(77)]. Este tipo de factores, centrados en el individuo, determinan una mayor o menor susceptibilidad o vulnerabilidad a las influencias sociales que favorecen el consumo de sustancias.

Entre los *factores sociales*, el contexto familiar, la ambigüedad en las normas familiares, el exceso de protección o de permisividad, la falta de reconocimiento o una organización familiar rígida influyen negativamente en la relación del adolescente y su consumo de sustancias [78,79]. La variable familiar que ha demostrado con mayor consistencia tener relación con el inicio de consumo de sustancias en la adolescencia es la historia y el nivel de consumo de la propia familia [80]. Por otra parte una comunicación familiar satisfactoria, educar para las relaciones extrafamiliares, promover la expresión de sentimientos y facilitar el desarrollo personal, actúan como factores protectores en el consumo de sustancias en la adolescencia [81].

Durante la adolescencia, puede resultar difícil diferenciar entre la experimentación, el uso frecuente, el abuso y la adicción o farmacodependencia a una droga, y se debe tener presente que esta época tiene unas características especiales. Cuanto antes se empieza con el uso de una sustancia, mayor es la probabilidad de aumentar la cantidad y la variedad de uso. Los jóvenes son menos capaces que los adultos en limitar el uso y atribuyen a la droga la solución a todos sus problemas.

Según el último informe anual 2014 de la Agencia sobre Drogas de la UE (OEDT)[82] revela que el consumo de drogas en Europa parece mantenerse relativamente estable o a la baja para algunas drogas, como la cocaína, heroína y cannabis. Sin embargo se ve contrarrestado con nuevas amenazas, el mercado de las drogas sintéticas, la rápida aparición de drogas nuevas y el policonsumo de drogas.

En España, las drogas más consumidas por los adolescentes siguen siendo el alcohol y el tabaco con tasas del 81,9% y el 35,3% respectivamente. La tendencia con respecto a años anteriores se mantiene estable, aunque aumenta la frecuencia de embriaguez. En el caso del tabaco el consumo experimental ha aumentado y se mantiene el consumo diario. A estas dos sustancias le sigue en frecuencia el consumo de cannabis con una tasa del 26,6%. El uso del resto de sustancias (cocaína, éxtasis, alucinógenos, anfetaminas, sustancias volátiles, heroína) tiene una menor prevalencia en este intervalo de edad [71, 83].

En Europa, desde el punto de vista de la salud, **el alcohol** es responsable de unas 195.000 muertes al año; a su vez, es responsable del 12% de las muertes prematuras y discapacidad en los hombres, y del 2% en las mujeres, tras controlar los beneficios para la salud. Esto convierte al alcohol en el tercero entre veintiséis factores de riesgo de la mala salud en la UE, superando al sobrepeso/obesidad y sólo por detrás del tabaco y la hipertensión arterial [(84)]. Si bien el índice medio de consumo de alcohol ha disminuido en la UE en los últimos años, la proporción de jóvenes y adultos jóvenes que tienen comportamientos de consumo nocivo y peligroso ha aumentado en muchos Estados miembros durante los últimos diez años. Los hábitos de consumo de alcohol, y especialmente el consumo masivo ocasional (*binge drinking*)[(85)], favorecido por la facilidad con que los menores de edad pueden acceder en cualquier momento a bebidas alcohólicas, así como la alta frecuencia de consumo de estos últimos en muchos países europeos [(86)] tendrán efectos sanitarios adversos a largo plazo y aumentarán sin duda el riesgo de perjuicios sociales.

En España, como en otros países de nuestro entorno, el alcohol es la droga psicoactiva legal cuyo uso está enraizado en nuestra cultura y economía, y su consumo por parte de la población juvenil y adolescente ha adquirido unas dimensiones importantes. Del patrón tradicional de consumo "mediterráneo" –consumo vinculado sobre todo con la comida- se ha pasado al modelo "anglosajón", en el que se bebe mucho en un corto periodo de tiempo, como ocurre en espacios de ocio durante los fines de semana, y especialmente bebidas de alta graduación, dando lugar a verdaderos "atracones de alcohol" (5 ó más bebidas alcohólicas en una sola ocasión).

Este consumo por debajo de los 18 años es un indicador de la permisividad social, la disponibilidad, la fácil accesibilidad y el incumplimiento legislativo en materia de alcohol.

El **consumo de tabaco** es la principal causa de muerte evitable en el mundo [(87)]. En relación con los efectos en la población adolescente, se sabe que fumar tiene efectos a corto plazo sobre algunos aspectos del funcionamiento físico, como es la función pulmonar, la disminución de la aptitud física, el aumento de los problemas asmáticos y el aumento de la tos, sibilancias y dificultad para respirar

A pesar de todas las consecuencias negativas del consumo de tabaco, los adolescentes pueden centrarse en los aspectos positivos de dicha conducta, como el control de estados de ánimo negativos y la depresión (relajarse, concentrarse, reducir el estrés o reducir el aburrimiento), la facilidad para contactar y permanecer en un grupo (utilizando el tabaco como un vehículo para entrar en un grupo de amistad deseado, tener contacto con el otro sexo, etc…), el control del peso (especialmente en las chicas) o la identificación con una imagen de madurez y confianza en sí mismo (89,90).

La adolescencia es un momento crítico en el establecimiento del comportamiento de fumar. En concreto, la duración del hábito de fumar y el número de cigarrillos necesarios para establecer la adicción a la nicotina es menor en esta etapa evolutiva que en los adultos (91), lo que podría explicar el hecho de que alrededor del 80% de los adultos fumadores empezaron a fumar antes de los 18 años (92).

Los últimos datos del proyecto europeo de Encuestas sobre Alcohol y otras drogas (European School Survey Projet on Alcohol and Other Drugs, ESPAD), recogidos en 2011 en 36 países (España y Estados Unidos no participaron en dicho estudio); muestran una ligera disminución en la frecuencia de fumar desde 1995, en la mayor parte de los países participantes hasta 2007; a partir de entonces se mantiene sin cambios hasta 2011 (86).

En España, según los datos de la Encuesta Estatal sobre Uso de Drogas en Estudiantes de Enseñanzas Secundarias (ESTUDES) 2012 muestran una disminución del consumo de tabaco en los adolescentes españoles, que aunque iniciado en 2004, había mostrado una tendencia a la estabilización en 2008 (83). Sin embargo, a pesar de esta disminución del consumo de tabaco por los adolescentes españoles, los cigarrillos son, junto al alcohol, las drogas más comúnmente consumidas por los adolescentes. Además, el Grupo Español de Cáncer de Pulmón (GECP) anunció en mayo del 2009 que la adicción a los cigarrillos ha aumentado en un 40% entre los jóvenes en los últimos 15 años, lo que explica que el cáncer de pulmón aparezca cada vez a edades más tempranas (93).

Consumo de drogas ilegales.

El cannabis es la droga ilegal más consumida en el mundo. En torno a 9 millones de jóvenes europeos (15 -34 años) han consumido cannabis en el último año [82]. Su consumo no genera, aparentemente, preocupación social, aunque las investigaciones ponen cada vez más de manifiesto que acarrea importantes problemas psíquicos, especialmente cuando se dan las circunstancias de edad de inicio temprana, policonsumo, abuso, etc... El cannabis actúa sobre el sistema de gratificación y recompensa cerebral de la misma forma que lo hacen otras drogas, a través del estímulo de la liberación de dopamina. Por eso, el consumo continuado de cannabis produce adicción, la cual aparece entre el 7 y el 10 % de las personas que lo han probado y en 1 de cada 3 de los que lo consumen habitualmente. El cannabis además produce problemas de memoria y aprendizaje, trastornos emocionales (ansiedad, depresión), de la personalidad, enfermedades bronco-pulmonares, determinados tipos de cáncer, trastornos del ritmo cardiaco (arritmias), psicosis y esquizofrenia, especialmente en individuos predispuestos.

Según el último informe Europeo ESPAD, la proporción de estudiantes, entre 2007 y 2011, que habían probado cannabis se incrementó significativamente en once países, manteniéndose su consumo estable o en descenso en el resto de países participantes [82,86].

Las disminuciones de las tasas de prevalencia pueden observarse entre los grupos de edad más jóvenes. Así, los datos del estudio HBSC para el periodo comprendido entre 2006 y 2010 arrojan una tendencia estable o a la baja en el consumo de drogas entre escolares de 15 años en la mayoría de los países [94].

La disminución de consumo de tabaco puede estar influyendo algo en las tendencias del consumo de cannabis en Europa, donde suelen mezclarse las dos sustancias para ser consumidas. Otras posibles explicaciones son la forma de vida, la moda, la sustitución por otras drogas, los cambios de política de drogas en el consumo de cannabis y las actitudes actuales frente a las drogas.

La prevalencia del resto de las drogas ilegales es muy baja en la población adolescente. En concreto, el porcentaje de adolescentes de 15 años que dicen haberlas probado alguna vez en su vida, según los datos internacionales del estudio ESPAD, es del 7% [86], mientras que dicho porcentaje ronda el 6% en los adolescentes de 14 a 18 años, según los datos de la encuesta ESTUDES [83].

Los inhalantes (pegamento, petróleo, disolventes de pintura, betún doméstico, sprays de aerosol…) son un tipo de droga ilegal con una prevalencia de consumo baja, tanto en la población general como en la adolescencia, aunque su consumo se suele concentrar entre el final de la infancia y el comienzo de la adolescencia. El consumo de inhalantes en países desarrollados y en vías de desarrollo es un problema que afecta en mayor parte a los sectores más pobres de la sociedad, en particular, niños/as de la calle y jóvenes indigentes [92,95].

En muchos países, después del cannabis, *los estimulantes* en general (éxtasis, anfetaminas y cocaína) son el segundo tipo de droga ilegal más extendida durante la adolescencia, aunque la edad de comienzo es algo más tardía en comparación con el consumo del cannabis. Su consumo tiene fundamentalmente una intención recreativa, es utilizada con frecuencia para aguantar sin dormir las noches de fiesta, y a pesar de la evidencia sobre los daños que produce, la cocaína sigue manteniendo una cierta imagen de droga glamurosa y atractiva.

El consumo de drogas sintéticas o de diseño (éxtasis, el GHB, la Ketamina, PCP o "polvo de ángel") contienen distintos derivados anfetamínicos o de otras sustancias que poseen efectos estimulantes y/o alucinógenos de intensidad variable, y que se encuentran en el mercado en diversas formas (pastillas, cápsulas, polvo, líquidos...) que pretenden resultar atractivas para los más jóvenes.
Su consumo se ha incrementado significativamente en la década de los 90, siendo actualmente una de las drogas ilegales más común en adolescentes [86].

El consumo de opiáceos está menos extendido que el de otras drogas ilegales, aunque, en general, las estimaciones del número de consumidores problemáticos de opiáceos, son generalmente inciertas, dada la relativamente reducida prevalencia y la naturaleza oculta de este tipo de consumo de droga [82]. De hecho, tal y como explica la Encuesta Estatal sobre Uso de Drogas en Estudiantes de Enseñanzas Secundarias, las encuestas poblacionales o escolares no son un buen método para estudiar el consumo de esta droga, y generalmente, se considera que los subestiman [83].

En España, ha disminuido el número de personas admitidas a tratamiento por dependencia de heroína y se ha producido un cambio en la vía predominante de administración, pasando de la inyección a la vía fumada o inhalada. En estos cambios ha tenido un papel muy relevante la aparición del Sida y el desarrollo de programas de prevención y de reducción de daños, como los programas de intercambio de jeringuillas y de mantenimiento con metadona, ya desde hace años considerada una alternativa terapéutica eficaz. Aunque los principales problemas sanitarios (infección VIH, mortalidad por intoxicación aguda o sobredosis) derivados de su consumo, se han reducido a lo largo de los años, sigue existiendo un núcleo de antiguos consumidores que requieren una adecuada atención social y sanitaria.

Dentro del consumo de medicamentos, se encuentran los *hipnosedantes*. Con este término nos referimos tanto a los tranquilizantes como a los somníferos, sustancias que son consumidas por un número importante de personas en España, en la mayor parte de los casos, prescritas por los médicos. Al contrario de lo registrado en las drogas ilegales, está más extendido entre las chicas que entre los chicos observándose un incremento de su consumo [83].

3.6.6. Conducta sexual.

Alcanzar la sexualidad madura, con todas sus implicaciones físicas y psicológicas, es una de las tareas a las que debe hacer frente el adolescente.

En el informe final donde se explicitan, para la Región Europea, las principales directrices de la política sanitaria para las primeras dos décadas del siglo XXI, consensuadas en la 51ª Asamblea Mundial de la OMS, celebrada en mayo de 1998 [96], la comunidad sanitaria consideró a la población adolescente especialmente vulnerable a los riesgos relacionados con su conducta sexual, dado que se trata de un periodo de maduración y donde experimentar es algo normal. Además, se hicieron las siguientes consideraciones, aún plenamente vigentes:

- La actividad sexual sin protección genera un gran número de embarazos no deseados, de abortos y de infecciones de transmisión sexual (ITS), incluida la infección por el virus de la inmunodeficiencia humana (VIH).
- En muchas partes no se está suministrando una educación sexual objetiva y sin prejuicios, ni en los centros educativos ni en otros lugares.
- La falta de información y conocimientos sobre cuestiones relativas a la sexualidad, los cambios y funciones corporales, y los sentimientos y emociones, deriva en una tensión emocional innecesaria.
- Hay una insuficiencia de servicios sanitarios de carácter confidencial pensados para jóvenes. Esta carencia puede limitar su acceso a una atención y a un asesoramiento adecuados.

En los países desarrollados, una alta proporción de jóvenes que finalizan la escuela obligatoria informan de haber participado en comportamientos sexuales de riesgo (97,98). Las relaciones sexuales desprotegidas o protegidas de manera incorrecta conllevan riesgo de embarazos no deseados, con las consiguientes consecuencias negativas para este grupo de edad, como el aborto, la maternidad precoz o la adopción (99).

El embarazo en adolescentes y la maternidad temprana están asociados con el fracaso escolar, deterioro de la salud física y mental, aislamiento social, pobreza y otros factores relacionados. Por otra parte el no uso de adecuadas barreras de protección aumenta el riesgo de infecciones de transmisión sexual, con serias consecuencias a corto y largo plazo en la salud biopsicosocial de los adolescentes (100).

Diferentes estudios muestran una tendencia al inicio de las relaciones sexuales con penetración a edades cada vez más tempranas (101). Además, según la Encuesta de Salud y Hábitos Sexuales (ESHS)(102) en España, el 16,5% de las personas de 18-29 años ha tenido su primera relación sexual con menos de 16 años. De ahí que en los últimos años esté emergiendo un colectivo de interrupción voluntaria del embarazo (IVE) en menores de 16 años, inexistente hasta hace pocos años (103); y las adolescentes, según estos estudios, tienen conocimientos inadecuados sobre anticoncepción. Parte de los y las jóvenes con experiencia sexual parecen haber utilizado algún tipo de contracepción esporádica, pero el uso regular de contraceptivos es muy poco frecuente. Por otra parte la actividad sexual se da en lugares y situaciones inapropiadas y asociada a otros riesgos (alcohol u otras drogas).

Al descender la edad de la primera relación sexual y al retrasarse la edad en la que se forma una familia, aumenta el periodo en el que las y los jóvenes están sexualmente activos, con un mayor número de parejas sexuales. El estilo de vida sexual del o la adolescente y el adulto joven se caracteriza por establecer, en el marco de una relación afectiva, muchas relaciones monógamas a corto plazo. Los y las jóvenes consideran como pareja estable aquella que permanece junta durante un período relativamente reducido con respecto a épocas anteriores [104].

Por todo ello, abordar la salud sexual de los adolescentes mediante el aumento de su compromiso con el sexo seguro se ha convertido en un problema importante en los países desarrollados [100,105].

3.6.7. Lesiones.

Los avances en materia de higiene y en el control de las enfermedades infecciosas en el mundo ha convertido a las lesiones en la principal causa de muerte en niños/as mayores de un año y en los jóvenes [106]. Se ha calculado que las lesiones representan el 36% de las defunciones de niños y niñas menores de 15 años [107] y el 23% de las defunciones en menores de 19 años [108], aunque no todas las lesiones tienen como resultado la muerte. De hecho, se estima que, por cada muerte provocada por accidente, 30 personas van al hospital y 300 a centros de emergencia para tratamiento ambulatorio [109].

Aunque son muchos los tipos de lesiones que causan diferentes grados de dolor, incapacidad y muerte, la literatura las clasifica en dos grandes grupos. Por una parte, las *lesiones no intencionadas*, como son los accidentes de tráfico, los envenenamientos, los ahogamientos, las caídas y las quemaduras, que se definirían por ocurrir de una manera relativamente accidental. Mientras que, por otra parte, se clasificarían *las lesiones intencionadas*, haciendo referencia a aquellas lesiones provocadas por la violencia interpersonal o autoprovocada.

El informe europeo más reciente sobre lesiones en la población infanto-juvenil, pone de manifiesto que actualmente las lesiones no intencionadas siguen siendo la principal causa de mortalidad en personas de 5 a 19 años de edad, con un impacto incluso mayor, por los millones de hospitalizaciones y visitas a los servicios de urgencias [(110)].

El riesgo de lesiones intencionadas y no intencionadas aumenta durante la adolescencia, siendo la mayor causa de morbilidad grave y de muerte en los jóvenes de la mayoría de los países desarrollados.

Los accidentes de automóviles y motocicletas son las principales causas de mortalidad y morbilidad durante la adolescencia. El alcohol aparece como factor en un tercio de los accidentes mortales en los que intervienen adolescentes. Además, otros factores, tales como un error del conductor, un menor uso de los cinturones de seguridad y la presencia de otros pasajeros adolescentes, aumentan la gravedad de los choques en los que participan conductores adolescentes. Dichos comportamientos de riesgo se ven a menudo exacerbados por la presión de iguales, sobre todo en el caso de los chicos, por lo que la probabilidad de lesiones por tráfico es mucho mayor en ellos, incrementándose también las diferencias con la edad [(111)].

Las lesiones provocadas en accidentes de tráfico no mortales son la principal causa de discapacidad en los adolescentes por lesión cerebral o medular. En todo el mundo se estima que alrededor de 10 millones de niños, niñas y adolescentes sufren heridas o incapacidad como consecuencia de las lesiones de tráfico, convirtiéndose en la principal causa de discapacidad, para las edades comprendidas entre 10 y 19 años [(111)].

Por lo tanto, es importante identificar los factores de riesgo con el fin de informar, planificar, ejecutar y evaluar las políticas y estrategias de promoción de la salud que reduzcan la aparición de lesiones [112].

3.6.8. Salud mental.

La OMS describe la salud mental como un estado de bienestar en el que el individuo es consciente de sus capacidades, puede enfrentarse a las exigencias normales de la vida y trabajar de forma productiva y fructífera, y es capaz de contribuir a su comunidad [113].

La salud mental está condicionada por múltiples factores: *biológicos* (por ejemplo, factores genéticos o en función del sexo), *individuales* (experiencias personales), *familiares y sociales* (contar con apoyo familiar y social), *económicos y medioambientales* (clase social y condiciones de vida).

Se estima que la prevalencia de trastornos mentales en los jóvenes europeos de 15-24 años está en torno al 20%. Entre el 10 y el 20% de los jóvenes españoles podrían presentar problemas de salud mental [114].

La Encuesta Nacional de Salud (2006) señala que el 11,5% de los varones de 16-24 años presentan "riesgo de mala salud mental"; para este mismo grupo de edad, el "riesgo de mala salud mental" en mujeres se eleva al 22,2% [115].
El impacto de los trastornos mentales no afecta uniformemente a todos los sectores de la sociedad. Los grupos y personas con circunstancias adversas y con menos recursos tienen una mayor carga de vulnerabilidad para los trastornos mentales.

A nivel mundial, **el suicidio** es una de las cinco causas de mortalidad en la franja de edad de 15 a 19 años. Actualmente, el suicidio entre jóvenes menores de 15 años es poco frecuente. Sin embargo, en algunos países hay un crecimiento alarmante de los suicidios entre los jóvenes menores de 15 años, así como en la franja de 15 a 19 años [116].

Aunque España presenta una de las tasas de suicidio más bajas (8,7/100.000), ha sufrido junto con Irlanda uno de los incrementos más altos en las tasas de Europa y del mundo. El suicidio es un problema subestimado. En algunos casos puede ser imposible determinar si algunas muertes causadas, por ejemplo, por accidentes de automóvil, ahogados, caídas y sobredosis de drogas ilegales, fueron intencionados o no. En general, los varones adolescentes cometen suicidio más a menudo que las mujeres; sin embargo, las tasas de intentos de suicidio es dos o tres veces mayor entre las mujeres.

Los trastornos de conducta alimentaria (TCA) constituyen en la actualidad cuadros de gran relevancia social, especialmente en población de más alto riesgo: mujeres jóvenes y adolescentes de países desarrollados o en vías de desarrollo. En esta población, se ha producido un incremento de dos a cinco veces en las cifras de prevalencia de TCA en las últimas tres décadas, aceptándose un porcentaje de 0,5-1% de anorexia nerviosa (AN), de 1-3% de bulimia nerviosa (BN) y de aproximadamente 3% de trastornos de la conducta alimentaria no especificados (TCANE), según el protocolo de los TCA del Instituto Nacional de la Salud (Insalud, 1995), la Asociación Americana de Psiquiatría (DSM-IV-TR; APA, 2000) y revisiones de estudios epidemiológicos de TCA (Hoek & van Hoeken, 2003). Dichas fuentes establecen una ratio de prevalencia de TCA de uno a nueve varones respecto a mujeres [(117)].

En las y los jóvenes, uno de los indicadores indirectos de los trastornos no graves de salud mental es **la salud percibida**. La percepción que tienen de su propia salud suele ir en general muy unida al entorno familiar, al estilo de vida, al rendimiento escolar, a las relaciones sociales y a las condiciones de vida. La mala calificación de la propia salud y la percepción de síntomas coinciden con modos de vida arriesgados, especialmente el consumo de drogas, la soledad, un ambiente escolar que se percibe de forma negativa y una gran cantidad de problemas vividos en relación con el colegio o el trabajo.

En la Encuesta Nacional de Salud (2006), el 12,71% de las y los jóvenes de 16-24 años valoran su estado de salud (salud percibida) como regular, mala y muy mala[(115)]. El sondeo de opinión de la encuesta "Percepción generacional, valores y actitudes, calidad de vida y felicidad", del INJUVE, indica que los y las jóvenes mantienen un alto **nivel de satisfacción con su vida**, un 88% se declara bastante o muy satisfecho. Esta valoración positiva de la situación de la juventud ha mejorado ligeramente respecto al año anterior. El 12% muestra claras dosis de insatisfacción con su vida. Un 30% de jóvenes valora negativamente **su estado de ánimo**, calificándolo de estresante y nervioso [68].

Dentro de todas las posibles situaciones de **violencia escolar** (molestar en clase, agresión hacia el profesorado, agresión de los profesores a los alumnos, vandalismo, etc...), sobre la que más estudios se han realizado hasta el momento, tanto en nuestro país como fuera de él, ha sido el **maltrato entre iguales** [118]. Este tipo de violencia también se ha denominado maltrato por abuso de poder, o *bullying* en la literatura científica internacional. Una de las primeras definiciones que se utilizó lo describe como una conducta de persecución física y/o psicológica que realiza un alumno o alumna contra otro, al que elige como víctima de repetidos ataques [119].
Esta acción negativa e intencionada sitúa a la víctima en posiciones de las que difícilmente puede salir por sus propios medios. Este comportamiento se caracterizaría por dichos aspectos: ser negativo (dañino), intencional y repetido, a manos de uno o más alumnos, dirigido contra otro que tiene dificultad para defenderse [120, 121].

3.6.9. Utilización de los servicios sanitarios.

Para los adolescentes y jóvenes no resulta fácil acceder a los servicios de salud, entre otras razones porque las características estructurales y de funcionamiento de la mayoría de los sistemas y servicios sanitarios del mundo no se ajustan a las particularidades propias de estas etapas de la vida ni a la concepción que la población adolescente y joven tiene sobre la vida y, en particular, sobre la salud.

Los adolescentes suelen buscar el contacto con los servicios de atención primaria sólo para resolver problemas físicos puntuales que ellos/ellas identifican, que no han podido resolver por sí mismos/as y que entienden que son por los que deben acudir al sistema sanitario (infecciones respiratorias de vías altas, dolor de espalda, problemas dermatológicos, salud bucodental, etc…). Desafortunadamente, otros problemas, fundamentalmente los psicológicos y de salud mental, consumo de tabaco, alcohol y otras drogas, y los relacionados con la sexualidad, o no son reconocidos como tales o por su naturaleza prefieren consultarlos con otras personas (amigos/as y algunos miembros de la familia, especialmente la figura materna).

No identifican al sistema sanitario ni a las y los profesionales sanitarios como interlocutores para asuntos relacionados con la prevención y muchos/as tienen serios reparos para revelar sus comportamientos de riesgo [122].

A los ojos de esta población, los servicios de salud comúnmente presentan problemas relativos a su accesibilidad, aceptabilidad, disponibilidad y equidad que finalmente terminan condicionando su utilización [123,124].

Entre los más importantes están los siguientes:

- Una localización inadecuada, excesivamente distante de los lugares donde los/las jóvenes viven, estudian o trabajan.
- Un horario incompatible con su modo de vida.
- Falta de visibilidad del recurso.
- La potencial trasgresión de la confidencialidad, es decir, miedo a que el profesional de la salud no mantenga la debida privacidad.
- Miedo a perder el anonimato, esto es, miedo a ser reconocidos o reconocidas en una sala de espera.
- Temor a que se les hagan preguntas difíciles y/o juicios morales.
- Que no se obtengan fácilmente ciertas prestaciones que demandan (p. ej., la píldora poscoital).
- Que reciban un trato desagradable por el personal del centro.

También hay que tener en cuenta que los profesionales sanitarios también tienen dificultades para atender a la población adolescente y joven, dificultades que se centran en su falta de formación específica en el trato con este tipo de población y en el exceso de presión asistencial que suelen soportar y que no permite la disponibilidad del tiempo necesario para la detección y el abordaje de las conductas de riesgo [125].

La OMS ha alertado sobre la necesidad de que existan servicios de salud que respondan a las necesidades de la adolescencia, servicios sanitarios adaptados a las necesidades de jóvenes y adolescentes, donde se cuide especialmente de [126]:

- Preservar la privacidad e intimidad, la confidencialidad y el anonimato.
- Establecer horarios amplios, que cubran todos los días de la semana.
- Eliminar requerimientos burocráticos.
- Dar fácil acceso a las prestaciones más demandadas por los/las jóvenes.
- No exigir como requisito previo para la atención el consentimiento paterno/materno.
- Crear cauces de participación de las y los jóvenes en la vida del Centro.
- Dotar al Centro de profesionales con un perfil adecuado, con formación y experiencia profesional en trabajo con jóvenes y en promoción de la salud, teniéndose además en cuenta la formación específica en enfoque de género y salud.

Aunque en España, desde el año 2002, hay muchos más servicios/programas dirigidos a jóvenes, especialmente en el ámbito comunitario y sobre todo en el área de la salud sexual, no parece que nuestro sistema sanitario haya resuelto satisfactoriamente los problemas anteriormente reflejados.

Parece clara la existencia de un marcado desencuentro entre lo que los adolescentes y jóvenes demandan de los servicios sanitarios de atención primaria y lo que éstos les ofrecen. Los factores antes comentados que la gente joven observa en nuestro sistema sanitario hacen que sea poco atractivo para ellos y que un buen número de problemas de salud se queden fuera de nuestro campo de acción.

4. LA EDUCACIÓN PARA LA SALUD (EPS) Y EL DESARROLLO PERSONAL EN LA ADOLESCENCIA.

4.1. Concepto de educación para la salud.

Según el glosario de la promoción de la salud, se define como "las oportunidades de aprendizaje creadas conscientemente que suponen una forma de comunicación destinada a mejorar la alfabetización sanitaria, incluida la mejora del conocimiento de la población en relación con la salud y el desarrollo de habilidades personales que conduzcan a la salud individual y de la comunidad"[127]. De esta definición se desprende que la EPS no aborda solamente la transmisión de la información, sino también el fomento de la motivación, las habilidades personales y la autoestima, necesarias para adoptar medidas destinadas a abordar los problemas de salud con una perspectiva crítica y transformadora y, con el fin último, de mejorar la salud.

La estrategia básica para la promoción de salud consiste en ampliar las posibles alternativas para afrontar los problemas, facilitando el autofortalecimiento y produciendo al mismo tiempo cambios en el entorno que favorezcan los estilos más saludables.

4.2. Desarrollo personal en la adolescencia.

La Educación para la salud (EpS) y el desarrollo personal en la Adolescencia se consideran básicos para promocionar estilos de vida que incluyan un mejor cuidado de sí y una mayor competencia personal y social.

Desde el punto de vista de la prevención de enfermedades y de la promoción de salud, la preadolescencia y adolescencia son etapas claves en las que se configuran los estilos de vida individuales y grupales y, por tanto, se desarrollan comportamientos saludables o perjudiciales para la salud [128].

La educación para la salud en la adolescencia intervendrá a corto y largo plazo, tanto en la prevención de enfermedades y disminución de muertes evitables en esta etapa (accidentes, VIH/SIDA, alteraciones nutricionales, enfermedades transmisibles, drogas, embarazos no deseados...), como en la prevención de los factores de riesgo ligados a las principales causas de muerte en la edad adulta. Asimismo, es esperable una repercusión positiva en el ámbito más amplio de afrontar la vida y manejar situaciones vitales de todo tipo de manera más saludable.

La Organización Mundial de la Salud (Salud XXI, salud para todos en el siglo XXI, 1999) plantea que la capacidad de los jóvenes para tomar decisiones acerca de su conducta sanitaria es mayor cuando pueden participar en su propio entorno educativo, físico y social. Propone desarrollar la Educación para la Salud en la Adolescencia desde una perspectiva que considere los acontecimientos vitales específicos y el conjunto de la etapa vital en el contexto de la vida cotidiana y favorezca el que las y los adolescentes sean agentes activos de su propia educación, su propia salud y su propia vida [(96)].

La mera **información sobre temas relacionados** con la salud (alimentación, consumo de medicamentos, abuso de drogas, ejercicio físico...) **no se traduce en una adopción inmediata de pautas más saludables**. Para dar este segundo paso hay que tener en cuenta todo el *componente afectivo* (valores, creencias, autoestima o grado en que una persona valora la percepción de su propia imagen, locus de control o alcance que creen tener las personas para controlar su propia vida...) y *el desarrollo de recursos y habilidades personales y sociales* (asertividad, capacidad de competencia frente a la presión del grupo, la presencia o no dentro del repertorio de comportamientos de una persona, de recursos, habilidades o estrategias que le hagan ser competente frente a cualquier tipo de situación).

4.3. Estrategias de estudio y análisis de los estilos de vida de los adolescentes.

Desde distintos ámbitos de la prevención, promoción e intervención sobre la salud se viene trabajando desde hace tiempo en la elaboración de estrategias para estudiar y analizar los estilos de vida de los adolescentes. Estos estudios han nacido como consecuencia de la preocupación que suscita el estilo de vida de los adolescentes en la sociedad y en los profesionales debido a la repercusión que sus comportamientos tienen sobre la salud, tanto a corto como a largo plazo, y su dificultad de modificarlos en la edad adulta.

Para poder monitorizar conductas de fuerte influencia en la salud (como la sexual, la dieta, o el consumo de tabaco) se requiere de la utilización de fuentes de información sistemáticas que proporcionen datos válidos.

- El estudio ***Health Behaviour inSchool-aged Children (HBSC)*** [27] se inicia en 1982 como estudio internacional con el objetivo de recoger periódicamente cada cuatro años, en un número creciente de países, información comparable sobre diversas conductas de los escolares relacionados con la salud, analizar similitudes y diferencias, así como los cambios de éstas a lo largo del tiempo y difundir los resultados de forma periódica estimulando la adopción de políticas favorables a la promoción de la salud en la infancia y adolescencia.

  El estudio fue acogido como Estudio Colaborador por la Oficina Regional para Europa de la OMS (WHO Colaborative Study), participando en todas las ediciones excepto en la inicial y en la de 1997-1998 [28].

  El instrumento de medida es la encuesta autoadministrada a los adolescentes de 11 a 15 años. En nuestro país se añade, como opción nacional, a la población escolarizada desde los 11 a los 18 años. Cada país debe incluir en su cuestionario un repertorio de preguntas obligatorias, aquellas que se consideran centrales en el estudio internacional. Otro conjunto de preguntas son también centrales pero de esa edición en concreto y a ellas se le añaden otras de carácter optativo cuya inclusión la deciden los investigadores de cada país.

- ***European School Survey Project on Alcohol and Other Drugs (ESPAD)*** Proyecto Europeo de encuestas escolares cuyo objetivo general es recoger de forma periódica datos comparables sobre el consumo de alcohol y otras drogas entre los estudiantes de 15-16 años en muchos países europeos [(86)].
- ***California Health Interview Survey (CHIS)*** realiza regularmente encuestas de salud a adultos, adolescentes y niños proporcionando una información detallada de la atención de la salud y las necesidades de salud de la diversa población de California [(129)].
- **En nuestro país** las únicas investigaciones que aportan información en los últimos años de carácter nacional y pluridisciplinar, son los organizados para ser comparados con los europeos dentro del estudio *HBSC* [(27, 28,43)].

Sin embargo, varios son los organismos cuyos proyectos se centran y especializan en alguno de los aspectos relacionados con la salud de nuestros escolares, entre los que destacamos:

- ***"Encuesta Estatal sobre el uso de drogas en estudiantes de enseñanzas secundarias"*** **(ESTUDES)** [(83)] realizada bienalmente para el Plan Nacional sobre Drogas, es la principal referencia en nuestro país para el seguimiento del consumo de alcohol, tabaco y otras drogas entre los adolescentes.
- ***Grupo AVENA*** [(130,131)] evalúa el estado de salud desde un punto de vista nutricional y metabólico, investigando también patologías concretas como la obesidad, anorexia y bulimia, y la dislipemia.
- ***Estudio EnKid*** [(132)]: Estudio epidemiológico observacional diseñado para evaluar los hábitos alimentarios y el estado nutricional de la población infantil y juvenil (2-24 años).
- ***Instituto Nacional de Estadística. Encuesta Nacional de Salud*** **(ENSE)** [(133)]: De forma bienal estudia los hábitos familiares e intenta ser un instrumento para la toma de decisiones y para la evaluación de políticas sanitarias.
- ***Observatorio de la Juventud. Informe del la Juventud en España*** [(68)]: Estudio sociológico cuatrienales sobre jóvenes de entre 15 y 19 años.

- ***Estudio de factores de riesgo en estudiantes de secundaria. Informe FRESC 2008*** [134]. Encuesta de salud realizada desde el año 1987 a los jóvenes escolarizados de Barcelona para conocer los comportamientos y actitudes relacionados con la salud con fin de orientar intervenciones o políticas preventivas y evaluarlas.
- ***Sistema de Vigilancia de Factores de Riesgo Asociados a Enfermedades No Transmisibles dirigido a población juvenil (SIVFRENT-J)***[135]. Mide desde 1996 la prevalencia, distribución y características de los principales factores de riesgo relacionados con el comportamiento en la población juvenil. Se basa en la realización de encuestas seriadas con periodicidad anual a una muestra aproximada de 2000 individuos escolarizados en 4º de la ESO en la Comunidad de Madrid.
- ***Estudio de monitorización de las conductas de salud de los adolescentes (EMCSAT) de Terrassa*** [136].
- ***Encuesta de Salud Infantil en Asturias*** [137]: Encuesta de salud a la población infantil asturiana no institucionalizada menor de 16 años realizada con una entrevista estructurada con preguntas cerradas.
- ***Observatorio de la infancia en Andalucía*** [138]***:*** análisis del estado actual y la evolución de los niveles de bienestar y calidad de vida de la infancia y adolescencia en Andalucía.
- ***Plan Nacional sobre Drogas. Encuesta domiciliaria sobre alcohol y drogas en España (EDADES)*** [139].
- ***Enquesta de salut de Catalunya*** [140].
- ***Encuesta de Salud del País Vasco*** [141].

En la tabla 3 se describen algunas características de las principales encuestas relacionadas con el consumo de sustancias adictivas a adolescentes en nuestro país:

Tabla 3. Algunas características de encuestas a adolescentes.

Estudio características	ESTUDES	HBSC	SIVFRENT-J	FRESC	EMCSAT
Ámbito poblacional	España	España	CA Madrid	Barcelona	Terrasa
Forma realización	Cuestionario autoadministrado	Cuestionario autoadministrado	Cuestionario autoadministrado	Cuestionario autoadministrado	Cuestionario autoadministrado
Año Inicio	1994	1985	1996	1987	1993
Periodicidad	Bienal	Variable (último periodo cuatrienal)	Anual	Variable (último periodo cuatrienal)	Bienal (con un salto de 2003 a 2004).
Tamaño muestral última edición	30.183	21.811	2.170	3.089	1.154
Muestreo	Conglomerados bietápico estratificado por CA (Comunidad Autónoma) y titularidad	Conglomerados polietápico estratificado por CA, hábitat y titularidad	Conglomerados bietápico estratificado por zona y titularidad	Conglomerado de aulas estratificado por nivel socioeconómico, zona y titularidad	Aleatorio simple de aulas estratificado por curso y titularidad.
Franja edad	14-18 años	11-17 años	15-16 años	13-18 años	14-18 años

4.4. Marco de trabajo en Educación para la salud de los adolescentes y jóvenes.

La adolescencia es considerada la etapa más adecuada para intentar evitar la adopción de hábitos no saludables y, en caso de que se hayan iniciado de forma experimental, intentar modificarlos antes de que se establezcan de forma definitiva, debido a que van acondicionar en gran medida, el desarrollo de estilos de vida saludables o no saludables en la vida adulta [142].

En el **marco internacional**, son de destacar las iniciativas conjuntas dentro del marco de Naciones Unidas dirigidas a la población adolescente [143,144].

En el **marco europeo**, son varias las iniciativas: *la Estrategia Europea para la salud y el desarrollo de la infancia y adolescencia en 2008* [145] y la publicación de herramientas de apoyo [146-147]. El "Informe Europeo de Salud 2005" de la Organización Mundial de la Salud se centra en los adolescentes y menores [92] y la Estrategia Europea sobre Prevención de Enfermedades Crónicas lanzada también en el marco de la Organización Mundial de la Salud reconoce la necesidad de abordar la prevención de los factores de riesgo comunes a las enfermedades crónicas y la promoción de la salud desde etapas más tempranas [148]. El libro blanco "Juntos por la salud: un planteamiento estratégico para la UE de 2008 a 2013" define la intención de promocionar la salud a lo largo del ciclo vital y en concreto en la etapa infantil y juvenil [149].

Todos ellos han ayudado a consolidar esta nueva visión las evidencias de la existencia de intervenciones efectivas [150], la mejor valoración de las consecuencias a corto y largo plazo de ciertos estilos de vida y la necesidad de un abordaje temprano de los factores de riesgo de las enfermedades crónicas [151].

En nuestro país y dentro de las políticas poblacionales, la salud es hoy por hoy uno de los ámbitos prioritarios de las políticas de juventud e infancia [152].

Aunque los estilos de vida saludables no garantizan por sí mismos la salud, resultan fundamentales para adquirirla o mantenerla. Por ello las actuaciones dirigidas a la educación para la salud se realizan a cuatro niveles: administración pública, sector sanitario, sector educativo y familiar.

Desde *organismos y administraciones públicas*, se establecen políticas y programas con el objetivo de que los adolescentes y jóvenes tomen conciencia sobre el valor de la salud y sobre los principales factores de riesgo, y estén informados (y formados) sobre su capacidad para protegerse de ellos. Sexualidad, prevención de enfermedades, drogadicciones, alimentación, consumo responsable, ocio, educación vial constituyen los centros de interés sobre los que se vienen desarrollando programas y actividades de educación, información, prevención y la promoción de la salud desde los ámbitos de los adolescentes y la juventud.

El *sector educativo y sanitario*, muchas veces de manera conjunta, contribuyen a sentar las bases del "capital de salud" de la población joven y adolescente con programas y actuaciones eficaces [152,153] y después de la etapa escolar obligatoria, las políticas de salud mantienen programas dirigidos fundamentalmente a la prevención de los problemas de salud más importantes en estas edades [154].

La escuela va a ser un entorno en el que se pueden ofrecer programas específicos de prevención (PPE), para intentar retrasar la edad del primer contacto con sustancias (tabaco, alcohol), así como para desarrollar habilidades y capacidades para tomar decisiones o hacer proyectos, en resumen, para adaptarse a la vida en sociedad. A partir de los 15 años, terminada la educación obligatoria, los y las jóvenes siguen siendo receptivos a las intervenciones que se les dirigen adecuadamente y, aunque parte de su capital de salud está ya conseguido, existe un amplio margen para la intervención de refuerzo e incluso la destinada a la adquisición de un capital de salud básico [151,153].

El trabajo para la promoción de la salud juvenil desde una perspectiva integral dentro de áreas temáticas, diferentes a las clásicas, como la salud mental, la alimentación y la actividad física, está también creciendo enormemente y muestra experiencias que permiten avanzar [152,154].

En el sector de los y las *profesionales sanitarios/as* también es de destacar que en los últimos años han seguido creciendo el número de intervenciones dirigidas a los adolescentes y jóvenes y se ha seguido ampliando el conocimiento sobre la salud de la población juvenil y las intervenciones efectivas [155,156].

La familia es un gran referente a lo largo de la vida y especialmente durante la infancia y la juventud. El contexto familiar influye de manera notable en la salud siendo uno de los agentes educativos con más poder en la educación no intencional de los niños y jóvenes. Aunque en la adolescencia este poder disminuye y aumenta el de los grupos de iguales, los medios de comunicación, etc, la influencia de la familia sigue siendo muy importante. En relación con sus padres y madres, las niñas y niños adquieren la seguridad emocional necesaria para su bienestar psicológico. Además son modelos reales de imitación e identificación constantes y aportan a sus hijos e hijas pautas para interpretar y entender la vida, así como pautas de comportamiento, que incluyen estilos de vida y comportamientos en salud.

Por todo lo anterior y desde todos los ámbitos analizados se destaca la importancia de implementar programas que reúnan el mayor número posible de características que la investigación ha demostrado como "buenas prácticas" y que comiencen en la adolescencia temprana [157].

2. JUSTIFICACIÓN

2. JUSTIFICACIÓN

El análisis de la situación de salud de los jóvenes pretende ser un medio para identificar las necesidades de salud más importantes y conocer las desigualdades existentes. El interés por atender las necesidades de salud de los adolescentes, prevenir sus problemas sanitarios y proporcionarles atención y tratamiento es cada vez mayor. La salud y el desarrollo de los adolescentes requieren estrategias y programas de promoción de la salud que deben adaptarse a las necesidades locales y a las posibilidades específicas de cada región y tener en cuenta los diversos sistemas sociales, culturales y económicos [124].

La información disponible acerca de la salud de los jóvenes, ha sido elaborada por multitud de instituciones y con diversas metodologías, dificultando la comparabilidad de los resultados, la observación y el análisis de la evolución en el tiempo.

En los jóvenes, se observa un progresivo incremento en determinadas conductas de riesgo como son el consumo de alcohol y tabaco; detectando un alto porcentaje de escolares que abusa del consumo de alcohol los fines de semana, una reducción de la edad de inicio al consumo, una igualación en el hábito de consumo entre ambos sexos, especialmente por el incremento de consumo de alcohol y tabaco entre las mujeres adolescentes. También detectan un incremento del número de escolares que nunca han probado el alcohol.

El estudio de los hábitos, conocimientos y actitudes relacionados con la salud de los adolescentes de la provincia de Valladolid, es de gran relevancia para determinar la evolución y prevalencia de factores de riesgo, determinar estrategias y programas específicos de promoción de salud, y permitir la comparación con estudios similares, basados en encuestas a adolescentes.

3. OBJETIVOS

3. OBJETIVOS

- *Objetivos generales*:

Conocer los hábitos y estilos de vida relacionados con la salud de los adolescentes escolarizados en los cursos de 2º ,3º y 4º de Enseñanza Secundaria Obligatoria (ESO), 1º y 2º de Bachillerato LOGSE de la Provincia de Valladolid.

- *Objetivos específicos:*

1. Recoger información sobre datos sociodemográficos y socioeconómicos de los adolescentes de la provincia de Valladolid.
2. Analizar los estilos de vida y conductas de salud de los adolescentes, concretamente sobre:
    a. Los hábitos de ocio y tiempo libre.
    b. Uso y riesgos de las nuevas tecnologías en información y comunicación.
    c. Lesiones y accidentabilidad.
    d. Estimar la prevalencia de consumo regular así como las características de consumo de tabaco, alcohol y drogas no institucionalizadas.
    e. Conocer el estado de ánimo, las relaciones que tienen con los otros, y el maltrato que declaran sufrir (incluyendo el acoso sexual).
    f. Conocer el hábito dietético, consumo cualitativo de alimentos, e identificación de los patrones de alimentación de los adolescentes.
    g. Conocer la actividad física que realizan.
    h. Utilización de los servicios sanitarios.
    i. Conocer determinadas conductas relacionadas con la sexualidad.

3. Estudiar la relación de los estilos de vida y las características sociodemográficas y socioeconómicas de los escolares, así como otras variables de interés que permitan generar hipótesis, predecir desigualdades de salud y detectar poblaciones de riesgo.

4. Favorecer el seguimiento evolutivo de dichos hábitos y estilos de vida.
5. Facilitar actuaciones institucionales y sociales capaces de promover estilos de vida saludables y minimizar conductas de riesgo.

4. MATERIAL Y MÉTODOS

4. MATERIAL Y MÉTODOS

Se describe la metodología utilizada en esta investigación;

1. Tipo de estudio.

Se trata de un estudio observacional descriptivo, mediante una encuesta de salud.

2. Población de estudio.

La población de este trabajo son los adolescentes con edad entre 13 a 18 años de Valladolid y provincia, matriculada en centros educativos públicos, concertados y privados de los cursos de 2° ,3° y 4° de Enseñanza Secundaria Obligatoria (ESO), 1° y 2° de Bachillerato LOGSE durante el curso escolar 2011/2012. Esta población de referencia asciende a 18.888 jóvenes.

Estos datos, acerca de la población de estudio, fueron facilitados por la Delegación Provincial de Educación, la Federación Española de Religiosos de la Enseñanza (FERE) y los colegios privados de Valladolid. En la tabla que se muestra a continuación aparece el tamaño de la población en cada uno de los cursos estudiados (Tabla 4).

Tabla 4. Distribución de los datos poblacionales de la Provincia de Valladolid matriculada en centros educativos con 2° ,3° y 4° de Enseñanza Secundaria Obligatoria (ESO), 1° y 2° de Bachillerato LOGSE durante el curso escolar 2011/2012

SECUNDARIA			BACHILLERATO		TOTAL
2° ESO	**3°ESO**	**4°ESO**	**1°BACH**	**2°BACH**	
4435	**4348**	**3921**	**3102**	**3082**	**18888**

Quedan excluidos del estudio los estudiantes de 13-18 años que estaban cursando educación primaria o educación universitaria, los estudiantes de 13-18 años que no asistieron a clase el día y la hora que se aplicó el cuestionario (ausentes), los estudiantes de Ciclos formativos de grado medio o equivalentes (Formación Profesional), los estudiantes de Régimen General incluidos en Programas de Garantía Social y a distancia, de Enseñanzas de Régimen Nocturno y de Enseñanzas de Régimen especial.

3. Muestra.

3.1. Tamaño muestral.

El tamaño muestral se calculó para una proporción estimada de un 50% y una precisión del 2,5% en un contraste bilateral, asumiendo un 10% para las encuestas no válidas (absentismo, encuestas mal respondidas, no colaboración, imprevistos), resultando un total de 1567 alumnos. Finalmente 2482 adolescentes escolarizados de 13 a 18 años cumplimentaron la encuesta por lo que se han cumplido holgadamente estos requisitos. El cálculo del tamaño muestral se realizó con la calculadora de tamaño muestral GRANMO versión 7.12 Abril 2012.

3.2. Técnica de muestreo.

La selección de los alumnos se realizó mediante un muestreo bietápico por conglomerados, seleccionando aleatoriamente colegios como unidades de primera etapa y aulas como unidades de segunda etapa. Posteriormente, se incluyeron en la muestra todos los estudiantes de las aulas seleccionadas.

4. Descripción de los instrumentos.

4.1 Recogida de datos.

La recogida de datos se realizó mediante un **cuestionario** estructurado (Anexo 1) basado en las recomendaciones de los programas internacionales como American Medical Association's Guidelines for Adolescent Preventive Services, Health

Behaviour in School-aged Children (HBSC), the US Preventive Task Force's Clinical Guidelines for Preventive Services, Young People's Health in Great Britain and Ireland and The Atenal and Child Health Bureau's Bright Futures, y nacionales como la Encuesta FRESC de Barcelona, Instituto de la Juventud (INJUVE), Encuesta Nacional de Salud, Encuesta Estatal de Drogas (ESTUDES) y Observatorios pediátricos asturiano y de distintas comunidades autónomas.

La elaboración original de dicho cuestionario comienza con la determinación de los estilos de vida de los adolescentes, a partir de la cual se estructuran las variables referentes a actividades, intereses, opiniones, actitudes, etc, que sirven de base al conjunto de ítems.

4.2. Estudio Piloto.

Previamente a la realización de la encuesta y para valorar la comprensión de la misma se realizó un **estudio piloto** de aplicación a los alumnos de 2° ESO, 4°ESO y 1° Bachillerato de un instituto de educación secundaria público. Para ello se contactó con la orientadora del colegio quien informó a los profesores, alumnos y envió información a los padres de la realización de la encuesta el día 13 de diciembre de 2011. De forma simultánea en las tres aulas, se llevó a cabo la encuesta, entregando el cuestionario en papel y un sobre en blanco. A partir de estos resultados se valoró la adecuación del contenido del cuestionario y del tiempo empleado a los objetivos fijados.

4.3. Estructura del cuestionario definitivo.

El cuestionario se estructuró en diferentes apartados : (Anexo 1)

1. Preguntas sobre ti . En este apartado se obtiene información sociodemográfica y socioeconómica del alumno.
2. Tiempo libre.
3. Accidentes.
4. Tabaco.

5. Alcohol.
6. Consumo de otras sustancias.
7. Estado de ánimo y relaciones con los otros.
8. Alimentación y deporte.
9. Utilización de los servicios sanitarios.
10. Sexualidad.

En el cuestionario aparecen diferentes tipos de ítems: algunas preguntas son cerradas, dando la opción de responder con una escala proporcionada ya sea numérica o cualitativa en relación a la frecuencia que realizan determinadas actividades. Otras preguntas son abiertas, en las que los alumnos/as tienen que escribir una palabra o una pequeña frase, ante la imposibilidad de anticipar todas las respuestas que podrían dar.

Una vez elaborado y estructurado el cuestionario, este se realizó en dos formatos: papel y en soporte informático para su realización online. En el 69% de la muestra se utilizó el cuestionario asistido por ordenador y en el resto el cuestionario en formato papel. El cuestionario realizado on line a su vez se subdividió en tres cuestionarios con el fin de resolver problemas técnicos que facilitaran su cumplimentación dada la extensión del cuestionario y evitar la pérdida total de la información ante un fallo de acceso a la red. Los cuestionarios realizados vía on-line, quedaban automáticamente almacenados en una base de datos, los realizados en papel fueron introducidos manualmente en el mismo sistema informático, para su posterior análisis.

5. Variables estudiadas.

El cuestionario completo se puede consultar en el Anexo 1. Dentro de éste, las variables utilizadas en este trabajo, se presentan a continuación:

5.1. Variables sociodemográficos.

- Edad: la edad se ha obtenido a partir del año de nacimiento del alumno.
- Sexo (chico/chica).
- Curso al que pertenecen: 2°,3°,4° de Educación secundaria ,1° y 2° Bachiller.
- Carácter del centro escolar (público/concertado/privado).
- Localización del centro escolar (urbano/rural). Se ha considerado "urbano" aquellos centros que pertenecen a Valladolid ciudad y su alfoz. Todos los demás, forman el grupo de hábitat "rural".
- País de nacimiento del alumno y sus padres.
- Personas con las que convive.
- Rendimiento académico.
- Disponibilidad monetaria del alumno.

5.2. Variables socioeconómicas utilizadas en ésta investigación:

La escala *Family Affluence Scale (FAS),* establece un índice que estima la capacidad adquisitiva familiar. Es una Escala validada por la University College London [158-159]. La estimación de éste índice se realiza a partir de los siguientes cuatro ítems recogidos en las preguntas 9,10,11 y 12 del Anexo 1.

1. Tener coche propio o furgoneta en la familia.
   Las posibles respuestas son No (=0); Si, uno(=1); Si, dos o más (=2)
2. Tener dormitorio para él/ella solo/a .
   Posibles respuestas :No (=0); Si (=1)
3. Número de veces que los adolescentes salieron de vacaciones con su familia en los últimos 12 meses.
   Posibles respuestas: Nunca (=0); Una vez (=1); Dos veces (=2); Más de dos veces (=2).
4. Número de ordenadores que tiene su familia.
   Posibles respuestas: Ninguno (=0); Uno (=1); Dos (=2); Más de dos (=2).

El índice se obtiene sumando la puntuación total en base a las respuestas del alumno, a cada una de las cuatro preguntas, obteniendo tres posibles categorías:

Puntuación total entre 0 y 3: nivel socioeconómico bajo.

Puntuación total entre 4 y 5: nivel socioeconómico medio.

Puntuación total entre 6 y 7: nivel socioeconómico alto.

- Nivel de estudios de los padres clasificado en cuatro niveles: sin estudios, básicos o primarios, medios y universitarios.

- Situación laboral de los padres valorando el realizar sólo tareas domésticas, trabajar fuera de casa, en paro, pensionista o jubilado.

5.3. Tiempo libre.

- Tiempo que dedican los escolares durante los días lectivos y los fines de semana a : ver la televisión, jugar con el ordenador o la consola, escuchar música, salir con los amigos, leer libros, periódicos, ir al cine/teatro/conciertos, bares y discotecas.
- Para valorar el patrón de ocio nocturno se utilizan dos indicadores: frecuencia de salidas nocturnas para divertirse y hora de llegada al domicilio.

5.4. Uso y riesgos de las nuevas tecnologías (TIC).

- Frecuencia de uso de internet y actividades para que lo usan.
- Disponibilidad y limitaciones de uso del teléfono móvil.

El estudio realiza un diagnóstico de comportamientos asociados a cada uno de los riesgos siguientes:

- Uso abusivo y adicción: excesivo tiempo de conexión que puede implicar dependencia o renuncia a la realización de otras actividades.

- Vulneración de derechos de propiedad industrial o intelectual: uso ilícito o descarga de imágenes, programas, contenido o software.
- Acceso a contenidos inapropiados: sexual, xenófobo, terrorista, anorexia y bulimia o contenido falso.
- Interacción y acecho por otras personas y/o *ciberbullying*: acoso entre iguales en el entorno TIC, e incluye actuaciones de chantaje, vejaciones e insultos a otros niños.
- *Grooming* y/o acoso sexual: Grooming se define como "acoso ejercido por un adulto" con el fin de establecer una relación y un control emocional con el fin de preparar el terreno para el abuso sexual del menor.
- Amenazas a la privacidad: robo, publicación y difusión de datos e imágenes personales.
- Riesgo económico y/o fraude: conductas que tienen por objeto provocar un perjuicio económico al menor que se deriven de compras, subastas, apuestas, juegos de azar, etc.

5.5. Accidentes y seguridad vial.

Los principales indicadores analizados son :

- Alumnos que han tenido alguna lesión y han necesitado asistencia médica en los últimos 12 meses.
- Uso del cinturón cuando circulan en el coche.
- Uso del casco cuando van en moto o en bicicleta.
- Conducción de vehículos bajo los efectos del alcohol o las drogas.
- Viajar en un vehículo conducido por alguien bajo los efectos del alcohol o las drogas.
- Preguntas sobre la práctica de deportes acuáticos y de conocimiento de práctica de riesgo.

5.6. Tabaco.

Las variables relacionadas con el consumo de tabaco utilizadas en este trabajo se han definido según las recomendaciones de la OMS para cuestionarios sobre consumo de tabaco en población adolescente [160].

1. Probador: el que había probado el tabaco alguna vez en su vida, incluso una o dos caladas.
2. Fumador habitual o activo: el que había fumado durante los 30 días previos a la encuesta. Dentro de este grupo, los fumadores se han definido según la frecuencia de consumo en:

   Fumador diario: aquel que fuma al menos 5 días a la semana.
   Fumador semanal: aquel que consume al menos un cigarrillo a la semana.

Otras datos analizados han sido la edad de inicio en el hábito tabáquico, la intensidad del hábito (número de cigarrillos fumados por día), motivación para el abandono. El entorno del fumador o conducta fumadora percibida, valorada a través del consumo de su padre, madre, hermanos, amigos y profesores.

La valoración de la dependencia a la nicotina se ha realizado mediante el test Fageström adaptado a adolescentes [161,162]. La Determinación de la dependencia a la nicotina (test de Fagerströn, en su versión adaptada a adolescentes) se realiza a partir de los siguientes ítems (Tabla 5):

Tabla 5. Test de Fageström, adaptado para adolescentes.

Test de Fageström, versión para adolescentes		
¿Cuánto tiempo pasa desde que te levantas hasta que te fumas el primer cigarrillo?	Hasta 5 min. 6-30 min. 31-60 min. Más de 60 min	3 puntos 2 puntos 1 punto 0 puntos
¿Fumas en lugares prohibidos?	Sí No	1 punto 0 puntos
¿Qué cigarrillo te costaría más suprimir?	El primero de la mañana Cualquier otro	1 punto 0 puntos
¿Cuánto fumas?	Esporádico-10cigs/día 11-20 cigs/día 21-30 cigs/día >30 cigs/día	0 puntos 1 punto 2 puntos 3 puntos
¿Cuánto fumas más, por la mañana o por la tarde?	Por la mañana Por la tarde	1 punto 0 puntos
¿Fumas aunque estés enfermo?	Sí No	1 punto 0 puntos
Puntuación de corte entre dependencia moderada y alta: 5 ó 6 (según autores)		

5.7. Alcohol.

- Primera experimentación: alumnos que declaran haber probado alguna vez en la vida al menos medio vaso de cualquier bebida alcohólica.
- Bebedor activo.
- Frecuencia de consumo, lugares de ingesta y tipo de bebida.
- Frecuencia de episodios de embriaguez (borracheras) en los últimos 12 meses.
- Motivación para el consumo.
- Bebedores en el entorno.

5.8. Otras sustancias: consumo de drogas ilegales.

- Experimentación con drogas ilegales: alumnos que declaran haber probado alguna vez en la vida drogas.
- Primera experimentación.
- Frecuencia de consumo de otras drogas ilegales: tranquilizantes o pastillas para dormir, hachís, cocaína, speed o anfetaminas, éxtasis, inhalantes volátiles.
- Consumo habitual de cannabis: Alumnos que han consumido cannabis alguna vez en los últimos 30 días.
- Opinión sobre el grado de peligrosidad.
- Consumidores del entorno.
- Grado de información sobre drogas.

5.9. Estado de ánimo.

Siguiendo el modelo de Ahonen (163) se consideraron 6 aspectos del estado de ánimo:

a. Sentirse cansado.
b. Tener problemas para dormirse o despertarse.
c. Desplazado, triste o deprimido.
d. Desesperanzado de cara al futuro.
e. Nervioso o en tensión.
f. Sentirse aburrido.

Las categorías de respuestas según la escala de Likert fueron: nunca, casi nunca, a veces, a menudo y siempre. Se consideró un estado de animo negativo cuando respondían siempre y a menudo en 3 o más de los 6 items, siguiendo el modelo de trabajo catalán, informe FRESC de Barcelona (134), adaptado a su vez del estudio HBSC a nivel nacional (27).

5.10. Maltrato y acoso.

- Maltrato físico /psicológico: Se ha definido en base a preguntas desde el punto de vista de la víctima y del agresor.
- Acoso sexual.En base a la proporción de alumnos que han padecido acoso sexual alguna vez y el lugar donde lo han padecido (en casa, en la calle, en la escuela, en otros lugares.

5.11. Comportamientos conflictivos.

Indican la frecuencia de comportamientos conflictivos y las relaciones con los otros. Los principales indicadores que se describen son: "hacer novillos" y "robar cosas de los otros" alguna vez.

5.12. Alimentación.

- Desayuno: alumnos que desayunan antes de salir de casa y tipo de alimentos.
- Veces a la semana que los adolescentes dicen tomar las siguientes comidas o bebidas: pan, arroz, pasta, legumbres, verduras, fruta, carnes, pescado, huevos, lácteos, frutos secos, dulces, bollería, chuches, snacks, zumos envasados, refrescos.
- Alumnos que declaran haber realizado alguna vez dieta para adelgazar, motivo por el cual la hicieron y si se provocaron el vómito o utilizaron diuréticos o laxantes.

5.13. Actividad física.

Valora la frecuencia de realización de deporte, lugar donde hacen ejercicio físico y la causa de no hacerlo.

5.14. Utilización de los servicios sanitarios

- Utilización de los servicios sanitarios.
- Motivos de consulta.
- Grado de satisfacción.

5.15. Sexualidad.

Las preguntas sobre sexualidad se diferencian en dos apartados. En el primero se cuestiona el nivel de información sobre sexualidad y enfermedades de transmisión sexual, y haber mantenido relaciones sexuales coitales. El segundo va dirigido al alumnado que mantiene relaciones sexuales coitales: edad de inicio, métodos anticonceptivos utilizados, anticoncepción de urgencia y embarazo. En caso de no mantener relaciones sexuales, no sería necesario responder a este tipo de preguntas.

6. Descripción del procedimiento.

6.1. Trabajo de campo.

Se contactó e informó telefónicamente y por carta, dirigida al director sobre los objetivos y contenidos del estudio (Anexo 2), acordando uno o varios días (no precedidos de vacaciones) para la realización de la encuesta entre marzo y mayo del 2012. Tres colegios rehusaron participar sin dar una razón clara. Casi todos los centros educativos enviaron con antelación suficiente una carta informativa a los padres informando de la realización del estudio. La carta fue redactada por el equipo investigador en algún caso y en otras por el mismo centro. Se respetó la voluntad de aquellos/as que decidieron no participar.

A los Centros participantes se les ofreció al finalizar el estudio entregarles resultados globales de sus propios alumnos, sin identificar ninguno, y respetando así la confidencialidad del estudio. Se analizaron las variables más relevantes (tiempo libre, tabaco, alcohol, drogas, sexualidad...) con el fin de que conocieran la situación y pudieran aplicar alguna medida educativa o correctora.

El equipo investigador o en caso necesario, los profesores previamente instruidos (Anexo 3) fueron los encargados de administrar la encuesta en formato papel, o en caso de estar disponible el aula informática, mediante encuesta asistida por ordenador.

El tamaño de la muestra y la dispersión de las zonas de aplicación del instrumento, hicieron necesario contar con personas colaboradoras, fundamentalmente profesores/as, médicos internos residentes en rotación por nuestro centro de salud y algún estudiante de medicina , a quienes se les instruyó previamente.

Se empezó a realizar el cuestionario durante el mes de Abril y Mayo de 2012 en horario escolar en una hora acordada con los Centros escolares. Los encuestadores dieron a los alumnos la información facilitada por el equipo investigación y la cual se puede consultar en el Anexo 4. Se instruyó a los alumnos en la realización de la encuesta, tanto en papel como online asegurando la confidencialidad y el anonimato.

El personal encargado de la aplicación del cuestionario ha seguido, entre otros, los siguientes criterios de aplicación:

-Comprobar que todos los alumnos/as tenían un cuestionario o tenían acceso a la página web del mismo en caso de realizarlo vía online.

-A los alumnos que realizaron el cuestionario en papel darles instrucciones de no poner sus nombres ni identificación en la encuesta, ni en el sobre en blanco donde el cuestionario de papel era introducido al finalizar la encuesta.

-A los alumnos del cuestionario online se les proporcionó un número aleatorio anónimo pero identificatorio para poder posteriormente analizar los resultados y variables según colegio y alumno.

-Dar instrucciones de la cumplimentación del cuestionario.

-Mantener el silencio, no copiar por el compañero/a, sinceridad y anonimato.

-Resolución de dudas de forma personalizada a cada alumno.

-Los encuestadores debían mantenerse en el estrado sin pasearse por el aula.

El grado de colaboración de los directores, jefes de estudio y docentes de los centros fue muy bueno participando de forma activa con alto grado de motivación.
La realización de la encuesta fue voluntaria. Durante la realización de las encuestas no hubo ninguna incidencia destacable. Alguna "mirada" entre los alumnos, "risita" ante determinadas preguntas o aislados "cuchicheos".

Los encuestadores realizaron un informe de la clase después de cada curso escolar encuestado según modelo recogido en Anexo 5 anotando, número de asistentes distribuidos por sexo, número de ausencias ese día, justificadas o no, incidencias en el aula, interés, y tiempo que precisaron para realizar la encuesta, que osciló entre 40-50 minutos.

El diseño del proyecto fue aprobado por la Comisión de Investigación de la Gerencia de Atención Primaria del Área Oeste de Valladolid.

6.2. Mecanización y depuración de los datos.

Una vez recogido y clasificados, cada cuestionario fue revisado y rechazado en el caso de que estuviese cumplimentado de forma incompleta, se respondiera en otro contexto diferente del preguntado o hubiese respuestas incongruentes. La codificación y el registro de la información se han realizado en la empresa Tecnomarketing.

6.3. Análisis estadístico.

Las variables cuantitativas se presentan con la media y el intervalo de confianza del 95% y las cualitativas según su distribución de frecuencias.

Para analizar la asociación entre las diferentes variables cualitativas del estudio se ha utilizado el test χ^2 de Pearson. En el caso de que el número de celdas con valores esperados menores de cinco fuera mayor de un 20%, se ha utilizado el test exacto de Fisher o el test Razón de verosimilitud para variables con más de dos categorías.

Se han realizado diferentes modelos de regresión logística univariante con el fin de estimar los factores que predisponen a los estudiantes ser fumadores activos, tener hábitos alcohólicos, un estado de ánimo negativo o el desayunar a diario. Aquellas variables explicativas que resultaron ser estadísticamente significativas en el análisis univariante a nivel 0,1 han sido incluidos en el modelo de regresión logística multivariante.

Los datos han sido analizados con el programa estadístico IBM SPSS Statistics 20 para Windows. Los valores de $p<0,05$ han sido considerados estadísticamente significativos.

7. Limitaciones del estudio y posibles sesgos.

Cabe pensar, que los grupos de jóvenes no inscritos en el sistema de enseñanza obligatoria y los que faltan a clase el día de la reunión de datos tengan un porcentaje más alto de factores de riesgo (alcohol, tabaco, etc.). Sin embargo, según trabajos realizados en otros países con experiencia permanente en series de encuestas escolares, se comprueba que debido al escaso porcentaje de estos alumnos, las cifras relativas a la población en general no sufren modificaciones importantes (28,86,129).

La utilización del ordenador es un método fácil y atrayente para jóvenes, que nos permitió ver a tiempo real los resultados obtenidos. En contra nos encontramos que la disposición de aulas informáticas y de ordenadores fue limitada en algún colegio. Por ello se combinaron ambos procedimientos.

En cuanto al nivel socio-económico familiar medido de esta manera es posible que no discrimine demasiado entre los niveles más favorecidos; ahora bien, aquel alumnado que se asigna al nivel inferior, realmente tiene un entorno socio-económico familiar desfavorecido.

Algunos de los estudios más potentes sobre estilos de vida de los adolescentes y jóvenes han sufrido, a lo largo de los años de su realización, modificaciones de diseño, método, criterios de muestreo, tamaños de muestra, ampliación de grupos de edad estudiados, así como modificaciones en la formulación de las preguntas o adopción de diferentes definiciones para cada indicador estudiado; dificultando así la comparabilidad de los resultados obtenidos.

Por lo tanto, todas estas consideraciones deben ser tenidas en cuenta en la interpretación de los resultados obtenidos y en la extrapolación de estos datos a la población general de este grupo de edad.

5. RESULTADOS

5. RESULTADOS

1. RESULTADOS GENERALES.

1.1. Población de estudio.

Se realizan un total de 2.482 encuestas a niños escolarizados en 2º, 3º y 4º de Enseñanza Secundaria Obligatoria (ESO), 1º y 2º de Bachillerato LOGSE durante el curso escolar 2011/2012 en 13 colegios de la provincia de Valladolid.

Se anulan 70 encuestas (2,8%) durante la validación y depuración de datos de la muestra por estar cumplimentadas de forma incompleta, o por respuestas incongruentes.

Resultan válidas para el análisis un total de 2.412 encuestas.

1.2. Descripción sociodemográfica.

1.2.1. Curso escolar.

Del total de encuestas analizadas, 566 (23,5%) alumnos cursan estudios en 2º de la ESO, 622 (25,8%) en 3º ESO, 487 (20,2%) en 4º ESO, 457 (18,9%) en 1º de Bachillerato, y 280 (11,6%) en 2º de Bachillerato (tabla 6).

Tabla 6. Distribución por cursos de la muestra.

	Frecuencia	**Porcentaje**
2º ESO	566	23,5
3º ESO	622	25,8
4º ESO	487	20,2
1º Bachillerato	457	18,9
2º Bachillerato	280	11,6
Total	2412	100,0

1.2.2. Titularidad del colegio.

El número de colegios participantes en la investigación han sido 13: 3 públicos (33,9%), 9 concertados (63,5%) y 1 privado (2,6%).

La distribución de los alumnos según curso y titularidad del Centro escolar se describen en la tabla 7.

Tabla 7. Distribución de los alumnos según titularidad y curso

TIPO DE COLEGIO	2º ESO	3º ESO	4º ESO	1º Bach	2º Bach	TOTAL
Público	220 (38,9%)	232 (37,3%)	144 (29,6%)	134 (29,3%)	88 (31,4%)	818 (33,9%)
Concertado	333 (58,8%)	376 (60,5%)	331 (68,%)	309 (67,6%)	183 (65,4%)	1532 (63,5%)
Privado	13 (2,3%)	14 (2,3%)	12 (2,5%)	14 (3,1%)	9 (3,2%)	62 (2,6%)
Total	566 (100%)	622 (100%)	487 (100,0%)	457 (100%)	280 (100%)	2412(100,0%)

1.2.3. Hábitat del colegio.

En relación a este aspecto, 2105 participantes (87,3%) proceden de colegios ubicados en el hábitat urbano, y el resto 307 (12,7%) en el rural.

La distribución por curso según hábitat se muestra en la tabla 8.

Tabla 8. Distribución de los alumnos según hábitat y curso.

	CURSO AL QUE PERTENECEN					Total
	2º ESO	3º ESO	4º ESO	1º Bach	2º Bach	
RURAL	80 (14,1%)	77 (12,4%)	66 (13,6%)	44 (9,6%)	40 (14,3%)	307 (12,7%)
URBANO	486 (85,9%)	545 (87.6%)	421 (86,4%)	413 (90,4%)	240 (85,7%)	2105 (87,3%)
TOTAL	566 (100%)	622 (100%)	487 (100%)	457 (100%)	280 (100%)	2412 (100%)

El listado de los centros participantes en el estudio, junto con la localización, titularidad y hábitat se muestra en la tabla 9.

Tabla 9. Distribución del número de escolares encuestados según el centro escolar, la localidad, titularidad, y hábitat.

NOMBRE DEL COLEGIO	LOCALIZACIÓN	TITULARIDAD	HÁBITAT	N (%)
Cristo Rey	Valladolid	Concertado	Urbano	255 (10,6)
Ferrari	Valladolid	Público	Urbano	381 (15,8)
Juan de Juni	Valladolid	Público	Urbano	210 (8,7)
Maristas	Valladolid	Concertado	Urbano	160 (6,6)
La Enseñanza	Valladolid	Concertado	Urbano	283 (11,7)
San Agustín	Valladolid	Concertado	Urbano	302 (12,5)
Lestonnac	Valladolid	Concertado	Urbano	50 (2,1)
Liceo Francés	Valladolid	Privado	Urbano	62 (2,6)
Lope de Vega	Medina del Campo	Concertado	Rural	80 (3,3)
Lourdes	Valladolid	Concertado	Urbano	213 (8,8)
Pío del Río Hortega	Portillo	Público	Rural	227 (9,4)
Nuestra Señora del Carmen	Valladolid	Concertado	Urbano	108 (4,5)
Ave María	Valladolid	Concertado	Urbano	81 (3,4)
Total				2412 (100)

1.2.4. Sexo.

Hay un ligero predominio de chicos (52,7%), respecto a chicas (47,3%). (Figura 2).

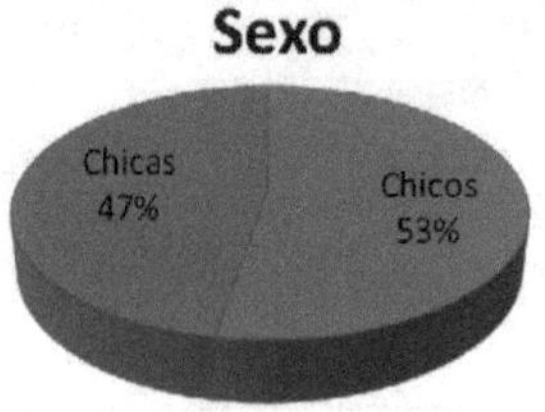

Fig 2. Distribución de la muestra según sexo.

La distribución de alumnos según curso y sexo se muestra en la figura 3.

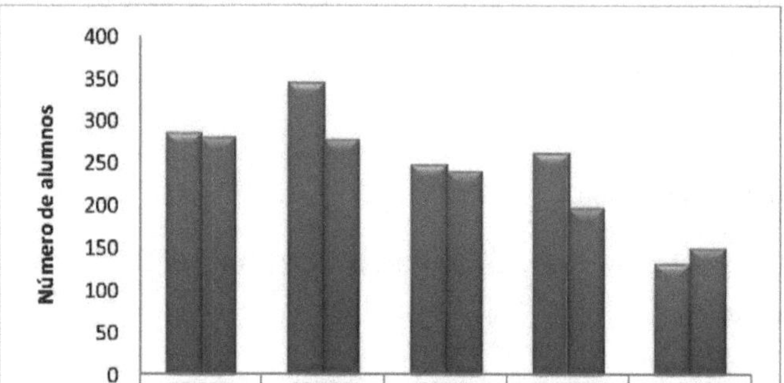

	2º ESO	3º ESO	4ºESO	1º BACH	2º BACH
Chicos	286	345	247	261	131
Chicas	280	277	240	196	149

Fig 3. Distribución de alumnos según sexo y curso.

1.2.5. Nacionalidad de los alumnos.

Han nacido en España el 92,6% de los alumnos encuestados. El resto proceden de América (4,6%), Europa (2%), África (0,6%) y Asia (0,3%).

1.2.6. Nacionalidad de los padres.

El 91,2% de los padres han nacido en España. El resto proceden de países de América (3,8%), Europa (3,4%), África (0,6%), Asia (0,3), otro (0,7%).

El 91,3% de las madres han nacido en España. El resto proceden de América (4,6%), Europa (2,8%), África (0,6%), Asia (0,4%), otro (0,3%).

1.2.7. Modelo de convivencia familiar.

El modelo de convivencia es biparental en el 75,3% de los alumnos, monoparental (padre/madre) un 10,9%. Otras situaciones (conviven con la pareja de sus progenitores, con sus abuelos u otras personas sean o no de la familia) el 13,8%.

Tres adolescentes encuestados (0.1%) viven en pareja, y 13 adolescentes (0.5%) en un centro educativo, colegio o institución. En 56 casos (2,4%) había fallecido alguno de los progenitores, el padre en el 1,7% de los alumnos y la madre en el 0,7%.

1.2.8. Número de hermanos.

Un 61,8% de los alumnos tienen un hermano, dos el 15% y más de dos el 5%. Son hijos únicos el 18,2 %.

1.2.9. Nivel socioeconómico.

1.2.9.1. Escala FAS.

La estimación de la capacidad adquisitiva familiar mediante la *Family Affluence Scale (FAS)*, muestra que aproximadamente un 95,5 % de los estudiantes tienen un nivel socioeconómico medio o alto (60,6% tiene un nivel socioeconómico alto y 34,9% un nivel socioeconómico medio). Solo un 4,5% de los alumnos tiene, según este índice, un nivel económico bajo (Figura 4).

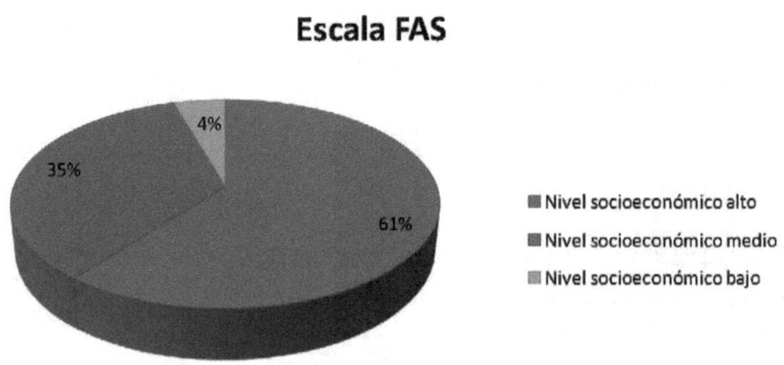

Fig 4. Nivel socioeconomico según escala FAS

En relación al nivel socioeconómico y el hábitat, hay diferencias estadísticamente significativas ($p<0,001$) entre el hábitat urbano, donde el 62% de las familias tienen un nivel socioeconómico alto mientras que en el medio rural es del 46,9%. En cuanto a la titularidad del centro, es estadísticamente significativo el alto nivel socioeconómico del colegio privado (85,5%), con relación a los colegios concertados (62,4%) y los públicos (55,3%). Los datos sobre la relación del nivel socioeconómico, el hábitat y la titularidad del centro se muestran en las figuras 5 y 6.

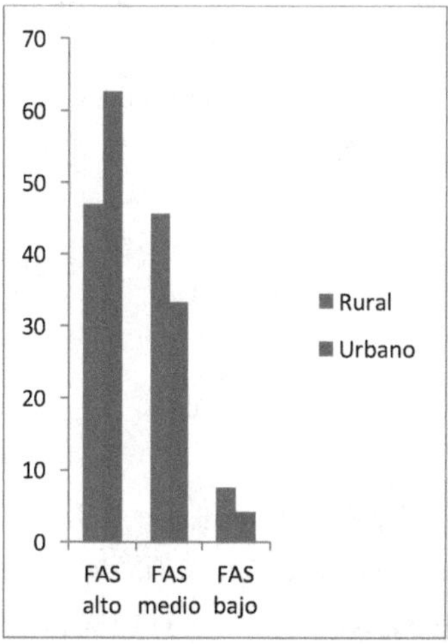

Fig 5. Escala FAS según hábitat.

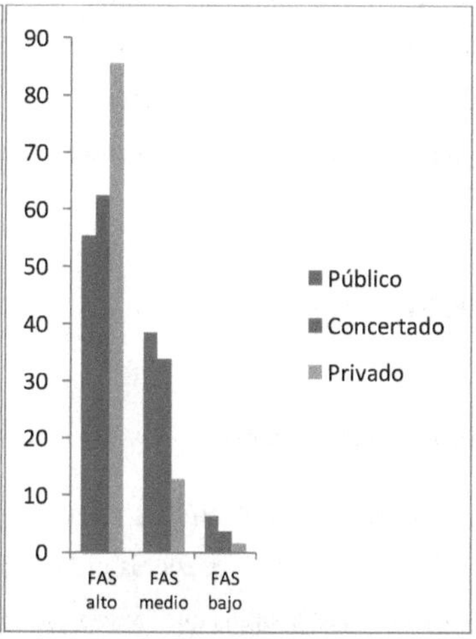

Fig 6.Escala FAS según titularidad del centro.

1.2.9.2. Situación laboral de los padres.

Trabajan fuera de casa ambos padres en el 61,5% de los casos, y uno de los dos padres en el 33,6%.

Es el padre el que trabaja generalmente fuera de casa (84,8%), mientras la madre lo hace en el 68,9%. Las madres que se dedican sólo a las tareas domésticas son un 22,3%, frente al 0,6% de los padres.

En 24 familias (1%) ambos padres están en el paro, en un 7,1% el padre y en un 5,6% la madre.

1.2.9.3. Nivel de estudios de los padres.

Tienen estudios universitarios uno o ambos padres en el 45,5% de los alumnos. Las madres que tienen estudios universitarios son el 36,9%, frente al 33,7% de los padres. Estudios medios (formación profesional) en uno o ambos padres el 23,7%, siendo similares en ambos, el 21% de los padres y el 22% de las madres. No tienen estudios o son elementales en ambos o uno de los padres el 16,8% de los alumnos, no habiendo importantes diferencias entre padres (28,3%) y madres (27,5%).

1.2.10. Rendimiento escolar.

1.2.10.1. Notas escolares.

En cuanto al rendimiento escolar con respecto a la media del resto de su clase, refieren que sus notas son peores el 16,8 %, siendo estadísticamente significativo que son los chicos (19,5%) los que refieren peores notas que las chicas (13,8%) ($p<0,001$).

1.2.10.2. Repetición de curso.

Han repetido curso una vez el 16,7% de los alumnos encuestados. Han repetido curso dos o más veces el 8,6% de los alumnos. No hay diferencias estadísticamente significativas entre chicos y chicas ($p=0,128$).

1.2.11. Disponibilidad monetaria.

En la tabla 10 se detalla la disponibilidad monetaria semanal según curso. En las figuras 7 y 8 se muestra la disponibilidad monetaria semanal según sexo y curso respectivamente.

Tabla 10. Disponibilidad monetaria según curso.

		CURSO AL QUE PERTENECES					Total
		2º ESO	3º ESO	4º ESO	1º Bach	2º Bach	
¿De cuánto dinero dispones a la semana para tus gastos?	Menos de 10 Euros	357	332	195	113	53	1050
		63,8%	53,5%	40,1%	24,8%	19,0%	43,7%
	De 10 a 19 Euros	139	205	209	230	134	917
		24,8%	33,1%	43,0%	50,4%	48,0%	38,2%
	De 20 a 29 Euros	29	40	51	80	59	259
		5,2%	6,5%	10,5%	17,5%	21,1%	10,8%
	De 30 a 39 Euros	10	14	14	18	16	72
		1,8%	2,3%	2,9%	3,9%	5,7%	3%
	De 40 a 49 Euros	3	5	7	3	7	25
		0,5%	0,8%	1,4%	0,7%	2,5%	1%
	Más de 50 Euros	22	24	10	12	10	78
		3,9%	3,9%	2,1%	2,6%	3,6%	3,2%
Total		560	620	486	456	279	2401
		100%	100%	100%	100%	100%	100%

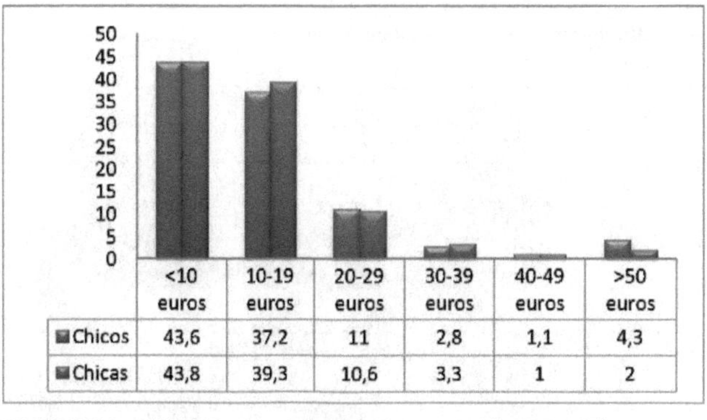

Fig 7. Disponibilidad monetaria del alumno según sexo (%).

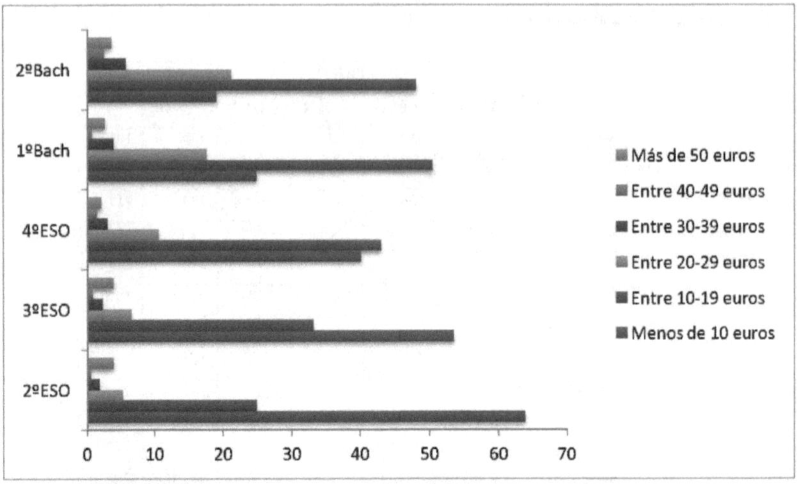

Figura 8. Disponibilidad monetaria según sexo (%).

A modo de resumen en la tabla 11 y 12 se describen todas las características sociodemográficas y socioeconómicas de la muestra anteriormente comentadas.

Tabla 11.Características sociodemográficas y socioeconómicas.

	N (%)		Total
	Chico	Chica	
Titularidad colegio			
- **Público**	416 (32,8%)	402 (35,2%)	818 (33,9%)
- **Concertado**	825(65%)	707(61,9%)	1532(63,5%)
- **Privado**	29(2,3%)	33(2,9%)	62(2,6%)
Hábitat			
- **Rural**	163(12,8%)	144(12,6%)	307(12,7%)
- **Urbano**	1107(87,2%)	998(87,4%)	2105(87,3%)
Curso			
- **2º ESO**	286(22,5%)	280(24,5%)	566(23,5%)
- **3º ESO**	345(27,2%)	277(24,3%)	622(25,8%)
- **4º ESO**	247(19,4%)	240(21,0%)	487(20,2%)
- **1º Bach**	261(20,6%)	196(17,2%)	457(18,9%)
- **2º Bach**	131(10,3%)	149(13%)	289(11,6%)
- **Total**	1270(100%)	1142(100%)	2412(100%)

País de nacimiento			
- **España :**			
Alumno	1182(93,1%)	1085(95%)	2267(94%)
Ambos padres	1137(89,5%)	1047(91,7%)	2184(90,5%)
- **Extranjero**			
Alumno	88(6,9%)	57(5%)	145(6%)
Padre o madre extranjero	55(4,3%)	48(4,2%)	103(4,3%)
Ambos padres extranjeros	71(5,6%)	43(3,8%)	114(4,7%)
No sabe/no contesta	7 (0,6%)	4 (0,4%)	11(0.5%)
Núcleo de convivencia			
- **Biparental**	1816(75,4%)	862(75,6%)	1816 (75,4%)
- **Otras situaciones***	593(24,6%)		593 (24,6%)
Fallecimiento padres			
- **Padre**	21(1,7%)	19(1,7%)	40(1,7%)
- **Madre**	7(0,6%)	9(0,8%)	16(0,7%)
Número de hermanos			
- **Hijos únicos**	235(18,5%)	203(17,8%)	438(18,2%)
- **Uno**	785(61,9%)	706(61,8%)	1491(61,8%)
- **Dos**	194(15,3%)	168(14,7%)	362(15%)
- **Más de dos**	55(4,3%)	65(5,7%)	120(5%)
Dinero semanal para gastos			
- **Menos de 10 euros**	553(43,6%)	497(43,8%)	1050(43,7%)
- **De 10 a 20 euros**	471(37,2%)	446(39,3%)	917(38,2%)
- **De 20 a 30 euros**	139(11%)	120(10,6%)	259(10,8%)
- **De 30 a 49 euros**	35(2,8%)	37(3,3%)	72(3%)
- **De 40 a 49 euros**	14(1,1%)	11(1%)	25(1%)
- **Más de 50 euros**	55(4,3%)	23(2%)	78(3,2%)
Rendimiento escolar			
- **Notas peores que la media de su clase**	248(19,5%)	158(13,8%)	406(16,8%)
- **Repetir curso una vez**	243(19,2%)	158(13,9%)	401(16,7%)
- **Dos o más veces**	120(9,5%)	88(7,7%)	208(8,6%)
Nivel socioeconómico (FAS)			
- **Bajo**	59(4,6%)	50(4,4%)	109(4,5%)
- **Medio**	432(34%)	410(35,9%)	842(34,9%)
- **Alto**	779(61,3%)	682(59,7%)	1461(60,6%)

Tabla 12. Situación laboral de los padres y su nivel de estudios.

	n(%)	
	Padre	**Madre**
Situación laboral de los padres		
- **Trabaja fuera de casa**	2044(84,8%)	1661(68,9%)
- **Trabaja en tareas domésticas**	14(0,6%)	537(22,3%)
- **Paro**	171(7,1%)	134(5,6%)
- **Pensionista/jubilado**	68(2,8%)	11(0,5%)
- **No saben**	73(3%)	51(2,1%)
Nivel de estudios de los padres:		
- **Universitarios**	811(33,7%)	889(36,9%)
- **Medios (Formación Profesional**	506(21%)	530(22%)
- **Elementales**	596(24,7%)	600(24,9%)
- **Sin estudios**	86(3,6%)	62(2,6%)
- **Otras situaciones (no saben o no contestan)**	409 (17%)	328(13,6%)

1.3. Tiempo libre y actividades de ocio.

1.3.1. Actividades de ocio.

Las actividades de ocio más practicadas por los adolescentes son por orden de frecuencia: escuchar música (85,7%), ver la televisión (83,7%), hacer deporte (48,9%) y jugar con el ordenador o la consola (48,5%); actividades que realizan casi todos los días. Siguen en frecuencia: leer libros o periódicos (27,5%), salir con amigos (26,4%), ir a bares (8,6%), o discotecas (5,4%) e ir al cine, teatro o conciertos (1,2%).

La mayoría de los adolescentes salen con amigos una o dos veces por semana (63,8%). También es una o dos veces a la semana cuando generalmente van a bares con los amigos (43,1%) y discotecas (35,2%). Refieren que leen libros o periódicos casi a diario el 27,5% y una o dos veces a la semana el 30,3%. No leen nunca el 5,7%. Generalmente acuden al teatro o conciertos alguna vez al mes el 54,4% y el 33,3% alguna vez al año. Un 35,9% hacen deporte una o dos veces por semana. Sólo un 2,6%

refieren que no hacen deporte nunca. En la Figura 9 se puede ver la frecuencia de las actividades de ocio de forma global.

Tabla 13. Frecuencia de actividades de ocio

Actividades Ocio	A diario	Una o dos veces/semana	Alguna vez/mes	Alguna vez/año	Nunca
Ir a discotecas	130 (5,4%)	846 (35,2%)	382 (15,9%)	215 (8,9%)	831 (34,6%)
Ir a bares	208 (8,6%)	1037 (43,1%)	489(20,3%)	210 (8,7%)	462 (19,2%)
Deporte	1180 (49,1%)	864 (35,9%)	227 (9,4%)	71 (3%)	63 (2,3%)
Salir con amigos	636 (26,4%)	1539 (63,9%)	194 (8,1%)	19 (0,8%)	19 (0,8%)
Leer periódicos/libros	663 (27,5%)	730 (30,3%)	624 (25,9%)	253(10,5%)	138 (5,7%)
Jugar ordenador/consola	1171 (48,7%)	676(28,1%)	319 (13,3%)	128 (5,3%)	111 (4,6%)
Escuchar música	2066 (85,7%)	261 (10,8%)	58 (2,4%)	8 (0,3%)	17 (0,7%)
Ver televisión	2018 (83,7%)	291 (12,1%)	66 (2,7%)	20 (0,8%)	16 (0,7%)
Cine/teatro/conciertos	29 (1,2%)	164 (6,8%)	1312(54,6%)	802(33,3%)	98 (4,1%)

.

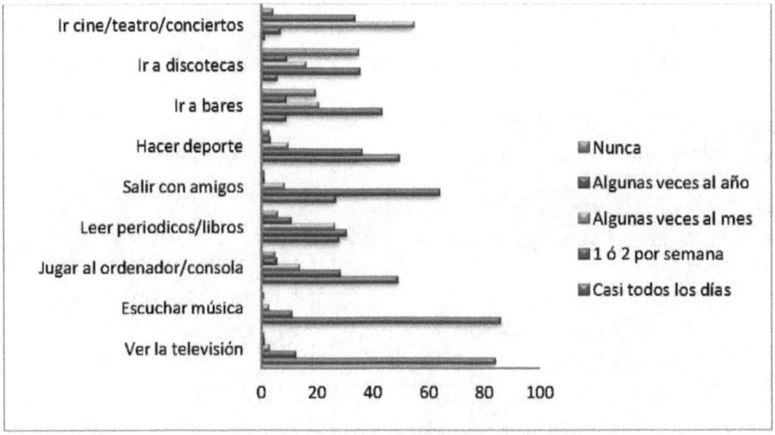

Figura 9. Frecuencia de actividades de ocio (%).

1.3.1.1.Actividades de ocio según sexo.

Existe un discreto predominio en la frecuencia con la que ven la televisión los chicos (85%) respecto a las chicas (82,2%) (p=0,039), juegan al ordenador o consola (chicos 51,7% vs chicas 45,3%) (p<0,001) y tiempo que dedican a hacer deporte en su tiempo de ocio, siendo mucho mayor el dedicado por los chicos (63,3%) que el que dedican las chicas (33,2%) (p<0,001). También los chicos van con más frecuencia a la discoteca.

Sin embargo las chicas dedican más días de su tiempo de ocio que los chicos a escuchar música (chicas 90,1% vs chicos 81,8%) (p<0,001) y leer libros o periódicos (chicas 29%, chicos 26,2%) (p<0,001). La frecuencia con la que van alguna vez al mes al cine, teatro o a algún concierto es también superior en las chicas (60,1%) que en los chicos (49,6%) (p<0,001).

Tabla 14. Frecuencia de actividades de ocio según sexo.

Actividades de ocio	Casi todos los días		1 ó 2 por semana		Algunas veces al mes		Algunas veces al año		Nunca	
	Chicos	**Chicas**	**Chicos**	**Chicas**	**Chicos**	**Chicas**	**Chicos**	**Chicas**	**Chicos**	**Chicas**
Ver televisión	1080 85,0%	938 82,2%	132 10,4%	159 13,9%	35 2,8%	31 2,7%	11 0,9%	9 0,8%	12 0,9%	4 0,4%
Escuchar música	1039 81,8%	1027 90,1%	165 13%	96 8,4%	45 3,5%	13 1,1%	4 0,3%	4 0,4%	17 1,3%	0 0,0%
Jugar ordenador/ consola	657 51,7%	514 45,3%	414 32,6%	262 23,1%	141 11,1%	178 15,7%	30 2,4%	98 8,6%	28 2,2%	83 7,3%
Hacer deporte	803 63,3%	377 33,2%	353 27,8%	511 44,9%	71 5,6%	156 13,7%	21 1,7%	50 4,4%	20 1,6%	43 3,8%
Libros/ periódicos	333 26,2%	330 29,0%	367 28,9%	363 31,9%	325 25,6%	299 26,3%	151 11,9%	102 9,0%	93 7,3%	45 4,0%
Salir con amigos	341 26 %	295 25,9%	799 63,1%	740 64,9%	104 8,2%	90 7,9%	9 0,7%	10 0,9%	14 1,1%	5 0,4%

Ir a bares con amigos	125 9,9%	83 7,3%	528 41,7%	509 44,7%	233 18,4%	256 22,5%	116 9,2%	94 8,3%	265 20,9%	197 17,3%
Ir a discotecas	74 5,8%	56 4,9%	443 35,0%	403 35,4%	175 13,8%	207 18,2%	124 9,8%	91 8,0%	450 35,5%	381 33,5%
Ir a teatros/ conciertos	19 1,5%	10 0,9%	93 7,3%	71 6,2%	629 49,6%	683 60,1%	449 35,4%	353 31%	78 6,2%	20 1,8%

1.3.1.2.Actividades de ocio según curso.

- Los adolescentes de menor edad ven con más frecuencia la televisión a diario, disminuyendo la frecuencia con la edad, así un 86% de los alumnos de 2º de ESO ven la televisión casi todos los días, los de 3º de ESO 85,5%, los de 4º de ESO 84,2%, los de 1º Bach 81,2% y los de 2º Bach lo hacen el 78,2%. ($p=0,015$)
- La frecuencia con que escuchan música aumenta con la edad, el 91,8% de los alumnos de 2º Bach escucha música casi todos los días, los de 1º Bach el 86,4%, los de 4º de ESO el 91%, los de 3º de ESO 86%, mientras que los de 2º ESO lo hace el 77,3% ($p<0,001$).
- Juegan al ordenador o a la consola con más frecuencia los de menor edad, casi todos los días el 53,7% de los alumnos de 2º ESO, los de 3º de ESO el 48,2%, los de 4º de ESO el 47,9%, los de 1º Bach el 48,4% y el 41,4% de 2º Bach ($p<0,001$).
- No hay diferencias estadísticamente significativas en la frecuencia que leen periódicos o libros según el curso.
- Los alumnos que más salen a diario con los amigos son los de 4º ESO (32,7%), seguidos de los de 2º ESO (28,9%). Sin embargo los mayores salen con más frecuencia una o dos veces a la semana (72,6% 1º Bach, 69,6% 2º Bach vs 56,4% 2º ESO) ($p<0,001$).
- Los alumnos que más deporte hacen a diario son los de ESO (2º ESO 51,7%, 3º ESO 53,9% Y 4º ESO 52,2%). Es significativo el descenso de actividad deportiva en bachillerato (1º Bach 43,2% y 2º Bach 37,3%). ($p<0,001$).

- No existen diferencias según el curso en la frecuencia en que van al cine, teatro o conciertos.
- Es significativo como aumenta con la edad la frecuencia con que van a bares con los amigos una o dos veces a la semana (69,6% en 2° Bach, 66,7% en 1° Bach, 56,3% en 4° de ESO, 26,7% en 3° de ESO y 17,3% en 2° ESO) ($p<0,001$).
- A medida que aumenta la edad se eleva el porcentaje de los que acuden a discotecas. Acuden una o dos veces a la semana el 61% de los alumnos de 1° Bach, el 57,1% de 2° de Bach, el 49,9% de 4° de ESO, el 18,6% de 3° de ESO; mientras que los alumnos de 2° ESO van el 8,9% ($p<0,001$).

En la tabla 15 se describe la frecuencia de actividades de ocio según curso.

Tabla 15. Frecuencia de actividades de ocio según curso (%).

Ver Televisión	Casi todos los días	1 ó 2 por semana	Alguna mes	Alguna año
2° ESO	86	11	2,7	0,4
3° ESO	85,5	11,1	1,8	1,6
4° ESO	84,2	12,5	2,1	1,2
1° BACH	81,2	14,3	3,3	2,2
2° BACH	78,2	13,6	5,4	2,8
Escuchar música	**Casi todos los días**	**1 ó 2 por semana**	**Alguna mes**	**Alguna año**
2° ESO	77,3	16,3	4,6	1,8
3° ESO	86	11,1	1,8	1,1
4° ESO	91	7,2	1	0,8
1° BACH	86,4	10,3	2,8	0,4
2° BACH	91,8	6,4	1,1	0,7
Jugar Ordenador/consola	**Casi todos los días**	**1 ó 2 por semana**	**Alguna mes**	**Alguna año**
2° ESO	53,7	29	11,6	5,7
3° ESO	48,2	32,8	11,7	7,2
4° ESO	47,9	28	15	9
1° BACH	48,4	24,6	15,4	11,6
2° BACH	41,4	21,8	13,6	23,2
Leer libros/periódicos	**Casi todos los días**	**1 ó 2 por semana**	**Alguna mes**	**Alguna año**
2° ESO	28,8	28,1	24,2	19
3° ESO	26,6	32,2	26,1	15,1
4° ESO	25,1	30,4	25,9	18,6
1° BACH	27,4	30,9	28,4	13,3
2° BACH	31,8	29,6	25	13,6
Salir con amigos	**Casi todos los días**	**1 ó 2 por semana**	**Alguna mes**	**Alguna año**
2° ESO	28,9	56,4	12,6	2,1
3° ESO	25,6	63,8	8,2	2,4
4° ESO	32,7	61,5	4,9	0,8
1° BACH	19,7	72,6	6,4	1,3
2° BACH	23,2	69,6	6,8	0,4

Hacer deporte	Casi todos los días	1 ó 2 por semana	Alguna mes	Alguna año
2º ESO	51,7	37,5	6,9	3,9
3º ESO	53,9	35,2	6,3	4,7
4º ESO	52,2	33,7	9,9	4,3
1º BACH	43,2	43,2	9	4,6
2º BACH	37,3	26,5	21,5	14,7
Ir al cine/teatro/conciertos	Casi todos los días	1 ó 2 por semana	Alguna mes	Alguna año
2º ESO	1,8	9,1	53,5	35,9
3º ESO	1,5	8,2	59,2	31,2
4º ESO	0,8	7,4	53,3	38,5
1º BACH	0,4	2	52,6	44,9
2º BACH	1,4	6,1	52,1	40,3
Ir a bares	Casi todos los días	1 ó 2 por semana	Alguna mes	Alguna año
2º ESO	5,7	17,3	17,5	59,5
3º ESO	7,9	26,7	26,9	38,5
4º ESO	12,5	56,3	19,3	11,9
1º BACH	8,5	66,7	18,2	6,6
2º BACH	9,6	69,6	16,8	3,9
Ir a discotecas	Casi todos los días	1 ó 2 por semana	Alguna mes	Alguna año
2º ESO	4,1	8,9	7,1	79,9
3º ESO	4,8	18,6	14,4	62,2
4º ESO	7,2	49,9	20,9	21,9
1º BACH	5,9	61	18,4	14,7
2º BACH	5,4	57,1	23,9	13,6

1.3.1.3. Actividades de ocio en días lectivos.

- **Ver la televisión**: El 38,1% de los adolescentes ven la televisión entre 1 a 2 horas al día, de ellos en mayor proporción los de 2º de Bach (44,6%). Ven la televisión menos de una hora al día el 24,1%, con mayor frecuencia los de 1º de Bach (26,8%). Entre 2 a 3 horas el 18,5%, con mayor frecuencia los de 4º de la ESO (21,8%). Un 15,4% ven la televisión más de 3h al día, siendo significativo que son los menores, de 2º ESO, los que lo hacen en mayor proporción (19,9%) disminuyendo con la edad (11,4% en 2º Bach) ($p=0,004$). Declaran no ver la televisión entre semana el 3,9%.
  Son más los chicos los que refieren pasar más de tres horas diarias viendo el televisor (17,4% vs 13,2% las chicas) ($p=0,004$).

- **Jugar con la consola**: el 56% refieren no jugar a la consola entre semana, el 22,9% menos de una hora, entre 1 y 2 horas el 13%, de 2 a 3 horas el 4,5% y más de 3h el 3,5%. Es significativo que son más las chicas las que declaran que no juegan a diario con la consola (76%) que los chicos (37,9%)($p<0,001$), siendo los chicos (6%) los que pasan más de 3h usando la consola frente al 0,8% de los chicas ($p<0,001$).

También tiene significación estadística que son los menores de 2º ESO los que juegan a la consola en mayor proporción entre semana considerando cualquier intervalo de tiempo (50,8%), y los que menos los de 2º de Bach (32,9%) ($p<0,001$).

- **Utilizar el ordenador**: Utilizan el ordenador entre 1 y 2 horas el 32,3%, menos de una hora el 24,5%, de 2 a 3 horas el 18,3% y más de 3 horas el 20,1%. Refieren que no usan el ordenador el 4,7% de los adolescentes. No hay diferencias significativas en cuanto al curso y al sexo.

1.3.1.4. Actividades de ocio en fin de semana.

- **Ver la televisión**: Durante el fin de semana disminuye la proporción de alumnos que ven la televisión 1 o 2 horas al día (31,3%), aumentando la frecuencia de los que la ven 2 a 3 horas al día (23,3%) y más de 3 horas (19,4%) con respecto a los días de diario. Este porcentaje es mayor en los alumnos de 2º ESO (21%) decreciendo con la edad (14,3% en 2º Bach) ($p=0,015$). No hay diferencias significativas en cuanto al sexo.

- **Jugar a la consola**: Aumenta la frecuencia de los adolescentes que juegan a la consola durante el fin de semana, de 2 a 3 horas(9,8%) y más de 3 horas (8,7%). Son los alumnos de 2º ESO los que pasan más tiempo jugando (más de 3 horas, el 11,4%) disminuyendo a medida que aumenta la edad (7,5% en 2º Bach) ($p<0,001$). En cuanto al sexo también es estadísticamente significativo que los chicos son los que más tiempo pasan jugando a la consola (14,6% vs 2% de las chicas) ($p<0,001$). No utilizan la consola durante el fin de semana el 45,5%. Las chicas siguen siendo las que menos utilizan la consola (70,4% vs 23,4% los chicos, $p<0,001$).

- **Uso del ordenador**: Durante el fin de semana también aumenta el uso del ordenador, de 1 a 2 horas lo usan el 28,1%, de 2 a 3 horas el 24,5% y más de 3 horas el 28,1%. No hay diferencias estadísticamente significativas entre curso y sexo.

1.3.1.5. Relación de las actividades de ocio según el patrón de convivencia familiar.

No se encuentra significación estadística entre el patrón de convivencia familiar (con ambos padres y/o hermanos u otras situaciones (convivencia con otros familiares, instituciones, etc) y el tiempo dedicado a la semana a las actividades de ocio referidas (ver la televisión, escuchar música, jugar al ordenador/consola, leer libros/periódicos, salir con amigos, hacer deporte, ir al cine/teatro o conciertos, ir a bares con amigos, ir a discotecas).

1.3.1.6. Relación de las actividades de ocio según el hábitat.

Hay una relación significativa entre pertenecer a un hábitat rural y ver con más frecuencia la televisión ($p=0,006$), salir con amigos ($p<0,001$) e ir a bares con amigos ($p=0,001$).

El hábitat urbano se asocia de forma significativa con mayor frecuencia a ir al cine/teatro o conciertos ($p<0,001$), ir a discotecas ($p<0,001$).

No hay relación significativa en la frecuencia de escuchar música, jugar al ordenador/consola, lectura de libros/periódicos y hacer deporte.

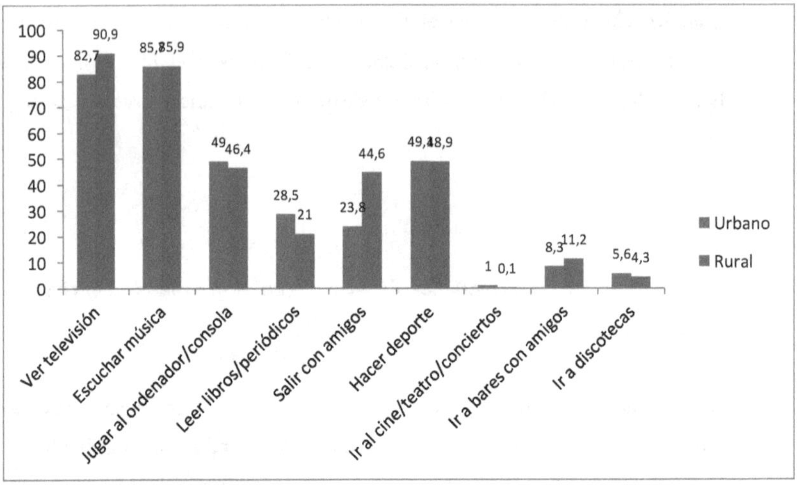

Fig. 10. Frecuencia de actividades de ocio según hábitat (%).

1.3.1.7. Relación de las actividades de ocio según el tipo de colegio.

Es significativo (p=0,002) la mayor frecuencia de horas dedicadas a ver la televisión (p=0,002), jugar con el ordenador/consola (p=0,001), salir con amigos (p=0,001), ir a bares (p<0,001) e ir a discotecas (p<0,001) de los alumnos de colegios públicos y concertados con respecto al colegio privado.

Los alumnos del colegio privado dedican más tiempo a leer libros /periódicos (p=0,006).

No hay relación significativa en escuchar música, realizar deporte e ir a cine/teatros o conciertos.

1.3.1.8. Relación de las actividades de ocio según el dinero disponible a la semana para sus gastos.

Hay una relación estadísticamente significativa entre los adolescentes con mayor disponibilidad monetaria semanal (>20 euros) y dedicar más tiempo a jugar al ordenador /consola (p=0,016), leer libros/periódicos (p=0,017), salir con amigos (p<0,001), ir al cine/teatro o conciertos (p<0,001), ir a bares con amigos (p<0,001), ir a discotecas (p=0,001), frecuencia con que se conectan a internet (p=0,005) y número de veces que salen por la noche con los amigos (p=0,001). No se encuentra significación estadística entre la mayor disponibilidad monetaria y la frecuencia de ver televisión, escuchar música y hacer deporte.

1.3.1.9. Relación de las actividades de ocio según el nivel de estudios de los padres.

Hay relación estadísticamente significativa entre no tener estudios los padres o estudios elementales y mayor frecuencia de ver la televisión (p=0,001), salir con amigos (p<0,001), ir a discotecas (p<0,001) e ir a bares con amigos (p<0,001).

Sin embargo los estudios superiores de los padres se relacionan de forma significativa con leer libros/periódicos (p<0,001), hacer deporte (p=0,002),ir al cine/teatro o conciertos (p=0,002).

No se encuentra significación estadística con la frecuencia de escuchar música y jugar al ordenador /consola. (Tabla 16).

Tabla 16. Relación de nivel de estudios de los padres y mayor frecuencia de actividades de ocio (%).

	Sin estudios o estudios elementales	Estudios medios	Estudios superiores
Ver la televisión	365 (89,9%)	492 (86,2%)	873 (79,6%)
Escuchar música	359 (88,6%)	486 (85,1%)	949 (86,5%)
Jugar con el ordenador/consola	211 (52,2%)	268 (46,9%)	515 (47,1%)
Leer libros/periódicos	78 (19,3%)	147 (25,7%)	369 (33,7%)
Salir con amigos	143 (35,3%)	169 (29,6%)	218 (19,9%)
Hacer deporte	170 (42,1%)	262 (45,9%)	593 (54,2%)
Ir al cine/teatro/conciertos	4 (1%)	4 (0,7%)	13 (1,2%)
Ir a bares con amigos	49 (12,2%)	45 (7,9%)	83 (7,6%)
Ir a discotecas	31 (7,7%)	25 (4,4%)	54 (4,9%)

1.3.1.10. Relación entre actividades de ocio y nivel socioeconómico (FAS).

Hay significación estadística entre los alumnos de un nivel socioeconómico alto y leer con mayor frecuencia libros o periódicos ($p=0,001$), hacer deporte ($p<0,001$), ir al cine, teatro o conciertos ($p<0,001$).

Un nivel socioeconómico bajo se asocia a salir con más frecuencia con amigos ($p<0,001$) e ir a bares ($p=0,020$).

No hay asociación significativa entre el nivel socioeconómico y ver la televisión, escuchar música, jugar al ordenador e ir a discotecas.

1.3.1.11. Relación de las actividades de ocio y rendimiento académico (notas de clase y repetir curso).

Es significativo que los alumnos que tienen peor rendimiento académico (notas de clase o que han repetido curso) son los que leen menos libros/periódicos ($p<0,001$), salen con más frecuencia con amigos ($p<0,001$), van más a cines /teatros o conciertos ($p=0,001$), van más a bares ($p<0,001$) y a discotecas ($p<0,001$).

No hay relación significativa entre el rendimiento académico y ver la televisión, escuchar música, jugar al ordenador y hacer deporte.

1.3.1.12. Relación entre las actividades de ocio y la situación laboral de los padres.

Se encuentra relación significativa ($p=0,009$) entre los adolescentes cuyos padres/madres no trabajan ninguno y salir con más frecuencia con amigos, hacer menos deporte ($p<0,001$), ir menos al cine, teatro o conciertos ($p<0,001$).

No hay relación significativa entre la situación laboral de los padres y ver con más frecuencia la televisión, escuchar música, jugar al ordenador/consola, leer libros /periódicos e a ir a bares y discotecas.

En las figuras 11 y 12 se describen el uso de la televisión, consola y ordenador durante los días lectivos y fines de semana según el sexo.

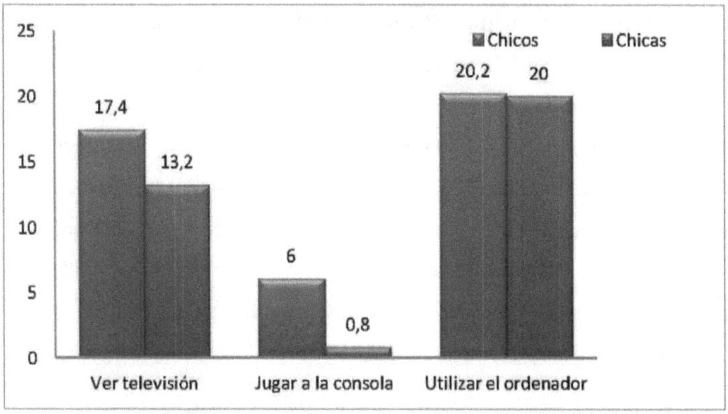

Figura 11. Uso de la televisión, consola y ordenador de más de 3h diarias durante los fines de semana (%).

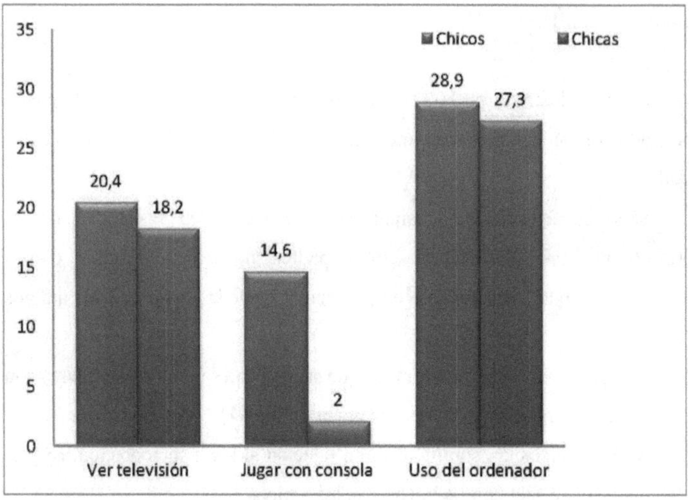

Figura 12.Uso de televisión, consola y ordenador más de 3h diarias durante los días lectivos según sexo (%).

1.3.2. Salir por la noche con los amigos.

1.3.2.1. Frecuencia con la que salen por la noche con los amigos.

Un 26% de los adolescentes lo hacen 2 noches a la semana. De ellos la mayor frecuencia se da en los de 2º de Bach (35%), disminuyendo con la edad (14,3% en 2º ESO) ($p<0,001$). Son los chicos los que salen con más frecuencia una o dos veces a la semana (27,2%) que las chicas (24,6%) ($p=0,046$). Salen una noche a la semana el 19% sin diferencias entre sexos. Y más de 3 noches a la semana el 9,3%, sobre todo los chicos (10,1%) vs las chicas (7,7%) ($p=0,046$). Declaran que nunca salen por la noche el 18% de los adolescentes con similar frecuencia entre chicos y chicas. (Fig. 13).

No se encuentra significación estadística entre el número de noches que han salido por la noche y el tipo de convivencia familiar.

En relación al hábitat es significativo que los chicos/as de hábitat rural salen mayor número de noches a la semana con los amigos que los que viven en la ciudad ($p<0,001$).

Es significativo ($p=0,002$) que los alumnos de colegios públicos y concertados salgan con más frecuencia por la noche que los alumnos de colegios privados.

Sí se encuentra relación significativa con el nivel de estudios de los padres siendo los adolescentes cuyos padres no tienen estudios o son elementales los que salen más veces a la semana por la noche con los amigos ($p<0,001$).

Es significativo que los alumnos que sacan peores notas y repetidores son los que salen con más frecuencia por la noche ($p<0,001$).

No hay asociación significativa en relación al nivel socioeconómico y la frecuencia con que salen por la noche con los amigos.

En relación a la situación laboral de los padres, aquellos adolescentes cuyos padres no trabajan es más frecuente que no salgan nunca por la noche ($p<0,001$).

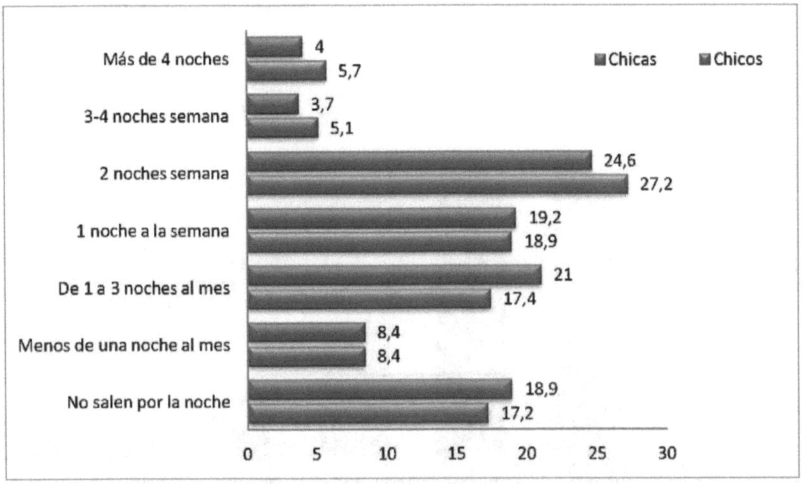

Figura 13. Frecuencia con la que salen por la noche con los amigos según sexo (%).

1.3.2.2. Hora de regreso a casa cuando salen por la noche con los amigos.

El 36,4% de los adolescentes regresan a casa antes de las 12h de la noche.

Según sexo, antes las chicas (39,4%) que los chicos (33,7%) ($p=0,013$). No hay diferencias significativas entre chicos y chicas en el regreso a casa en el tramo horario de 12 h a 4 h de la madrugada. Regresan a casa después de las 4h de la madrugada el 9,1% de los adolescentes, siendo los chicos los que vuelven más tarde a casa (11%) que las chicas (6,1%) ($p=0,013$).

Según curso, son los de 2º ESO los que regresan más pronto a casa (antes de las 12h el 58,8%), mientras que los de 2º Bach lo hace el 2,6% ($p<0,001$). Entre las 12h y las 2h de la madrugada regresan el 38,6%, siendo los de 1º de Bach los que regresan con más frecuencia en este tramo horario (61,6%). Regresan a sus domicilios entre las 2h y las 4h de la madrugada el 15,8% de los adolescentes encuestados siendo los mayores de 2º Bach (39%) los que regresan a casa con más frecuencia en este horario, mientras que sólo lo hacen el 5,9% de los de 2º ESO ($p<0,001$). Los de 2º Bach que regresan a casa después de las 4h de la madrugada son el 19,8%.

En la figura 14 se describe la hora de llegada a casa cuando salen con los amigos según sexo, y en la figura 15 según curso

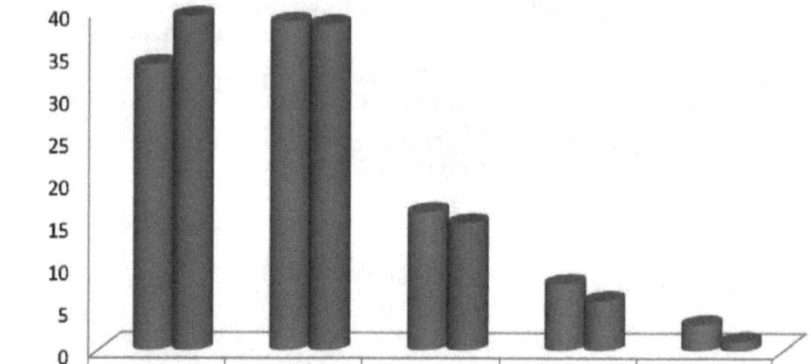

	Antes de las 12h	Entre las 12h-2h	Entre 2h-4h	De 4-8h	Despues de las 8h
Chicos	33,7	38,7	16,3	7,9	3,1
Chicas	39,4	38,4	15	5,9	1,1

Figura 14.Hora de regreso a casa cuando salen con los amigos según sexo (%).

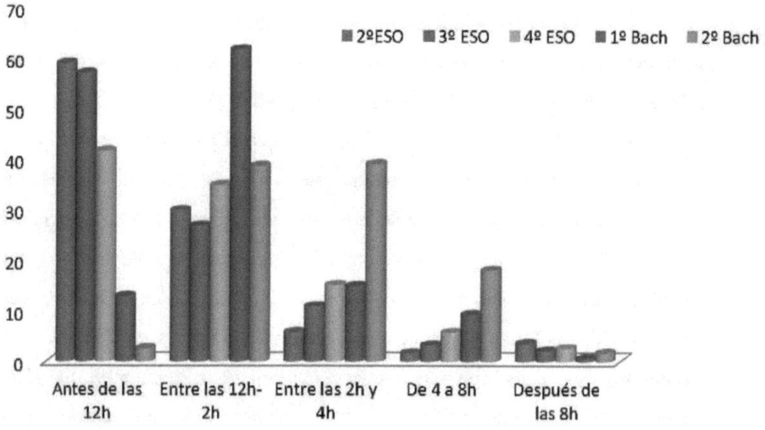

Figura 15. Hora de llegada a casa cuando salen con los amigos según curso (%).

1.4. Uso de nuevas tecnologías. TIC.

1.4.1. Uso del teléfono móvil.

Casi todos los adolescentes tienen teléfono móvil (96,8%), de los cuales el 43% tienen un Smartphone. Las chicas disponen más de teléfono móvil (98,2%) que los chicos (95,8%) ($p<0,001$), pero son más los chicos los que disponen de un Smartphone (44,4% vs 41,4%) ($p<0,001$). Refieren que no tienen teléfono móvil el 3,2% de los adolescentes, siendo esta frecuencia mayor en los chicos (4,6%) que en las chicas (1,8%) (Fig. 16 y 17).

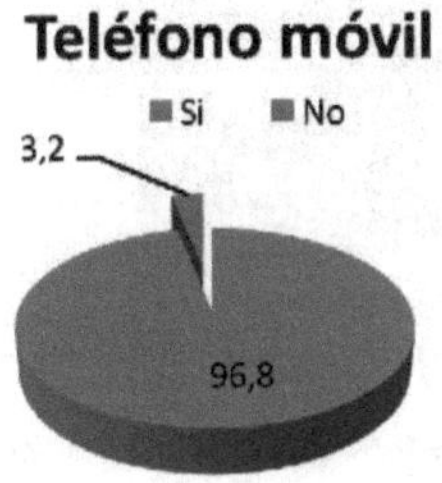

Figura 16.Disponibilidad de teléfono móvil (%)

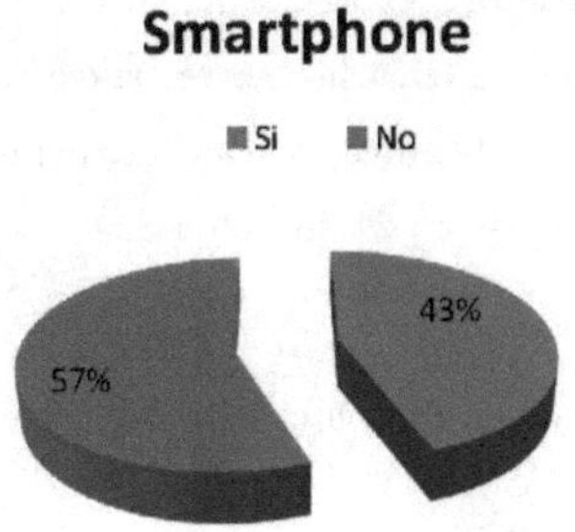

Figura 17.Disponibilidad de Smartphone (%)

En cuanto a la edad, la disponibilidad de móvil es en orden decreciente: 4° ESO (99%), 1° Bach (98,4%), 2° Bach (98,2%), 3° ESO (96,5%) y 2° ESO (93,1%). Es estadísticamente significativo que la mayor disponibilidad de Smartphone aumenta con la edad siendo los que en mayor proporción lo tienen los de 1° Bach (50,3%), seguidos de 2° Bach (48,6%), 4° ESO (45,6%), 3° ESO (41,9%) y en menor proporción los de 2° ESO (33,2%) ($p<0,001$) (Fig. 18).

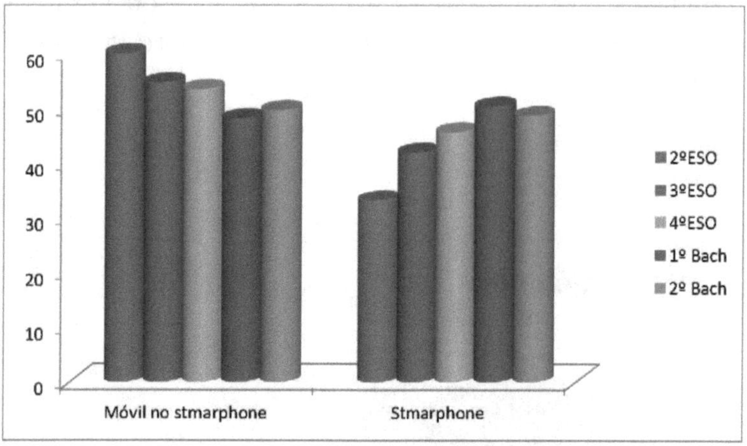

Figura 18. Disponibilidad de móvil y smartphone según curso (%).

Limitaciones de uso.

De los adolescentes que tienen móvil, el 62,2% refieren que tienen alguna limitación para su uso, no habiendo diferencias entre sexos ($p=0,589$). Es estadísticamente significativo ($p<0,001$) que la limitación en el uso del móvil es mayor en los adolescentes de cursos menores (72% en 2° ESO), disminuyendo con la edad (54,9% en 2° Bach).

En la figura 19 se detallan los límites en el uso del móvil según sexo y en la figura 20 los límites según curso.

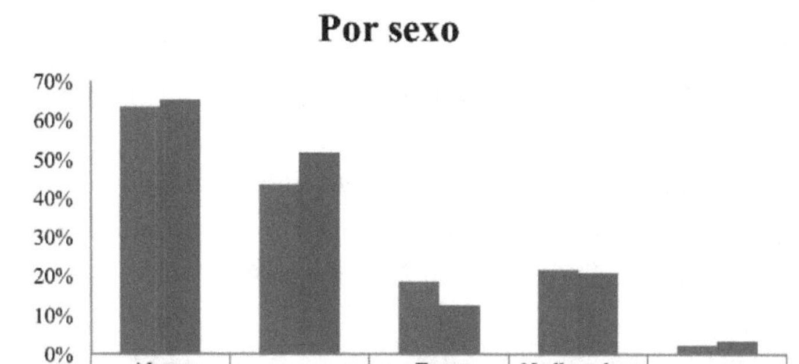

	Alguna limitación (p<0,001)	Límite gasto (p<0,001)	Estar localizado(p< 0,001)	No llevarlo a clase (p=0,814)	Otras (p=0,3)
■Chico	63,50%	43,60%	18,70%	21,60%	2,40%
■Chica	65,30%	51,60%	12,50%	20,80%	3,30%

Fig. 19. Limitaciones al uso del teléfono móvil según sexo

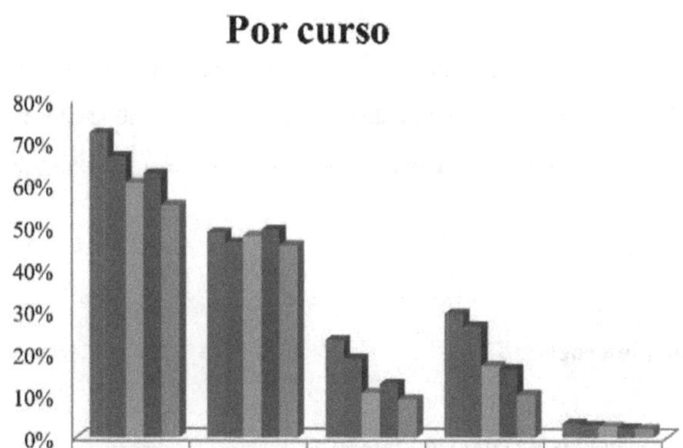

	Alguna limitación (p<0,001)	Límite gasto (p=0,776))	Estar localizado (p<0,001)	No llevarlo a clase (p<0,001)	Otras (p=0,793)
■2º ESO	72%	48,40%	23%	29,30%	3,40%
■3ºESO	66,40%	46,10%	18,70%	26,40%	3%
■4º ESO	60,20%	47,70%	10,60%	17%	2,70%
■1º BACH	62,40%	49,10%	12,70%	16,20%	2,40%
■2º BACH	54,90%	45,50%	9,10%	10,20%	2,20%

Fig 20. Limitaciones al uso del teléfono móvil según curso.

Referido al tipo de limitación, el gasto aparece en el 47,2% de los adolescentes, de forma mayoritaria en chicas (51,6%) que en chicos (43,6%) ($p<0,001$). No hay diferencias estadísticamente significativas en cuanto al gasto según el curso ($p=0,776$).

El 15,7% utiliza el móvil cuando sale para estar localizado, más los chicos (18,7%) que en las chicas (12,5%) ($p<0,001$), y en los menores (23% en 2° ESO) con respecto a los de cursos superiores (9,1% en 2° Bach) ($p<0,001$).

El 21,2% de los alumnos refieren que tiene restricciones para llevar el móvil a clase, no hay diferencias entre sexos, pero sí tiene significación estadística ($p<0,001$) que son los menores los que tienen restricciones para llevarlo a clase (29,3% en 2° ESO) con respecto a cursos superiores (10,2% en 2° Bach).

La mayoría no tiene limitaciones de tiempo en el uso del móvil (96,7%), no habiendo diferencias estadísticamente significativas entre chicos y chicas ($p=0,378$) ni con respecto al curso ($p=0,793$).

Refieren que tienen otro tipo de limitaciones el 4,7% de los encuestados (durante las horas de estudio, llevarlo a su habitación durante las horas de sueño nocturno, no poder descargarse aplicaciones, no tener acceso a internet, uso exclusivo los fines de semana).

1.4.2. Conexión a internet.

1.4.2.1. Frecuencia de conexión a internet.

La mayoría de los adolescentes se conectan a internet todos los días (82,5%), y 2 a 3 veces a la semana el 12,5%.

Por curso, son los alumnos de cursos superiores los que se conectan a Internet con más frecuencia todos los días. Los de 2° de Bach se conectan a internet todos los días el 92,1%, los de 2° ESO el 70,4% ($p<0,001$). La frecuencia de conexión a Internet según curso se muestra en la siguiente tabla (Tabla 17).

Tabla 17. Frecuencia de conexión a Internet según curso.

Razón de verosimilitud p<0,001.		**2º ESO**	**3º ESO**	**4º ESO**	**1º Bachillerato**	**2º Bachillerato**
¿Con qué frecuencia te conectas a internet?	Todos los días	398	492	422	419	257
		70,4%	79,1%	86,7%	91,7%	92,1%
	2-3 veces por semana	105	102	49	29	17
		18,6%	16,4%	10,1%	6,3%	6,1%
	1 vez a la semana	28	14	7	4	1
		5,0%	2,3%	1,4%	0,9%	0,4%
	2-3 veces al mes	7	4	1	1	1
		1,2%	0,6%	0,2%	0,2%	0,4%
	Rara vez	19	7	7	0	1
		3,4%	1,1%	1,4%	0,0%	0,4%
	No me conecto nunca	8	3	1	4	2
		1,4%	0,5%	0,2%	0,9%	0,7%

Por sexo, se conectan todos los días a Internet el 81,9% de los chicos y el 83,2% de las chicas, sin encontrar diferencias estadísticamente significativas en cuanto a la frecuencia de conexión a Internet como se muestra en la siguiente tabla (Tabla 18).

Tabla 18. Frecuencia de conexión a Internet según sexo.

	p-valor 0,913		**SEXO**	
			Chico	Chica
¿Con qué frecuencia te conectas a internet?	Todos los días	Recuento	1040	948
		%	81,9%	83,2%
	2-3 veces por semana	Recuento	166	136
		%	13,1%	11,9%
	1 vez a la semana	Recuento	29	25
		%	2,3%	2,2%
	2-3 veces al mes	Recuento	6	8
		%	0,5%	0,7%
	Rara vez	Recuento	19	15
		%	1,5%	1,3%
	No me conecto nunca	Recuento	10	8
		%	0,8%	0,7%

1.4.2.2. Modalidades de uso.

- Cuando se conectan a internet lo utilizan la mayoría (89,3%) para acceder a **redes sociales** (88% chicos y 90,7% la chicas) (p=0,036). Es significativo que este porcentaje aumenta con la edad (95,3% en 2° Bach, 94,3% en 1° Bach, 93,4% en 4° ESO, 88,9% en 3° ESO y 79% en 2° ESO) (p<0,001).

- Para **escuchar música** el 79,5%, con más frecuencia las chicas (84,6%) que los chicos (74,9%) (p<0,001). Los alumnos que lo hacen en mayor frecuencia son los de 4° ESO (83,7%), seguidos de los de 2° Bach (82,7%), 3° ESO (80,9%), 1° Bach (77,7%) y en los de 2° ESO (74%) (p<0,001).

- El 70,7% para **buscar información para estudio**, más las chicas (76,5%) que los chicos (65,3%) (p<0,001), siendo más frecuente en 1° Bach (76,8%), seguido de 2° Bach (73,7%), 4° ESO (71,8%), 3° ESO (68%) y 2° ESO (66,1%) (p<0,001).

- Para mirar **el correo electrónico** lo utiliza el 53,3%, en igual proporción chicos que chicas. Tiene significación estadística (p<0,001) la mayor frecuencia de este uso con la edad (48,5% 2° ESO, 49,4% 3° ESO, 54,2% 4° ESO, 55,6% 1° Bach, 65,8% 2° Bach).

- Para **buscar información para uso personal** el 44%, más frecuente los chicos (47,7%) que las chicas (39,9%) (p<0,001). También tiene significación estadística (p<0,001) que para este fin lo utilizan con mayor frecuencia los alumnos de cursos superiores (64,4% 2° Bach, 49,9% 1° Bach, 48,7% 4° ESO, 40,5% 3° ESO, 28,9% 2° ESO).

- Para **ver series de televisión** el 33,9%, más las chicas (38,4%) que los chicos (29,8%) (p<0,001). Los cursos superiores son los que lo hacen con más frecuencia (42,8% 2° Bach, 35,8% 1° Bach, 36,9% 4° ESO, 31,3% 3° ESO, 28% 2° ESO) (p<0,001).

- Usan internet para **ver películas** el 33,2% sin predominio de sexo (p=0,690). Sí tiene significación estadística (p<0,001) que los mayores son los que lo hacen con mayor frecuencia (40,6% 2º Bach, 34,7% 1º Bach, 36,9% 4º ESO, 32,3% 3º ESO, 26% 2º ESO).

- Utilizan internet para **jugar** el 31,6%, de forma significativa más los chicos (46,4%) que las chicas (15,3%) ($p<0,001$). Son los menores los que lo hacen con mayor frecuencia (38,1% 2º ESO, 36% 3º ESO, 29,5% 4º ESO, 27,4% 1º Bach, 19,8% 2º Bach) ($p<0,001$).

- Se conectan para realizar **compras** a través de internet el 13,1 % de los adolescentes, siendo la proporción más alta en chicas (16,1%) que en los chicos (10,3%) ($p<0,001$). El mayor porcentaje se da en cursos superiores (18% 2º Bach, 13,7% 1º Bach, 15,5% 4º ESO, 13,4% 3º ESO, 7,7% 2º ESO) ($p<0,001$).

- Utilizan internet para **participar en foros o blogs** el 12,2% sin predominio de sexo ni curso.

- Para contactar con asociaciones, gente... el 8,4% sin diferencias por sexo ni curso.

- Un 4,9% refiere que se conecta a internet para mirar otras cosas según declaran un 7,2% de los chicos y un 2,5% de las chicas.

En general, hay diferencias estadísticamente significativas en la modalidad de uso de internet por sexos y cursos, pero no en la frecuencia de uso entre chicos y chicas, que es similar en ambos. Las chicas se conectan en mayor frecuencia que los chicos para escuchar música, ver series de televisión, realizar compras y buscar información para el estudio. Sin embargo los chicos se conectan para jugar, buscar información para uso personal y mirar otras cosas (fotos...). Los adolescentes mayores se conectan a internet con más frecuencia y lo utilizan en mayor proporción que los menores para acceder a las redes sociales, escuchar música, buscar información para estudio, mirar el correo electrónico, buscar información para uso personal, ver series de televisión, películas y hacer compras por internet. Los menores utilizan internet en mayor frecuencia para jugar. En las figura 21 y 22 se describe el uso que hacen de internet según sexo y curso respectivamente.

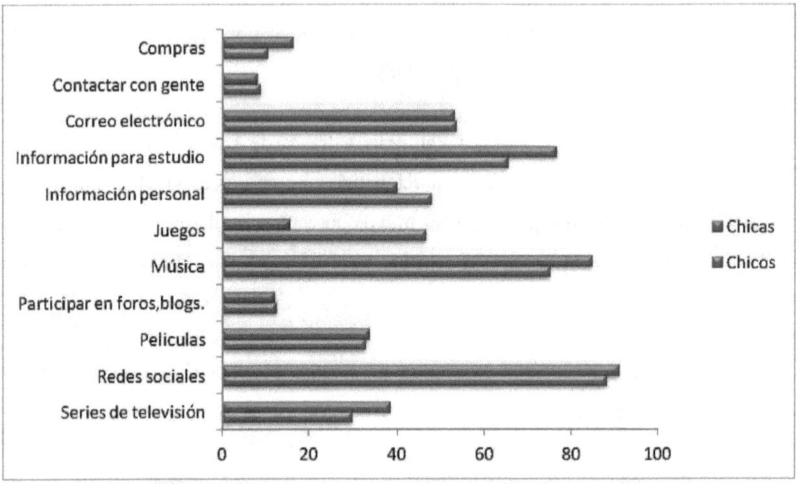

Figura 21.Uso que hacen de internet según sexo (%)

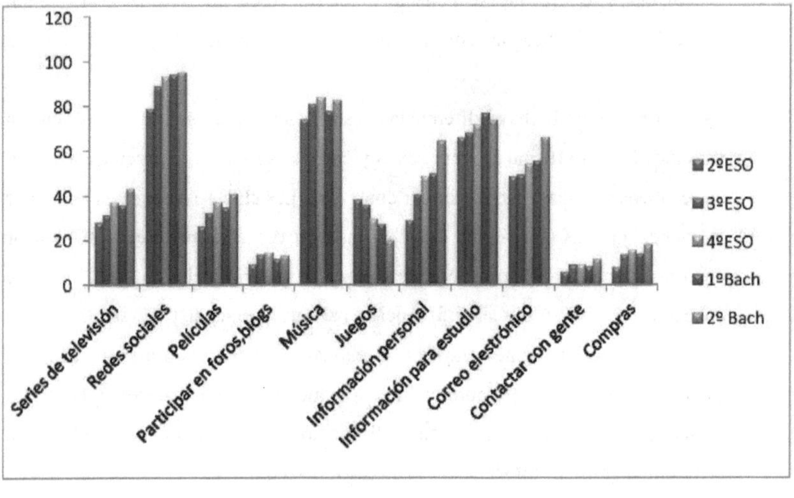

Figura 22.Uso que hacen de internet según curso (%).

1.4.3. Riesgo de uso de las TIC y factores asociados.

En este apartado se han valorado las actitudes de riesgo y se han relacionado con el sexo, curso, hábitat (rural/urbano), tipo de colegio (publico/privado/concertado), nivel de estudios de los padres (sin estudios o elemental/superiores), nivel socioeconómico (escala FAS: bajo/medio/alto) y tener notas peores que la media (no/sí) (figuras 23-29).

A continuación se describen los datos más significativos:

- El 70,6% de los adolescentes ha mostrado **dependencia a Internet** en alguna ocasión, porcentaje más alto en las chicas (77,5%) que en los chicos (64,5%) ($p<0,001$). Refieren que se agobian con frecuencia el 23,2%. No hay diferencias significativas por curso, pero observamos que se agobian más los alumnos pertenecientes a colegios concertados, el hábitat urbano y cuando los padres no tienen estudios o son elementales.
- El 47,2% han presentado **dependencia al móvil** (con frecuencia o a veces), en mayor proporción las chicas (60,3%) que los chicos (35,3%) ($p<0,001$). Se agobian con frecuencia el 11,8%. No existen diferencias según curso ni nivel de estudios de los padres. Muestra más dependencia al móvil los alumnos que pertenecen a nivel socioeconómico bajo, los alumnos de colegios concertados y los alumnos que presentan notas peores que la media.
- El 18,9% **han contactado con extraños (niños o adultos)** a través de Internet (con frecuencia o a veces) (20,4% de los chicos y 17,2% de las chicas $p<0,001$) El 3,1 % lo hace con frecuencia. Son los alumnos de 2º Bach, hábitat urbano, sin estudios o estudios elementales en uno o ambos padres, nivel socioeconómico bajo y bajo rendimiento escolar los que lo hacen en mayor proporción.
- El 22% **han accedido con frecuencia o alguna vez a fotos / vídeos violentos o racistas** (30,7% de los chicos y 12,3% de las chicas). El 3% lo hacen con frecuencia. Lo hacen en mayor proporción los de 1º Bach, los de hábitat urbano, los de padres con estudios superiores, nivel socioeconómico alto y bajo rendimiento escolar.
- El 39,3% han accedido a **fotos o vídeos de contenido sexual** (61,2% de los chicos vs 14,9% de las chicas). Acceden con frecuencia el 11,3%. Lo hacen en mayor proporción los alumnos de 1º Bach, los de hábitat urbano y bajo rendimiento escolar.

- El 18,7% **han llegado a tener contacto en persona con alguien** que han conocido a través de Internet (22,7% de los chicos y 14,3% de las chicas). Lo hacen con frecuencia el 4,2%. Los alumnos que más lo han hecho son los de 4° ESO, colegios públicos y concertados, nivel socioeconómico bajo y bajo rendimiento escolar.

- El 12,3% **han recibido mensajes o llamadas de otros chicos/as insultándoles o amenazándoles** (12,8% son chicos y 11,7% chicas). El 1,2% los reciben con frecuencia Son los de 2° de Bach, hábitat urbano, colegios privados, nivel socioeconómico bajo y bajo rendimiento escolar los que lo han tenido con más frecuencia.

- El 14,2% **han realizado insultos o amenazas a algún compañero** (15,3% de los chicos y el 12,8% de las chicas). Lo hacen con frecuencia el 1,1%. No hay significación estadística con respecto al curso, pero sí con el nivel socioeconómico bajo y bajo rendimiento escolar.

- El 22,8% **han recibido fotos/vídeos de personas de su entorno en una postura sexy, provocativa o inadecuada** (30,3% de los chicos y el 14,6% de las chicas). Lo reciben con frecuencia el 3,5%. Destacan los de 1° Bach, hábitat urbano y bajo rendimiento escolar.

- El 4,1% **han publicado en Internet fotos o vídeos suyos en posturas sexys, provocativas o inapropiadas** (los chicos el 4,7% y las chicas el 3,3%,). Lo han hecho con frecuencia el 0,8%. Predomina en bajo nivel socioeconómico.

- El 19,6% **han grabado o difundido imágenes de otras personas sin preguntar su consentimiento**, (20,4% de los chicos y 18,8% de las chicas). Lo han hecho con frecuencia el 2,4%. Destacan los de 2° Bach y colegios privados.

- El 15,3% **han tenido un gasto excesivo al descargar alguna aplicación, juego, música o participar en alguna promoción** (17,3% de los chicos y 13,1% de las chicas). El 1,8% refieren tenerlo con frecuencia. No hay diferencias estadísticamente significativas según curso, pero sí es mayor en los colegios privados.

Por sexo

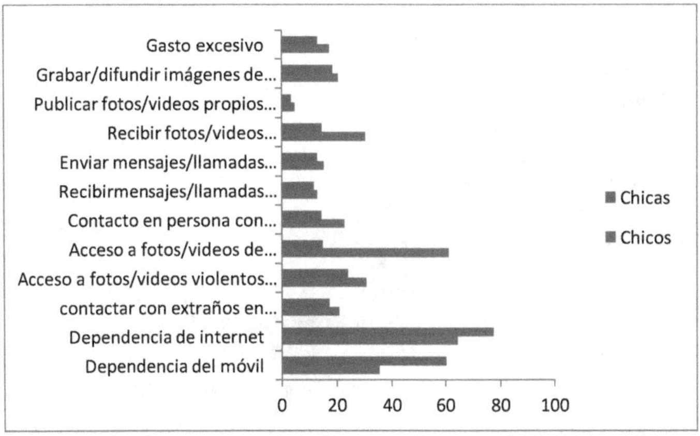

Fig. 23 Riesgo de uso de las TIC según sexo (%).

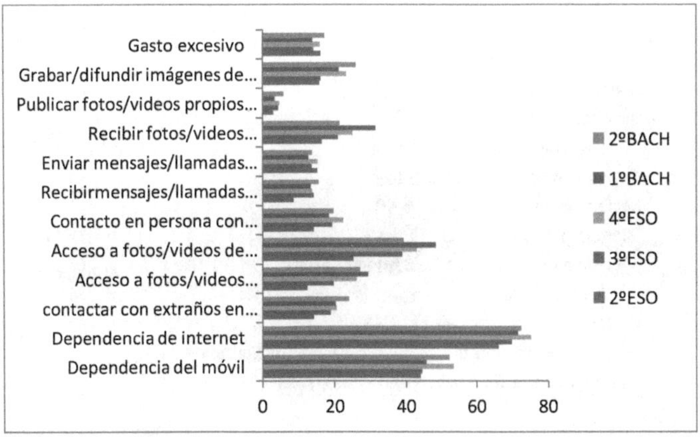

Fig 24. Riesgo de uso de las TIC según curso (%).

Por tipo de colegio

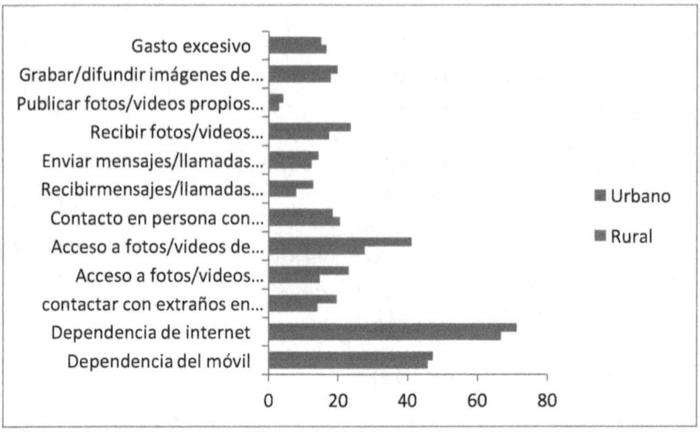

Fig. 25. Riesgo de uso de las TIC según hábitat (%).

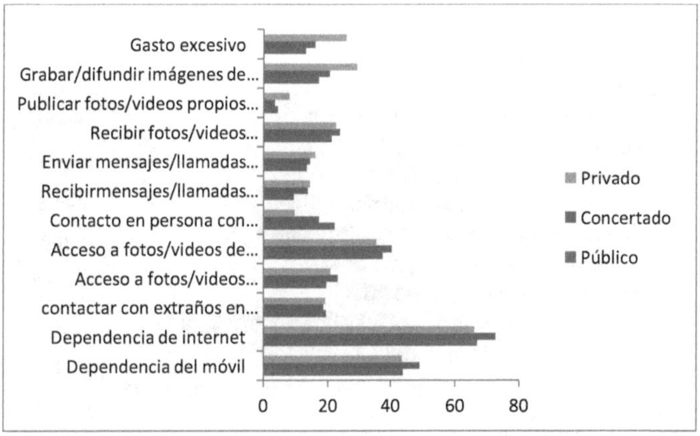

Fig. 26. Riesgo de uso de las TIC según tipo de colegio (%).

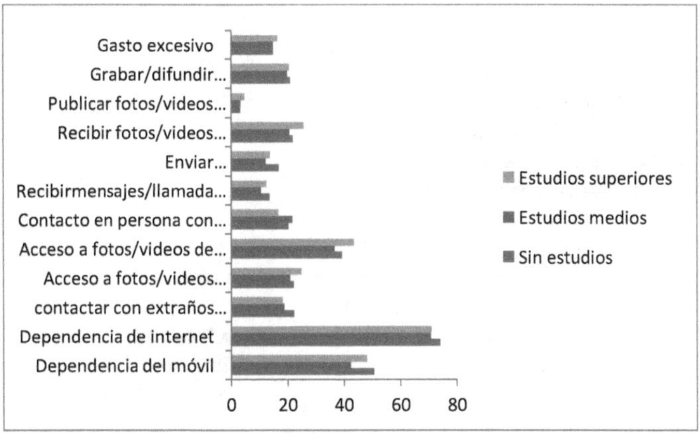

Fig. 27. Riesgo de uso de las TIC según nivel de estudios de los padres (%).

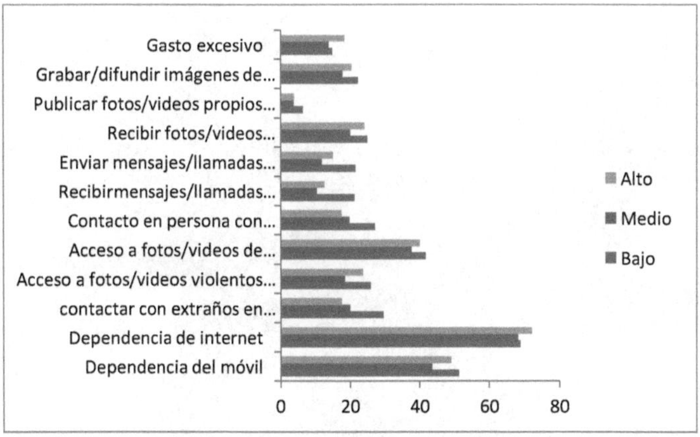

Fig. 28. Riesgo de uso de las TIC según nivel socioeconómico (%).

Por tener notas peores
que la media

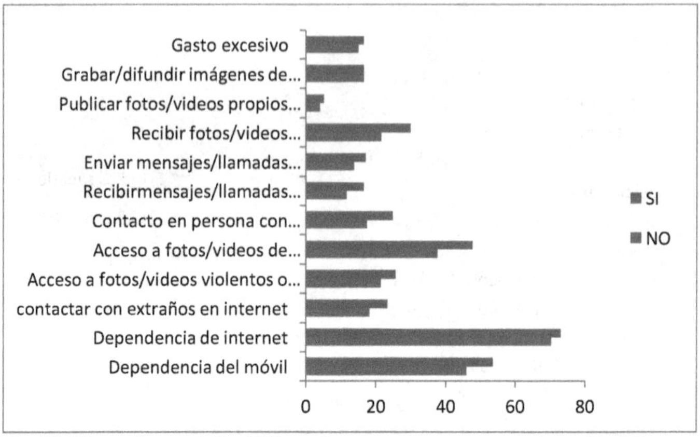

Fig. 29. Riesgo de uso de las TIC según tener notas peores que la media (%).

Tabla 19. Riesgo de uso de las TIC según curso.

			CURSO AL QUE PRETENECES				
			2° ESO	3° ESO	4° ESO	1° Bachillerato	2° Bachillerato
Te agobias si no puedes conectarte a Internet p= 0,345	Con frecuencia	Recuento	136	132	126	98	67
		%	24,1%	21,3%	25,9%	21,4%	24,0%
	A veces	Recuento	238	301	239	229	135
		%	42,1%	48,5%	49,2%	50,1%	48,4%
	Nunca	Recuento	191	188	121	130	77
		%	33,8%	30,3%	24,9%	28,4%	27,6%
Te agobias si no puedes usar el movil p=0,018	Con frecuencia	Recuento	66	65	61	49	44
		%	11,7%	10,5%	12,6%	10,7%	15,8%
	A veces	Recuento	182	211	198	159	101
		%	32,2%	33,9%	40,7%	34,9%	36,3%
	Nunca	Recuento	317	346	227	248	133
		%	56,1%	55,6%	46,7%	54,4%	47,8%
Has contactado con extraños (niños o adultos) a traves de Internet p= 0,008	Con frecuencia	Recuento	15	24	10	17	8
		%	2,7%	3,9%	2,1%	3,7%	2,9%
	A veces	Recuento	64	93	89	75	58
		%	11,4%	15,0%	18,4%	16,5%	21,1%
	Nunca	Recuento	482	502	385	362	209
		%	85,9%	81,1%	79,5%	79,7%	76,0%
Has accedido a fotos o videos violentos o racistas p<0,001	Con frecuencia	Recuento	9	21	11	21	9
		%	1,6%	3,4%	2,3%	4,6%	3,3%
	A veces	Recuento	60	101	116	113	66
		%	10,7%	16,3%	24,0%	24,8%	23,9%
	Nunca	Recuento	494	497	357	321	201
		%	87,7%	80,3%	73,8%	70,5%	72,8%
Has accedido a fotos o videos de contenido sexual p<0,001	Con frecuencia	Recuento	36	77	67	60	32
		%	6,4%	12,4%	13,8%	13,2%	11,6%
	A veces	Recuento	106	164	141	160	99
		%	18,9%	26,5%	29,1%	35,1%	35,7%
	Nunca	Recuento	419	378	276	236	146
		%	74,7%	61,1%	57,0%	51,8%	52,7%
Has llegado a tener contacto en persona con alguien que has conocido a través de internet p=0,020	Con frecuencia	Recuento	26	25	19	17	13
		%	4,6%	4,0%	3,9%	3,7%	4,7%
	A veces	Recuento	54	95	90	67	42
		%	9,6%	15,3%	18,6%	14,7%	15,1%
	Nunca	Recuento	482	499	376	372	223
		%	85,8%	80,6%	77,5%	81,6%	80,2%
Has recibido mensajes o llamadas de otros chicos/as insultandote o amenazandote p=0,053	Con frecuencia	Recuento	5	11	4	6	3
		%	,9%	1,8%	,8%	1,3%	1,1%
	A veces	Recuento	43	65	63	55	40
		%	7,6%	10,5%	13,0%	12,1%	14,5%
	Nunca	Recuento	515	541	418	394	233
		%	91,5%	87,7%	86,2%	86,6%	84,4%
Has realizado insultos o amenazas a algún compañero a través del ordenador o móvil p=0,475	Con frecuencia	Recuento	5	11	4	5	1
		%	,9%	1,8%	,8%	1,1%	,4%
	A veces	Recuento	80	73	70	53	37
		%	14,3%	11,8%	14,5%	11,6%	13,4%
	Nunca	Recuento	476	534	410	397	238
		%	84,8%	86,4%	84,7%	87,3%	86,2%
Has publicado en internet fotos/videos tuyas en posturas sexys ,provocativas inapropiadas p=0,069	Con frecuencia	Recuento	5	9	2	2	1
		%	,9%	1,5%	,4%	,4%	,4%
	A veces	Recuento	11	18	21	13	15
		%	2,0%	2,9%	4,3%	2,9%	5,4%
	Nunca	Recuento	546	591	461	438	260
		%	97,2%	95,6%	95,2%	96,7%	94,2%
Has recibido fotos/videos de personas de tu entorno en una postura sexy, provocativa o inadecuada p<0,001	Con frecuencia	Recuento	18	22	23	13	9
		%	3,2%	3,6%	4,7%	2,9%	3,3%
	A veces	Recuento	75	108	99	130	50
		%	13,3%	17,4%	20,4%	28,5%	18,1%
	Nunca	Recuento	469	489	363	313	217
		%	83,5%	79,0%	74,8%	68,6%	78,6%
Has grabado o difundido imágenes de otras personas sin preguntar su consentimiento p=0,002	Con frecuencia	Recuento	11	16	13	11	7
		%	2,0%	2,6%	2,7%	2,4%	2,5%
	A veces	Recuento	78	84	100	86	65
		%	13,9%	13,6%	20,7%	18,9%	23,5%
	Nunca	Recuento	474	519	371	357	205
		%	84,2%	83,8%	76,7%	78,6%	74,0%
Has tenido un gasto excesivo al descargar alguna aplicación, juego ,música o participar en alguna promoción p=0,455	Con frecuencia	Recuento	13	14	8	3	5
		%	2,3%	2,3%	1,7%	,7%	1,8%
	A veces	Recuento	78	73	69	60	43
		%	13,9%	11,8%	14,3%	13,2%	15,5%
	Nunca	Recuento	472	532	407	391	229
		%	83,8%	85,9%	84,1%	86,1%	82,7%

Tabla 20. Riesgo de uso de las TIC según hábitat.

			Te agobias si no puedes usar el movil p=0,428		
			Con frecuencia	A veces	Nunca
Habitat	Rural	Recuento	41	99	165
		% de Habitat	13,4%	32,5%	54,1%
	Urbano	Recuento	244	752	1.106
		% de Habitat	11,6%	35,8%	52,6%
			Te agobias si no puedes conectarte a Internet p0,252		
			Con frecuencia	A veces	Nunca
Habitat	Rural	Recuento	69	135	102
		% de Habitat	22,5%	44,1%	33,3%
	Urbano	Recuento	490	1.007	605
		% de Habitat	23,3%	47,9%	28,8%
			Has contactado con extraños (niños o adultos) a traves de Internet p=0,038		
			Con frecuencia	A veces	Nunca
Habitat	Rural	Recuento	4	38	257
		% de Habitat	1,3%	12,7%	86,0%
	Urbano	Recuento	70	341	1.683
		% de Habitat	3,3%	16,3%	80,4%
			Has accedido a fotos o videos violentos o racistas p<0,001		
			Con frecuencia	A veces	Nunca
Habitat	Rural	Recuento	1	43	255
		% de Habitat	0,3%	14,4%	85,3%
	Urbano	Recuento	70	413	1.615
		% de Habitat	3,3%	19,7%	77,0%
			Has accedido a fotos o videos de contenido sexual p<0,001		
			Con frecuencia	A veces	Nunca
Habitat	Rural	Recuento	20	62	216
		% de Habitat	6,7%	20,8%	72,5%
	Urbano	Recuento	252	608	1.239
		% de Habitat	12,0%	29,0%	59,0%
			Has llegado a tener contacto en persona con alguien que has conocido a través de internet p=0,053		
			Con frecuencia	A veces	Nunca
Habitat	Rural	Recuento	12	50	240
		% de Habitat	4,0%	16,6%	79,5%
	Urbano	Recuento	88	298	1.712
		% de Habitat	4,2%	14,2%	81,6%
			Has recibido mensajes o llamadas de otros chicos/as insultandote o amenazandote p=0,04		
			Con frecuencia	A veces	Nunca
Habitat	Rural	Recuento	1	23	274
		% de Habitat	0,3%	7,7%	91,9%
	Urbano	Recuento	28	243	1.827
		% de Habitat	1,3%	11,6%	87,1%
			Has realizado insultos o amenazas a algún compañero a través del ordenador o móvil p=0,356		
			Con frecuencia	A veces	Nunca
Habitat	Rural	Recuento	1	36	259
		% de Habitat	0,3%	12,2%	87,5%
	Urbano	Recuento	25	277	1.796
		% de Habitat	1,2%	13,2%	85,6%
			Has recibido fotos/videos de personas de tu entorno en una postura sexy, provocativa o inadecuada p=0,058		
			Con frecuencia	A veces	Nunca
Habitat	Rural	Recuento	7	45	246
		% de Habitat	2,3%	15,1%	82,6%
	Urbano	Recuento	78	417	1.605
		% de Habitat	3,7%	19,9%	76,4%
			Has publicado en internet fotos/videos tuyas en posturas sexys ,provocativas inapropiadas p=0,251		
			Con frecuencia	A veces	Nunca
Habitat	Rural	Recuento	0	9	287
		% de Habitat	0,0%	3,0%	97,0%
	Urbano	Recuento	19	69	2.009
		% de Habitat	0,9%	3,3%	95,8%
			Has grabado o difundido imágenes de otras personas sin preguntar su consentimiento p=0,543		
			Con frecuencia	A veces	Nunca
Habitat	Rural	Recuento	5	48	246
		% de Habitat	1,7%	16,1%	82,3%
	Urbano	Recuento	53	365	1.680
		% de Habitat	2,5%	17,4%	80,1%
			Has tenido un gasto excesivo al descargar alguna aplicación, juego ,música o participar en alguna promoción p=0,484		
			Con frecuencia	A veces	Nunca
Habitat	Rural	Recuento	4	46	248
		% de Habitat	1,3%	15,4%	83,2%
	Urbano	Recuento	39	277	1.783
		% de Habitat	1,9%	13,2%	84,9%

Tabla 21. Riesgo de uso de las TIC según tipo de colegio.

			Con frecuencia	A veces	Nunca
			Te agobias si no puedes usar el movil p=0,03		
Tipo_Colegio	Público	Recuento	75	283	457
		% de Tipo_Colegio	9,2%	34,7%	56,1%
	Concertado	Recuento	203	548	779
		% de Tipo_Colegio	13,3%	35,8%	50,9%
	Privado	Recuento	7	20	35
		% de Tipo_Colegio	11,3%	32,3%	56,5%
			Te agobias si no puedes conectarte a Internet p=0,047		
			Con frecuencia	A veces	Nunca
Tipo_Colegio	Público	Recuento	173	373	269
		% de Tipo_Colegio	21,2%	45,8%	33,0%
	Concertado	Recuento	372	742	417
		% de Tipo_Colegio	24,3%	48,5%	27,2%
	Privado	Recuento	14	27	21
		% de Tipo_Colegio	22,6%	43,5%	33,9%
			Has contactado con extraños (niños o adultos) a traves de Internet p=0,89		
			Con frecuencia	A veces	Nunca
Tipo_Colegio	Público	Recuento	29	127	647
		% de Tipo_Colegio	3,6%	15,8%	80,6%
	Concertado	Recuento	43	242	1.243
		% de Tipo_Colegio	2,8%	15,8%	81,3%
	Privado	Recuento	2	10	50
		% de Tipo_Colegio	3,2%	16,1%	80,6%
			Has accedido a fotos o videos violentos o racistas p=0,373		
			Con frecuencia	A veces	Nunca
Tipo_Colegio	Público	Recuento	21	137	648
		% de Tipo_Colegio	2,6%	17,0%	80,4%
	Concertado	Recuento	48	308	1.173
		% de Tipo_Colegio	3,1%	20,1%	76,7%
	Privado	Recuento	2	11	49
		% de Tipo_Colegio	3,2%	17,7%	79,0%
			Has accedido a fotos o videos de contenido sexual p=0,237		
			Con frecuencia	A veces	Nunca
Tipo_Colegio	Público	Recuento	95	207	504
		% de Tipo_Colegio	11,8%	25,7%	62,5%
	Concertado	Recuento	168	450	911
		% de Tipo_Colegio	11,0%	29,4%	59,6%
	Privado	Recuento	9	13	40
		% de Tipo_Colegio	14,5%	21,0%	64,5%
			Has llegado a tener contacto en persona con alguien que has conocido a través de internet p=0,008		
			Con frecuencia	A veces	Nunca
Tipo_Colegio	Público	Recuento	44	136	631
		% de Tipo_Colegio	5,4%	16,8%	77,8%
	Concertado	Recuento	56	206	1.265
		% de Tipo_Colegio	3,7%	13,5%	82,8%
	Privado	Recuento	0	6	56
		% de Tipo_Colegio	0,0%	9,7%	90,3%
			Has recibido mensajes o llamadas de otros chicos/as insultandote o amenazandote p=0,013		
			Con frecuencia	A veces	Nunca
Tipo_Colegio	Público	Recuento	10	66	730
		% de Tipo_Colegio	1,2%	8,2%	90,6%
	Concertado	Recuento	17	193	1.318
		% de Tipo_Colegio	1,1%	12,6%	86,3%
	Privado	Recuento	2	7	53
		% de Tipo_Colegio	3,2%	11,3%	85,5%
			Has realizado insultos o amenazas a algún compañero a través del ordenador o móvil p=0,906		
			Con frecuencia	A veces	Nunca
Tipo_Colegio	Público	Recuento	7	101	696
		% de Tipo_Colegio	0,9%	12,6%	86,6%
	Concertado	Recuento	18	203	1.307
		% de Tipo_Colegio	1,2%	13,3%	85,5%
	Privado	Recuento	1	9	52
		% de Tipo_Colegio	1,6%	14,5%	83,9%
			Has recibido fotos/videos de personas de tu entorno en una postura sexy, provocativa o inadecuada p=0,449		
			Con frecuencia	A veces	Nunca
Tipo_Colegio	Público	Recuento	26	145	636
		% de Tipo_Colegio	3,2%	18,0%	78,8%
	Concertado	Recuento	55	307	1.167
		% de Tipo_Colegio	3,6%	20,1%	76,3%
	Privado	Recuento	4	10	48
		% de Tipo_Colegio	6,5%	16,1%	77,4%
			Has publicado en internet fotos/videos tuyas en posturas sexys ,provocativas inapropiadas p=0,259		
			Con frecuencia	A veces	Nunca
Tipo_Colegio	Público	Recuento	8	28	769
		% de Tipo_Colegio	1,0%	3,5%	95,5%
	Concertado	Recuento	11	45	1.470
		% de Tipo_Colegio	0,7%	2,9%	96,3%
	Privado	Recuento	0	5	57
		% de Tipo_Colegio	0,0%	8,1%	91,9%

			Has grabado o difundido imágenes de otras personas sin preguntar su consentimiento p=0,04		
			Con frecuencia	A veces	Nunca
Tipo_Colegio	Público	Recuento	18	121	669
		% de Tipo_Colegio	2,2%	15,0%	82,8%
	Concertado	Recuento	36	278	1.213
		% de Tipo_Colegio	2,4%	18,2%	79,4%
	Privado	Recuento	4	14	44
		% de Tipo_Colegio	6,5%	22,6%	71,0%
			Has tenido un gasto excesivo al descargar alguna aplicación, juego ,música o participar en alguna promoción p=0,018		
			Con frecuencia	A veces	Nunca
Tipo_Colegio	Público	Recuento	16	90	701
		% de Tipo_Colegio	2,0%	11,2%	86,9%
	Concertado	Recuento	24	220	1.284
		% de Tipo_Colegio	1,6%	14,4%	84,0%
	Privado	Recuento	3	13	46
		% de Tipo_Colegio	4,8%	21,0%	74,2%

Tabla 22. Riesgo de uso de las TIC según nivel de estudios de los padres.

			Te agobias si no puedes conectarte a Internet p=0,023		
			Con frecuencia	A veces	Nunca
Nivel de estudios de los padres	Sin estudios o estudios elementales de ambos o uno de los padres	Recuento	118	182	106
		% de Nivel de estudios de los padres	29,1%	44,8%	26,1%
	Estudios medios de ambos o uno de los padres	Recuento	122	281	167
		% de Nivel de estudios de los padres	21,4%	49,3%	29,3%
	Estudios superiores de ambos o uno de los padres	Recuento	240	536	320
		% de Nivel de estudios de los padres	21,9%	48,9%	29,2%
			Te agobias si no puedes usar el movil p=0,124		
			Con frecuencia	A veces	Nunca
Nivel de estudios de los padres	Sin estudios o estudios elementales de ambos o uno de los padres	Recuento	59	146	201
		% de Nivel de estudios de los padres	14,5%	36,0%	49,5%
	Estudios medios de ambos o uno de los padres	Recuento	55	186	328
		% de Nivel de estudios de los padres	9,7%	32,7%	57,6%
	Estudios superiores de ambos o uno de los padres	Recuento	129	397	569
		% de Nivel de estudios de los padres	11,8%	36,3%	52,0%
			Has contactado con extraños (niños o adultos) a traves de Internet p=0,071		
			Con frecuencia	A veces	Nunca
Nivel de estudios de los padres	Sin estudios o estudios elementales de ambos o uno de los padres	Recuento	7	83	314
		% de Nivel de estudios de los padres	1,7%	20,5%	77,7%
	Estudios medios de ambos o uno de los padres	Recuento	21	85	459
		% de Nivel de estudios de los padres	3,7%	15,0%	81,2%
	Estudios superiores de ambos o uno de los padres	Recuento	33	165	896
		% de Nivel de estudios de los padres	3,0%	15,1%	81,9%
			Has accedido a fotos o videos violentos o racistas p=0,013		
			Con frecuencia	A veces	Nunca
Nivel de estudios de los padres	Sin estudios o estudios elementales de ambos o uno de los padres	Recuento	11	78	314
		% de Nivel de estudios de los padres	2,7%	19,4%	77,9%
	Estudios medios de ambos o uno de los padres	Recuento	9	105	452
		% de Nivel de estudios de los padres	1,6%	18,6%	79,9%
	Estudios superiores de ambos o uno de los padres	Recuento	40	229	826
		% de Nivel de estudios de los padres	3,7%	20,9%	75,4%
			Has accedido a fotos o videos de contenido sexual p<0,001		
			Con frecuencia	A veces	Nunca
Nivel de estudios de los padres	Sin estudios o estudios elementales de ambos o uno de los padres	Recuento	42	116	245
		% de Nivel de estudios de los padres	10,4%	28,8%	60,8%
	Estudios medios de ambos o uno de los padres	Recuento	57	151	359
		% de Nivel de estudios de los padres	10,1%	26,6%	63,3%
	Estudios superiores de ambos o uno de los padres	Recuento	145	330	619
		% de Nivel de estudios de los padres	13,3%	30,2%	56,6%

			Has llegado a tener contacto en persona con alguien que has conocido a través de p=0,180		
			Con frecuencia	A veces	Nunca
Nivel de estudios de los padres	Sin estudios o estudios elementales de ambos o uno de los padres	Recuento	19	63	323
		% de Nivel de estudios de los padres	4,7%	15,6%	79,8%
	Estudios medios de ambos o uno de los padres	Recuento	30	93	446
		% de Nivel de estudios de los padres	5,3%	16,3%	78,4%
	Estudios superiores de ambos o uno de los padres	Recuento	41	140	912
		% de Nivel de estudios de los padres	3,8%	12,8%	83,4%

			Has recibido mensajes o llamadas de otros chicos/as insultandote o amenazandote p=0,52		
			Con frecuencia	A veces	Nunca
Nivel de estudios de los padres	Sin estudios o estudios elementales de ambos o uno de los padres	Recuento	6	49	349
		% de Nivel de estudios de los padres	1,5%	12,1%	86,4%
	Estudios medios de ambos o uno de los padres	Recuento	4	56	505
		% de Nivel de estudios de los padres	0,7%	9,9%	89,4%
	Estudios superiores de ambos o uno de los padres	Recuento	12	124	958
		% de Nivel de estudios de los padres	1,1%	11,3%	87,6%

			Has realizado insultos o amenazas a algún compañero a través del ordenador o móvil p=0,235		
			Con frecuencia	A veces	Nunca
Nivel de estudios de los padres	Sin estudios o estudios elementales de ambos o uno de los padres	Recuento	5	63	335
		% de Nivel de estudios de los padres	1,2%	15,6%	83,1%
	Estudios medios de ambos o uno de los padres	Recuento	4	65	496
		% de Nivel de estudios de los padres	0,7%	11,5%	87,8%
	Estudios superiores de ambos o uno de los padres	Recuento	15	134	944
		% de Nivel de estudios de los padres	1,4%	12,3%	86,4%

			Has recibido fotos/videos de personas de tu entorno en una postura sexy, provocativa o inadecuada p=0,009		
			Con frecuencia	A veces	Nunca
Nivel de estudios de los padres	Sin estudios o estudios elementales de ambos o uno de los padres	Recuento	21	67	316
		% de Nivel de estudios de los padres	5,2%	16,6%	78,2%
	Estudios medios de ambos o uno de los padres	Recuento	13	103	451
		% de Nivel de estudios de los padres	2,3%	18,2%	79,5%
	Estudios superiores de ambos o uno de los padres	Recuento	40	241	813
		% de Nivel de estudios de los padres	3,7%	22,0%	74,3%

			Has publicado en internet fotos/videos tuyas en posturas sexys ,provocativas inapropiadas p=0,273		
			Con frecuencia	A veces	Nunca
Nivel de estudios de los padres	Sin estudios o estudios elementales de ambos o uno de los padres	Recuento	1	12	391
		% de Nivel de estudios de los padres	0,2%	3,0%	96,8%
	Estudios medios de ambos o uno de los padres	Recuento	1	18	546
		% de Nivel de estudios de los padres	0,2%	3,2%	96,6%
	Estudios superiores de ambos o uno de los padres	Recuento	13	38	1.040
		% de Nivel de estudios de los padres	1,2%	3,5%	95,3%

			Has grabado o difundido imágenes de otras personas sin preguntar su consentimiento p=0,57		
			Con frecuencia	A veces	Nunca
Nivel de estudios de los padres	Sin estudios o estudios elementales de ambos o uno de los padres	Recuento	9	75	321
		% de Nivel de estudios de los padres	2,2%	18,5%	79,3%
	Estudios medios de ambos o uno de los padres	Recuento	13	99	454
		% de Nivel de estudios de los padres	2,3%	17,5%	80,2%
	Estudios superiores de ambos o uno de los padres	Recuento	28	195	870
		% de Nivel de estudios de los padres	2,6%	17,8%	79,6%

			Has tenido un gasto excesivo al descargar alguna aplicación, juego ,música o participar en alguna promoción p=0,13		
			Con frecuencia	A veces	Nunca
Nivel de estudios de los padres	Sin estudios o estudios elementales de ambos o uno de los padres	Recuento	3	57	344
		% de Nivel de estudios de los padres	0,7%	14,1%	85,1%
	Estudios medios de ambos o uno de los padres	Recuento	9	75	482
		% de Nivel de estudios de los padres	1,6%	13,3%	85,2%
	Estudios superiores de ambos o uno de los padres	Recuento	21	158	915
		% de Nivel de estudios de los padres	1,9%	14,4%	83,6%

Tabla 23. Riesgo de uso de las TIC según nivel socioeconómico.

			Te agobias si no puedes usar el movil p=0,033		
			Con frecuencia	A veces	Nunca
Nivel socioeconómico	Bajo	Recuento	19	37	53
		% de Nivel socioeconómico	17,4%	33,9%	48,6%
	Medio	Recuento	94	271	475
		% de Nivel socioeconómico	11,2%	32,3%	56,5%
	Alto	Recuento	172	543	743
		% de Nivel socioeconómico	11,8%	37,2%	51,0%
			Te agobias si no puedes conectarte a Internet p=0,056		
			Con frecuencia	A veces	Nunca
Nivel socioeconómico	Bajo	Recuento	27	49	33
		% de Nivel socioeconómico	24,8%	45,0%	30,3%
	Medio	Recuento	208	365	267
		% de Nivel socioeconómico	24,8%	43,5%	31,8%
	Alto	Recuento	324	728	407
		% de Nivel socioeconómico	22,2%	49,9%	27,9%
			Has contactado con extraños (niños o adultos) a traves de Internet p=0,023		
			Con frecuencia	A veces	Nunca
Nivel socioeconómico	Bajo	Recuento	4	28	76
		% de Nivel socioeconómico	3,7%	25,9%	70,4%
	Medio	Recuento	25	141	669
		% de Nivel socioeconómico	3,0%	16,9%	80,1%
	Alto	Recuento	45	210	1.195
		% de Nivel socioeconómico	3,1%	14,5%	82,4%
			Has accedido a fotos o videos violentos o racistas p=0,023		
			Con frecuencia	A veces	Nunca
Nivel socioeconómico	Bajo	Recuento	3	25	80
		% de Nivel socioeconómico	2,8%	23,1%	74,1%
	Medio	Recuento	16	139	681
		% de Nivel socioeconómico	1,9%	16,6%	81,5%
	Alto	Recuento	52	292	1.109
		% de Nivel socioeconómico	3,6%	20,1%	76,3%
			Has accedido a fotos o videos de contenido sexual p=0,08		
			Con frecuencia	A veces	Nunca
Nivel socioeconómico	Bajo	Recuento	15	30	63
		% de Nivel socioeconómico	13,9%	27,8%	58,3%
	Medio	Recuento	74	241	521
		% de Nivel socioeconómico	8,9%	28,8%	62,3%
	Alto	Recuento	183	399	871
		% de Nivel socioeconómico	12,6%	27,5%	59,9%
			Has llegado a tener contacto en persona con alguien que has conocido a través de internet p=0,046		
			Con frecuencia	A veces	Nunca
Nivel socioeconómico	Bajo	Recuento	8	21	78
		% de Nivel socioeconómico	7,5%	19,6%	72,9%
	Medio	Recuento	42	124	673
		% de Nivel socioeconómico	5,0%	14,8%	80,2%
	Alto	Recuento	50	203	1.201
		% de Nivel socioeconómico	3,4%	14,0%	82,6%

			Has recibido mensajes o llamadas de otros chicos/as insultandote o amenazandote p=0,02		
			Con frecuencia	A veces	Nunca
Nivel socioeconómico	Bajo	Recuento	3	20	85
		% de Nivel socioeconómico	2,8%	18,5%	78,7%
	Medio	Recuento	9	79	748
		% de Nivel socioeconómico	1,1%	9,4%	89,5%
	Alto	Recuento	17	167	1.268
		% de Nivel socioeconómico	1,2%	11,5%	87,3%

			Has realizado insultos o amenazas a algún compañero a través del ordenador o móvil p=0,018		
			Con frecuencia	A veces	Nunca
Nivel socioeconómico	Bajo	Recuento	2	21	84
		% de Nivel socioeconómico	1,9%	19,6%	78,5%
	Medio	Recuento	4	94	737
		% de Nivel socioeconómico	0,5%	11,3%	88,3%
	Alto	Recuento	20	198	1.234
		% de Nivel socioeconómico	1,4%	13,6%	85,0%

			Has recibido fotos/videos de personas de tu entorno en una postura sexy, provocativa o inadecuada p=0,02		
			Con frecuencia	A veces	Nunca
Nivel socioeconómico	Bajo	Recuento	8	19	81
		% de Nivel socioeconómico	7,4%	17,6%	75,0%
	Medio	Recuento	20	148	669
		% de Nivel socioeconómico	2,4%	17,7%	79,9%
	Alto	Recuento	57	295	1.101
		% de Nivel socioeconómico	3,9%	20,3%	75,8%

			Has publicado en internet fotos/videos tuyas en posturas sexys ,provocativas inapropiadas p=0,26		
			Con frecuencia	A veces	Nunca
Nivel socioeconómico	Bajo	Recuento	1	6	101
		% de Nivel socioeconómico	0,9%	5,6%	93,5%
	Medio	Recuento	3	28	803
		% de Nivel socioeconómico	0,4%	3,4%	96,3%
	Alto	Recuento	15	44	1.392
		% de Nivel socioeconómico	1,0%	3,0%	95,9%

			Has grabado o difundido imágenes de otras personas sin preguntar su consentimiento p=0,08		
			Con frecuencia	A veces	Nunca
Nivel socioeconómico	Bajo	Recuento	6	18	84
		% de Nivel socioeconómico	5,6%	16,7%	77,8%
	Medio	Recuento	14	135	688
		% de Nivel socioeconómico	1,7%	16,1%	82,2%
	Alto	Recuento	38	260	1.154
		% de Nivel socioeconómico	2,6%	17,9%	79,5%

			Has tenido un gasto excesivo al descargar alguna aplicación, juego ,música o participar en alguna promoción p=0,542		
			Con frecuencia	A veces	Nunca
Nivel socioeconómico	Bajo	Recuento	2	14	92
		% de Nivel socioeconómico	1,9%	13,0%	85,2%
	Medio	Recuento	11	104	720
		% de Nivel socioeconómico	1,3%	12,5%	86,2%
	Alto	Recuento	30	205	1.219
		% de Nivel socioeconómico	2,1%	14,1%	83,8%

Tabla 24. Riesgo de uso de las TIC según tener notas peores que la media.

			Te agobias si no puedes usar el movil p=0,019		
			Con frecuencia	A veces	Nunca
Notas peores que la media de la clase	NO	Recuento	231	688	1.082
		% de Notas peores que la media de la clase	11,5%	34,4%	54,1%
	SI	Recuento	54	163	188
		% de Notas peores que la media de la clase	13,3%	40,2%	46,4%

			Te agobias si no puedes conectarte a Internet p=0,22		
			Con frecuencia	A veces	Nunca
Notas peores que la media de la clase	NO	Recuento	452	953	596
		% de Notas peores que la media de la clase	22,6%	47,6%	29,8%

	SI	Recuento	107	189	110
		% de Notas peores que la media de la clase	26,4%	46,6%	27,1%
			Has contactado con extraños (niños o adultos) a traves de Internet p=0,038		
			Con frecuencia	A veces	Nunca
Notas peores que la media de la clase	NO	Recuento	57	302	1.631
		% de Notas peores que la media de la clase	2,9%	15,2%	82,0%
	SI	Recuento	17	77	308
		% de Notas peores que la media de la clase	4,2%	19,2%	76,6%
			Has accedido a fotos o videos violentos o racistas p=0,018		
			Con frecuencia	A veces	Nunca
Notas peores que la media de la clase	NO	Recuento	51	373	1.570
		% de Notas peores que la media de la clase	2,6%	18,7%	78,7%
	SI	Recuento	20	83	299
		% de Notas peores que la media de la clase	5,0%	20,6%	74,4%
			Has accedido a fotos o videos de contenido sexual p=0,001		
			Con frecuencia	A veces	Nunca
Notas peores que la media de la clase	NO	Recuento	217	533	1.243
		% de Notas peores que la media de la clase	10,9%	26,7%	62,4%
	SI	Recuento	55	137	211
		% de Notas peores que la media de la clase	13,6%	34,0%	52,4%
			Has llegado a tener contacto en persona con alguien que has conocido a través de internet p=0,002		
			Con frecuencia	A veces	Nunca
Notas peores que la media de la clase	NO	Recuento	74	274	1.646
		% de Notas peores que la media de la clase	3,7%	13,7%	82,5%
	SI	Recuento	26	74	305
		% de Notas peores que la media de la clase	6,4%	18,3%	75,3%
			Has recibido mensajes o llamadas de otros chicos/as insultandote o amenazandote p=0,022		
			Con frecuencia	A veces	Nunca
Notas peores que la media de la clase	NO	Recuento	22	207	1.764
		% de Notas peores que la media de la clase	1,1%	10,4%	88,5%
	SI	Recuento	7	59	336
		% de Notas peores que la media de la clase	1,7%	14,7%	83,6%
			Has realizado insultos o amenazas a algún compañero a través del ordenador o móvil p=0,221		
			Con frecuencia	A veces	Nunca
Notas peores que la media de la clase	NO	Recuento	21	250	1.720
		% de Notas peores que la media de la clase	1,1%	12,6%	86,4%
	SI	Recuento	5	63	334
		% de Notas peores que la media de la clase	1,2%	15,7%	83,1%
			Has recibido fotos/videos de personas de tu entorno en una postura sexy, provocativa o inadecuada p=0'001		
			Con frecuencia	A veces	Nunca
Notas peores que la media de la clase	NO	Recuento	69	358	1.567
		% de Notas peores que la media de la clase	3,5%	18,0%	78,6%
	SI	Recuento	16	104	283
		% de Notas peores que la media de la clase	4,0%	25,8%	70,2%
			Has publicado en internet fotos/videos tuyas en posturas sexys ,provocativas inapropiadas p=0,254		
			Con frecuencia	A veces	Nunca
Notas peores que la media de la clase	NO	Recuento	17	60	1.912
		% de Notas peores que la media de la clase	0,9%	3,0%	96,1%
	SI	Recuento	2	18	383
		% de Notas peores que la media de la clase	0,5%	4,5%	95,0%
			Has grabado o difundido imágenes de otras personas sin preguntar su p=0,459		
			Con frecuencia	A veces	Nunca
Notas peores que la media de la clase	NO	Recuento	49	335	1.609
		% de Notas peores que la media de la clase	2,5%	16,8%	80,7%
	SI	Recuento	9	78	316
		% de Notas peores que la media de la clase	2,2%	19,4%	78,4%
			Has tenido un gasto excesivo al descargar alguna aplicación, juego ,música o participar en alguna promoción p=0,165		
			Con frecuencia	A veces	Nunca
Notas peores que la media de la clase	NO	Recuento	38	258	1.697
		% de Notas peores que la media de la clase	1,9%	12,9%	85,1%
	SI	Recuento	5	65	333
		% de Notas peores que la media de la clase	1,2%	16,1%	82,6%

1.5. Accidentes y seguridad vial.

1.5.1. Lesiones y accidentabilidad.

La proporción de niños que ha sufrido algún accidente o lesión que requirió asistencia médica en los últimos 12 meses fue del 14%. Las causas referidas en mayor proporción (30%) fueron los accidentes traumatológicos (esguinces y fracturas), muchos de ellos ocasionados durante la práctica de deporte o caídas. Como consecuencia de accidentes de tráfico el 5,3%, de ellos por accidente automovilístico (2,9%), de bicicleta (1,7%), de moto (0,5%) y monopatín (0,2%), heridas y contusiones (2%). Fueron atendidos por traumatismos craneoencefálicos el 1,2%. Refirieron haber sufrido una agresión física el 1,8%. Un caso fue referido como posible intento autolítico ("me corté una vena en la muñeca") y otro fue atendido por posible intoxicación ("lavado de estómago") (0,2%).

Es estadísticamente significativo la mayor accidentabilidad en los chicos (17,5%) que en las chicas (10,2%) ($p<0,001$). Los que más se accidentan son los menores (16,3% 2° ESO), disminuyendo con la edad (15,1% 3° ESO, 14% 4° ESO, 12,3% 1° Bach, 10% 2° Bach) ($p=0,102$).

1.5.2. Seguridad en automóvil.

El 93,9% de los adolescentes que declaran ir en coche se abrochan el cinturón de seguridad habitualmente o siempre, no hay diferencias entre chicos (93,9%) y chicas (94,0%). Se abrochan el cinturón solo a veces un 4,9% (4,6% de los chicos y 5,3% de las chicas), y raramente o nunca el 1,2% (1,4% de los chicos y 0,6% de las chicas). Los menores, de 2° ESO son los que con menor frecuencia se abrochan el cinturón de seguridad (89,6%) siendo los de 2° Bach los que lo hacen con mayor frecuencia (98,2%) ($p<0,001$).

1.5.3. Seguridad en moto.

El 61.8% de los encuestados declaran que no van en moto. Del 38,2% que usan la moto bien como conductor o pasajero: el 89,8% (87,5% de los chicos y 92,6% de las chicas) se ponen el casco habitualmente o siempre, el 4,3% a veces (4,6% de los chicos y 3,6% de las chicas) y el 5,9% raramente o nunca (7,7% de los chicos y 3,6% de las chicas) ($p=0.013$). No hay diferencias estadísticamente significativas con respecto al curso.

1.5.4. Seguridad en bicicleta.

Sin embargo cuando van en bici este porcentaje se invierte. Del 80,5% (1941/2409) que declara ir en bicicleta, se pone el casco raramente o nunca el 81,3% (79,4% de los chicos y 84% de las chicas), a veces el 7,5% (8,5% de los chicos y 6,2% de las chicas), mientras que se lo ponen habitualmente o siempre el 11% (12% de los chicos y 9,6% de las chicas) ($p<0,001$). Los adolescentes que menos usan el casco cuando van en bicicleta (nunca o raramente) son de 4º ESO (69,2%), mientras que este porcentaje decrece en los de 2º Bach al 59,3% ($p<0,001$).

1.5.5. Conducción de un vehículo bajo los efectos de drogas o alcohol.

No han conducido un vehículo (coche o moto) el 72,6% de los alumnos. De los que han conducido un vehículo declaran que lo han hecho bajo los efectos del alcohol y/o drogas (siempre, habitualmente o a veces) el 8,4% de los alumnos. Esta proporción es mayor en los chicos (10,6%) que en las chicas (4,3%) ($p<0,001$). No hay relación estadísticamente significativa con relación al curso.

1.5.6. Viajar en un vehículo (coche o moto) conducido por alguien bajo los efectos de las drogas o alcohol.

Declaran haber montado en un vehículo conducido por una persona bajo los efectos de alcohol y/o drogas un 20,4%. La proporción es superior en chicos (22%)

que en chicas (18,8%) (p=0,002). Son los alumnos de 2º Bach los que lo han hecho en mayor frecuencia (22,5%) y en menor medida los de 2º ESO (4,6%) (p<0,001).

En la figura 30 se describen la frecuencia de accidentabilidad y riesgos de seguridad vial de los adolescentes encuestados en general y en la figura 31 según el sexo.

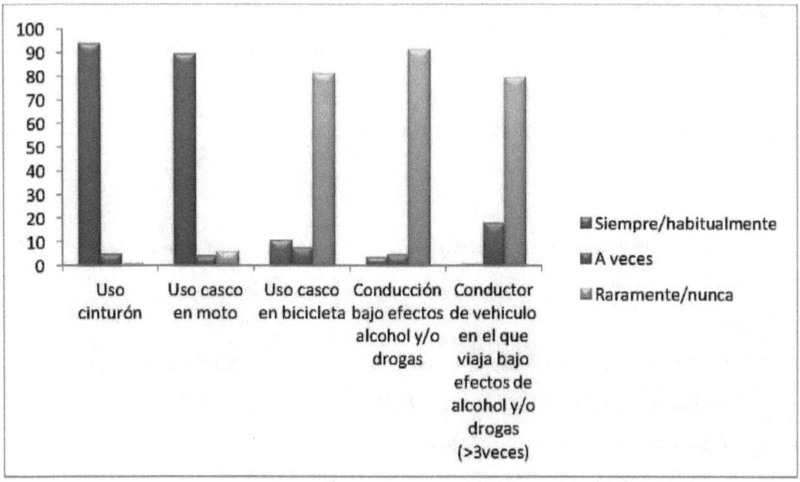

Figura 30. Frecuencia de accidentabilidad y riesgos de seguridad vial (%).

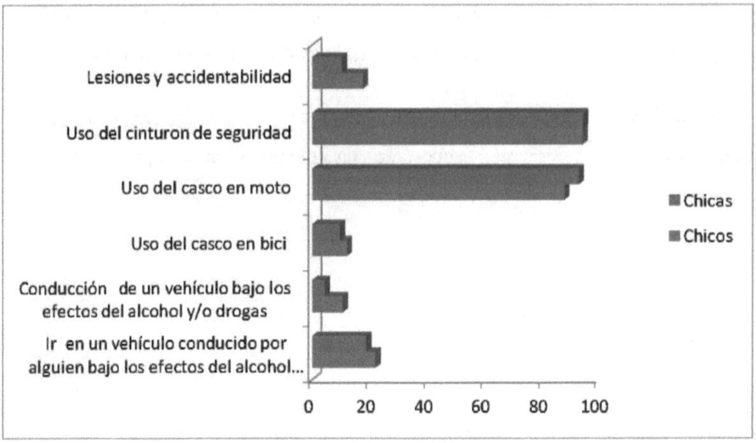

Figura 31. Accidentes y seguridad vial según sexo (%).

1.5.7. Práctica de deportes acuáticos y actividades de riesgo en el agua.

1.5.7.1. Saber nadar. Saben nadar el 98,1% de los adolescentes en proporción similar chicos (98,3%) y chicas (97,8%). No hay diferencias estadísticamente significativas con respecto al curso.

1.5.7.2. Actividades de riesgo.

- **Acostumbran a tirarse de cabeza en la piscina** el 69,2% (76,2% de los chicos y el 61,5% de las chicas) ($p<0,001$). Sin significación estadística con relación al curso.
- **A veces se han tirado de acantilados** el 17,5% de los adolescentes (22,4% de los chicos y 12% de las chicas) ($p<0,001$). No hay significación estadística con respecto al curso.
- **Se meten en el agua nada más comer** el 41,4% (39,1% de los chicos y 44,3% de las chicas) ($p=0,010$). Los alumnos que lo realizan con mayor frecuencia son

los de 2º Bach (45,5%) y 3º ESO (45%), mientras que en menor medida lo hacen los de 2º ESO (36,5%) (p=0,027).

- **No tienen en cuenta las indicaciones de los socorristas** cuando se meten en el mar el 25,6% de los adolescentes (31,5% en los chicos y 19% en las chicas) (p<0,001). No hay significación estadística con el curso.

En la figura 32 se describe la práctica de deportes acuáticos y actividades de riesgo según sexo.

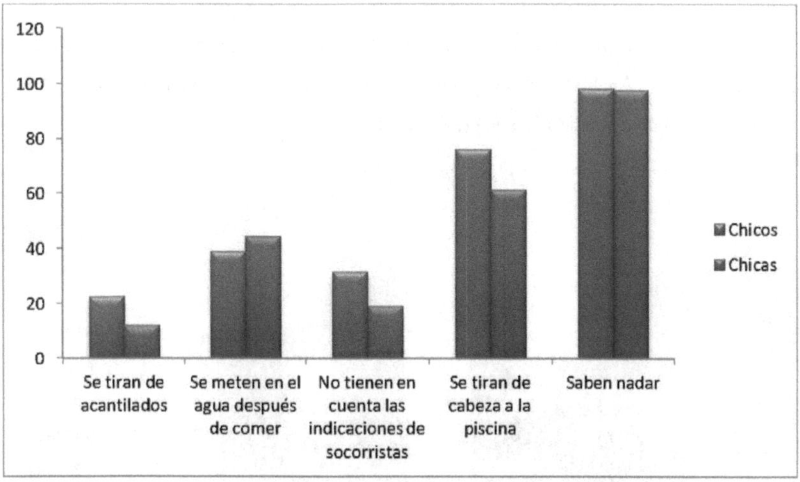

Figura 32. Práctica de deportes acuáticos y actividades de riesgo en el agua según sexo (%).

1.6. Tabaco.

1.6.1. Prevalencia.

El 36,7% de los adolescentes encuestados afirma haber probado alguna vez el tabaco.

La experimentación con el tabaco es más frecuente en las chicas (39,7%) que en los chicos (34%) (p=0,004) (Fig. 33).

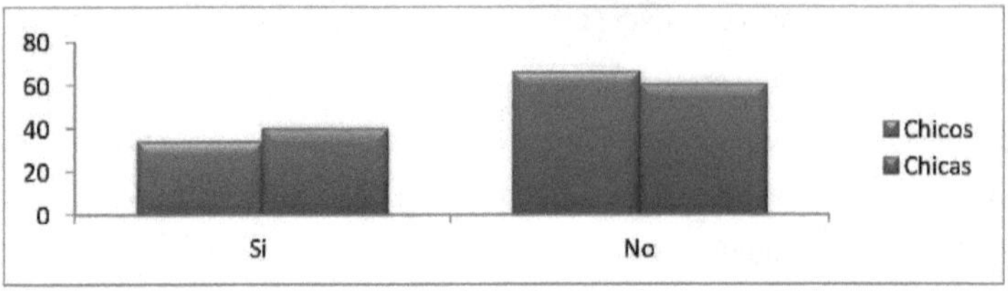

Figura 33. Porcentaje de alumnos que han fumado alguna vez según sexo.

Es estadísticamente significativo ($p<0,001$) la mayor proporción de fumadores en alumnos de 2° Bach (47,9%) seguido de 4° ESO (45,1%), 1° Bach (41,4%), 3° ESO (30,8%) y en menor medida 2° ESO (28,8%) (Fig. 34).

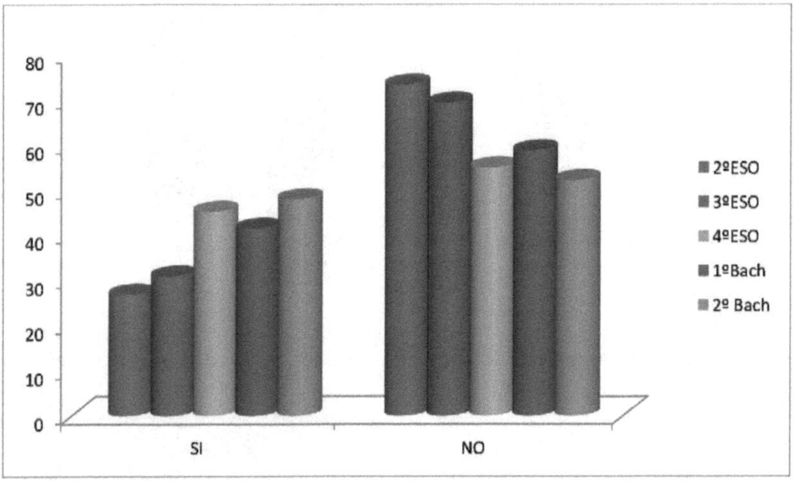

Figura 34. Porcentaje de alumnos que han fumado alguna vez según curso.

1.6.2. Primera experimentación.

La mayoría empiezan a fumar entre los 13 y 14 años (41,5%), seguido de los 15-16 años (26%). Un 26,2% han iniciado el consumo de tabaco a los 12 años o menos.

Son los chicos los que se inician antes en el consumo de tabaco (el 28,4% de los chicos y el 24,3% de las chicas) (p=0,025) (Fig. 35).

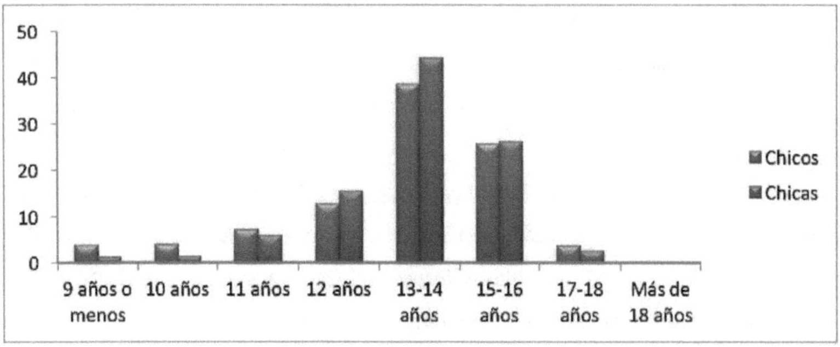

Figura 35. Edad de inicio del consumo de tabaco según sexo (%).

Es estadísticamente significativo (p<0,001) que los alumnos más jóvenes refieren haber empezado a fumar más precozmente que los alumnos de más edad. Así el 53,1% de los alumnos de 2° ESO refieren haber fumado por primera vez con 12 años o menos vs el 14,3% de los alumnos de 2° Bach. En la figura 36 se describe la edad de inicio en el consumo de tabaco según curso.

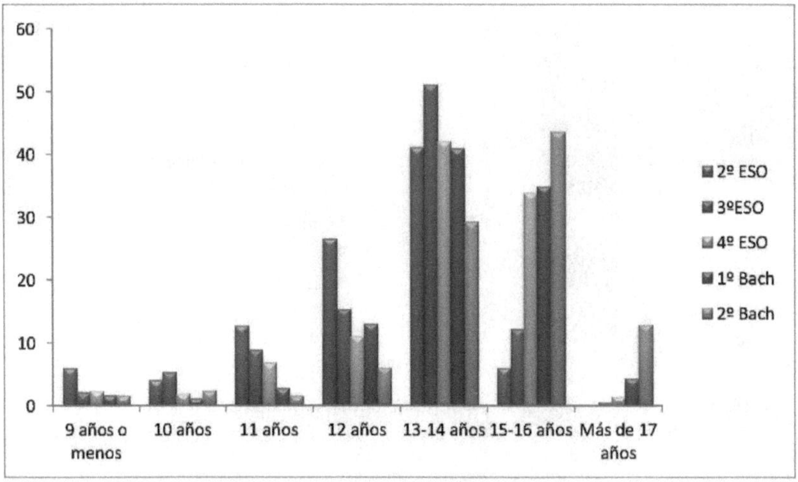

Figura 36. Edad de inicio del consumo de tabaco según curso (%).

1.6.3. Patrón de consumo de cigarrillos.

Son fumadores activos (han fumado en los últimos 30 días) el 67,4% de los adolescentes que declaran haber fumado. Fuman a diario el 28,6% de los adolescentes. El 13% refiere que fuman varios días a la semana, y sólo los fines de semana el 15,7%. No hay diferencias estadísticamente significativas entre chicos y chicas ni en los que han fumado en los últimos 30 días (p=0,485) ni en los que fuman a diario (p=0,879). El 42% refiere que fuma entre 2-5 cigarrillos al día, y entre 6-10 cigarrillos el 17%. Fuman un cigarrillo al día o solo alguna calada el 33%. Los fumadores de más de 30 cigarrillos al día son el 2,4% (Fig. 37). No hay diferencias estadísticamente significativas con respecto al número de cigarrillos que fuman según el sexo (p=0,061).

Fuman a diario con mayor frecuencia los alumnos de 2° Bach (35,9%), seguido de 4° ESO (31,7%), 1° Bach (29,2%), 3° ESO (23,8%) y 2° ESO (23,5%) (p=0,077).

Los alumnos que fuman más de 30 cigarrillos/día son los alumnos de 2° ESO (8,1%), mientras que los que menos lo hacen son los de 2° Bach (1%) (p=0,038).

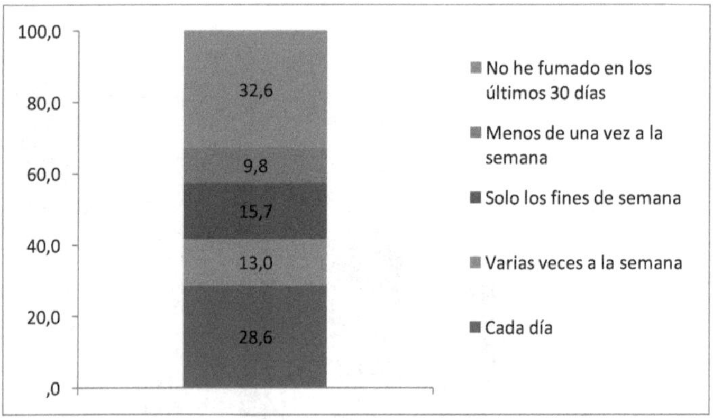

Fig. 37. Patrón de consumo de cigarrillos medido en porcentaje.

1.6.4. Dependencia a nicotina.

Para valorar la dependencia física a la nicotina se ha utilizado el Test de Fagerström para la Dependencia de Nicotina Adaptado a los adolescentes (FTNDa). En la tabla 25 se describe el Test de Fagerström adaptado y la distribución de las respuestas obtenidas en cada uno de sus ítems.

Tabla 25. El Test de Fagerström para la Dependencia a nicotina adaptado a los adolescentes y la distribución de las respuestas obtenidas en cada uno de sus ítems.

Pregunta	Respuesta	Puntos	Porcentaje (nº de contestaciones)
¿Cuánto tiempo pasa desde que te levantas hasta que te fumas el primer cigarrillo?	Hasta 5 minutos	3	4,8 (28)
	6-30 minutos	3	15,5 (91)
	31-60 minutos	2	17,2 (101)
	Más de 60 minutos	1	61,7 (363)
	NS/NC	0	0,9 (5)
¿Fumas en lugares prohibidos?	Si	1	35,7 (210)
	No	0	64,1 (377)
	NS/NC	-	0,2 (1)
¿Qué cigarrillo te costaría más suprimir?	El primero de la mañana	1	32,1 (189)
	Cualquier otro	0	66,7 (392)
	NS/NC	0	1,2 (7)
¿Cuánto fumas?	Esporádico-10 cigs/día	0	73,8% (541)
	11-20 cigs/día	1	4,3 (25)
	21-30 cigs/día	2	1 (6)
	>30 cigs/día	3	2,4 (14)
¿Cuándo fumas más, por la mañana o por la tarde?	Por la mañana	1 punto	12,4 (73)
	Por la tarde	0 puntos	85,7 (504)
¿Fumas aunque estés enfermo?	Si	1 punto	39,3 (231)
	No	0 puntos	60,5 (356)

Al considerar individualmente las respuestas de los ítems del FTNDa cabe destacar que más de la mitad (62,3%) de los fumadores tardan más de 60 min en fumar el primer cigarrillo, entre 31-60 min (17,3%), de 6 a 30 min (15,6%), hasta 5 min (4,8%), no encontrándose diferencias significativas según el sexo. Encontramos diferencias significativas en relación al curso (p=0,009) siendo los de 2º ESO los que declaran en mayor medida que encienden su primer cigarrillo en los primeros 5 min tras levantarse vs los alumnos de cursos superiores.

El consumo de tabaco la mayoría lo realiza por la tarde (87,3%).

Es estadísticamente significativo (p<0,001) que los chicos fuman en lugares prohibidos más que las chicas (44,4% vs 27,9%).

Han comprado tabaco alguna vez para su propio consumo el 86,1% de los adolescentes, sin significación estadística según el sexo.

Todos los fumadores (588/588) respondieron adecuadamente las 6 preguntas del Test de Fagerström adaptado. Las puntuaciones obtenidas se reflejan en la tabla 26. El valor máximo obtenido fue 10. La puntuación media obtenida fue de 1,95 ± 2,047. Si la clasificación de la dependencia nicotínica según el FTNDa se realiza en tres estadios (baja dependencia [menor o igual a 3]; moderada dependencia [4-6], y alta dependencia [7-10]); nuestros resultados fueron que la mayoría de los escolares fumadores (72,2 %, 454/588) presentaban baja dependencia, el 19,5 % (115/588) moderada, y un 3,2 % (19/588) alta, sin encontrar diferencias estadísticamente significativas en el grado de dependencia en función del sexo.

Tabla 26. Puntuaciones obtenidas en el Test de Fagerström para la Dependencia de nicotina adaptado.

Valor	**Frecuencia**	**Porcentaje**
0	177	7,3
1	140	5,8
2	86	3,6
3	51	2,1
4	61	2,5
5	37	1,5
6	17	0,7
7	7	0,3
8	5	0,2
9	6	0,2
10	1	0,0
Total	588	24,4% del total de adolescentes.

1.6.5. Motivación para el consumo de tabaco.

A la pregunta de por qué fuman, la mayoría (73,5%) contestan que porque les gusta y relaja, no habiendo diferencias significativas en cuanto al sexo ni el curso. Un 19,4% contesta que no saben el motivo por el que fuman. Al 3,6% de los adolescentes fumar les facilita las relaciones con los amigos siendo estadísticamente significativo ($p<0,001$), la mayor frecuencia en los chicos (6,8%) que en las chicas (0,7%). Un 3,2% contestan que fuman porque lo ven hacer a otros. Declaran que fuman porque no pueden abandonar el tabaco el 18,9%, no habiendo diferencias estadísticamente significativas entre sexos.

1.6.6. Planteamientos para dejar de fumar.

La mayoría de los adolescentes que han fumado (81,9%) refieren que se han planteado alguna vez dejar de fumar. De ellos el 52,6% lo ha intentado, el resto (29,3%) no lo han intentado. No se encuentran diferencias estadísticamente significativas con relación al sexo.

La principal razón por la que dejarían de fumar el 71,7% de los adolescentes encuestados es porque piensan que es perjudicial para su salud y para las demás personas, siendo estadísticamente significativo (p=0,011) que piensen así más las chicas (76,2%) que los chicos (66,8%). Un 51,3 % dejaría de fumar porque es muy caro. El 37,1% porque consideran que fumar es un vicio, un 10,7% porque se lo prohíben. No quieren dejar de fumar el 9,7% de los adolescentes encuestados, sin diferencias significativas entre sexos.

1.6.7. Fumadores en el entorno de los adolescentes.

Los hábitos de fumar en su entorno (familia, amigos, profesores…) se describen en la tabla 27.

Dentro del núcleo familiar declaran que fuman a diario o a veces el 29,7% de los padres y el 30,1% de las madres. Fuman el 14,3% de los hermanos y el 35,9% otros familiares con los que conviven (abuelos, parejas de sus padres si estos no viven juntos y otros familiares).

Más de la mitad refieren que fuman sus amigos (60,4%) y sus compañeros de clase (67,5%).

Declaran que los profesores fuman en el 38,3% de los casos.

Tabla 27. Tabla de frecuencia de fumadores en el entorno del adolescente.

	Si n (%)	No n (%)
Padre	708 (29,7%)	1546 (64,7%)
Madre	721 (30,1%)	1636 (67,8%)
Hermanos/as	335 (14,3%)	1611(69,1%)
Otros familiares (abuelos…)	544 (35,9%)	1868 (64,1%)
Amigos	1415 (60,4%)	622 (26,5%)
Compañeros de clase	1015 (67,5%)	365 (15,6%)
Profesores	868 (38,3%)	481 (21,2%)

El porcentaje de fumadores activos es mayor si el padre (38,6% vs 26,7%), madre (37,4% vs 27,7%), hermanos (27,7% vs 10,4%), profesores (47% vs 35,4%) y especialmente amigos fumaban (88,1% vs 51,3%).

1.6.8. Análisis multivariante.

Se ha analizado la asociación entre fumador activo y características sociodemográficas (tabla 28) y con hábitos y conductas de riesgo (tabla 29).

Destaca la asociación entre ser fumador activo y el sexo femenino, pertenecer a cursos superiores, hábitat rural, patrones de convivencia distintos al biparental, bajo nivel socioeconómico; así como el desempleo de uno o ambos padres. No encontramos relación con el tipo de colegio, la nacionalidad de los padres y del alumno, ni con tener hermanos.

En relación a las conductas de riesgo destacan de forma llamativa el haber experimentado con drogas y el consumo diario de porros; también el ir a bares con los amigos, hacer novillos en la escuela, haber sufrido abuso sexual y mantener relaciones sexuales con penetración. Se comportan como factores de protección frente al consumo de tabaco, leer libros o periódicos casi todos los días, regresar pronto a casa, hacer deporte y tomar fruta a diario.

Tabla 28. Modelo de regresión logística multivariante del consumo de tabaco y variables sociodemográficas.

		Total n (%)	Fumador activo n (%)	OR (IC 95%)	p-valor
	-Varones	1270 (52,7%)	280 (22%)		
Sexo	**-Mujeres**	1142 (47,3%)	308 (27%)	1,30 (1,08-1,57)	0,005

Curso	**2º ESO**	566 (23,5%)	99 (17,5%)		<0,001
	3º ESO	622 (25,8%)	118 (19%)	1,10 (0,82-1,48)	
	4º ESO	487 (20,2%)	159 (32,6%)	2,28 (1,71-3,05)	
	1º Bach	457 (18,9%)	114 (24,9%)	1,56 (1,15-2,12)	
	2º Bach	280 (11,6%)	98 (35%)	2,54 (1,83-3,52)	
Tipo de colegio	**-Público**	818 (33,9%)	181 (22,1%)		0,127
	-Concertado	1532 (63,5%)	394 (25,7%)	1,21 (0,99-1,49)	
	-Privado	62 (2,6%)	13 (21%)	0,93 (0,49-1,75)	
Hábitat	**-Urbano**	2105 (87,3%)	499 (23,7%)	0,76 (0,58-0,99)	0,044
	-Rural	307 (12,7%)	89 (29%)		
Nacionalidad alumno	**-Española**	2.267 (94%)	336 (14,8%)		0,287
	-Otra	145 (6%)	22 (15,3%)	0,79 (0,52-1,20)	
Nacionalidad padres	**-Ambos españoles**	2.184 (91%)	531 (24,3%)		0,571
	-Ambos extranjeros	114 (4,7%)	28 (27,2%)	0,83 (0,52-1,31)	
	-Padre o madre extranjero	103(4,3%)	24 (21,1%)	1,16 (0,74-1,81)	
Hermanos	**-No**	438 (18,2%)	101 (23,1%)		0,477
	-Si	1973 (81,8%)	487 (24,7%)	1,09 (0,85-1,39)	
Convivencia con los padres	**-Padre y madre y/o hermanos**	1816 (75,4%)	422 (23,2%)		0,024
	-Otras situaciones*	593 (24,6%)	165 (27,8%)	1,27 (1,03-1,57)	
Nivel socioeconómico (FAS)	**-Bajo**	109 (4,5%)	41 (37,6%)	1,99 (1,32-2,99)	0,003
	-Medio	842 (34,9%)	208 (24,7%)	1,0 (0,89-1,32)	
	-Alto	1461(60.6%)	339 (23.2%)		
Situación laboral padres	**-Trabajan padre y madre**	1446 (61,5%)	327 (22,6%)		0,01
	-Trabajan padre o madre	791 (33,6%)	207 (26,2%)	1,21 (0,99-1,48)	
	-Otras situaciones**	116 (4,9%)	39 (33,6%)	1,73 (1,15-2,59)	
Nivel estudios padres	**-Sin estudios o elementales**	406 (16,8%)	122 (30%)	0,72 (0,54-0,96)	
	-Medios	571 (23,7%)	135 (23,6%)	0,70 (0,54-0,90)	

	-Superiores	1098 (45,5%)	254(23,1%)	0,6 (0,49-0,96)	0,035
	-No sabe/no contesta	337 (14%)	77 (22,8%)		

* Madre solo, padre solo, pareja del padre, pareja de la madre, abuelos u otros familiares, solo, en centro educativo, en institución o en pareja** Parado, jubilado, pensionista, fallecido, trabaja en tareas de la casa.

Tabla 29. Modelo de regresión logística multivariante.

		Total N (%)	Fumador activo N (%)	OR (IC 95%)	p-valor
Notas peores que la media de la clase		406 (16,8)	151(37,2%)	2,13 (1,69-2,67)	<0,001
Repetir dos o más cursos		208 (8,6)	90(43,3%)	2,61 (1,95-3,50)	<0,001
Ver la televisión casi todos los días		2018(83,7%)	504(25%)	1,19 (0,93-1,53)	0,161
Escuchar música		2066(85,7%)	546(26,4%)	2,65(1,88-3,73)	<0,001
Leer libros/periódicos		663(27,5%)	114(17,2%)	0,55(0,44-0,70)	<0,001
Jugar con el ordenador/vídeoconsola		1171(48,7%)	301(25,7)	1,14(0,95-1,38)	0,149
Salir de noche con los amigos más de 3 noches/semana		226 (9,4%)	104(46%)	2,99(2,26-3,96)	<0,001
Ir a bares con amigos		208(8,6%)	115(55,3%)	4,55(3,40-6,10)	<0,001
Ir a discotecas		130(5,4%)	68(52,3%)	3,72(2,60-5,33)	<0,001
Regresar a casa por la noche antes de la una		791 (40,1%)	323 (40,8%)	0,37(0,30-0,45)	<0,001
Hacer deporte		1180(49,1%)	245(20,8%)	0,67(0,56-0,81)	<0,001
Emborracharse más de dos veces en los últimos 12 meses		681 (28,2)	336(49,3%)	3,84(3,12-4,72)	<0,001
Tomar drogas alguna vez		428(17,8%)	310(72,4%)	16,15(12,61-20,67)	<0,001
Consumir a diario porros (en los últimos 30 días) (1 o más)		141 (5,9)	127(90,1%)	5,16(2,82-9,43)	<0,001
Hacer novillos en la escuela con frecuencia		271 (11,3)	146(53,9%)	4,51(3,47-5,85)	<0,001
Robar cosas con frecuencia		94 (3,9)	48(51,1%)	3,47(2,29-5,26)	<0,001
Sentirse maltratado psicológicamente		562 (23,3)	171(30,4%)	1,51(1,22-1,86)	<0,001
Sentirse maltratado físicamente		344 (14)	123(35,8%)	1,94(1,52-2,48)	<0,001
Sufrir acoso sexual		158 (6,6)	68(43%)	2,53(1,82-3,52)	<0,001
Haberle forzado a mantener una relación sexual		54 (2,2)	31(57,4%)	4,37(2,53-7,57)	<0,001
Tomar fruta a diario		538 (22,4)	212 (19,5%)	0,61 (0,50-0,74)	<0,001
Relaciones sexuales con penetración		726 (30,4%)	346 (47,7%)	5,58 (4,57-6,83)	<0,001
Valoración de la relación con	**padre**			0,86(0,83-0,89)	<0,001
	madre			0,81(0,78-0,85)	<0,001
	hermanos			0,98(0,95-1,01)	0,212
	profesores			0,88(0,85-0,92)	<0,001
	compañeros			0,98(0,93-1,04)	0,664
	amigos			1,12(1,03-1,22)	0,007

El modelo final de regresión logística multivariante (tabla 30) destacó de nuevo la asociación del hábito tabáquico con el consumo de drogas, y la protección del hábito lector y deportivo.

Tabla 30. Modelo multivariante de regresión logística del consumo de tabaco en las actitudes, hábitos y conductas de riesgo. Odds Ratio ajustada.

		OR	I.C. 95% para OR		p-valor
			Inferior	Superior	
Sexo	**Chica vs. Chico**	1,93	1,46	2,55	<0,001
Notas peores que la media de la clase		1,38	1,00	1,89	0,048
¿Alguna vez has tomado drogas?		10,41	7,74	13,99	<0,001
Hacer novillos en la escuela con frecuencia		1,95	1,37	2,76	<0,001
Relaciones sexuales con penetración		2,27	1,75	2,96	<0,001
Tomar fruta a diario		0,74	0,57	0,96	0,023
Escuchar música (Casi todos los días vs. 1 ó 2 veces por semana o menos)		1,71	1,06	2,77	0,029
Leer (Casi todos los días vs. 1 ó 2 veces por semana o menos)		0,66	0,48	0,89	0,008
Deporte (Casi todos los días vs. 1 ó 2 veces por semana o menos)		0,70	0,53	0,92	0,011
Ir a bares con amigos (Casi todos los días vs. 1 ó 2 veces por semana o menos)		2,55	1,74	3,73	<0,001
Valora tu relación con...	**Tu madre**	0,87	0,82	0,94	<0,001
	Tus amigos	1,18	1,05	1,32	0,005

1.7. Alcohol.

1.7.1. Prevalencia de experimentación.

Un 77,2% declara haber ingerido alcohol en alguna ocasión. Por cursos, observamos un incremento significativo a medida que aumenta el curso escolar (p-valor <0,001). Según sexo predominan las mujeres (78,9% vs 75,6%) (p-valor 0,05).

1.7.2. Edad de inicio.

La edad de inicio al consumo se sitúa entre los 13-14 años (figura 38), sin encontrar diferencias en la distribución por curso y sexo.

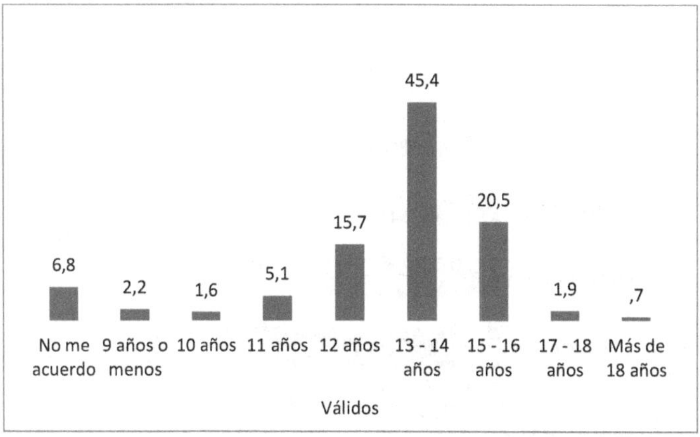

Fig. 38. Edad de inicio al consumo de alcohol (Porcentaje).

1.7.3. Patrón de consumo.

El patrón de consumo más frecuente es el de fin de semana (78,1%). El consumo diario está muy poco extendido entre los jóvenes, sólo un 2,1% del total de consumidores de alcohol; y es más frecuente en el sexo masculino (4%) vs femenino (1,7%) (p-valor 0,004).

Los lugares habituales de consumo son los bares o pubs (49,2%) seguido de discotecas (45,3%). El conocido botellón, lo practican un 30,8% de los encuestados. Otros lugares donde beben son: en casa de otras personas (13,8%), su propia casa (6,1%), y en restaurantes (4,2%).

En relación al curso es significativo ($p<0,001$) que los alumnos de cursos superiores realizan el consumo de bebidas alcohólicas en mayor frecuencia en bares/pubs (72,5%) y discotecas (62,4%) que lo que lo hacen los de 2° ESO que consumen en bares o pubs (19,4%) y en discotecas (19,3%).

Sobre el tipo de bebida alcohólica que consumen los adolescentes predomina la cerveza (35,4%) los días laborables, y las copas o cubatas (60,2%) seguido de cerveza (48,6%) los fines de semana, encontrando diferencias entre los hombres y mujeres (Figura 39).

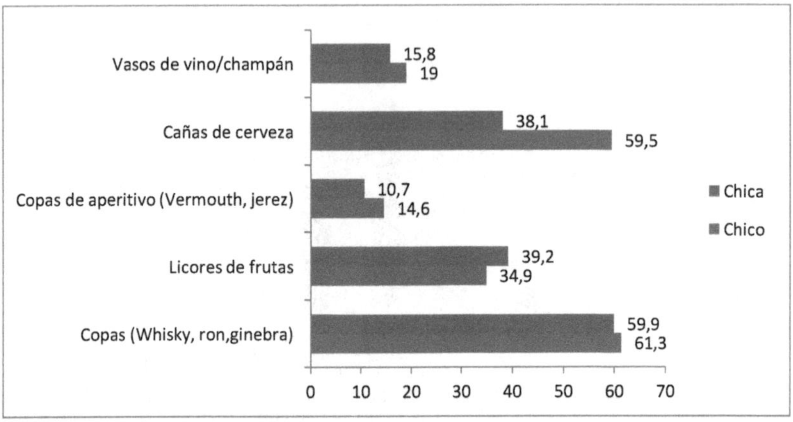

Fig. 39. Tipo de bebida alcohólica que consumen los adolescentes los fines de semana (porcentaje).

1.7.4. Intoxicaciones etílicas (Borracheras).

El 64% de los alumnos encuestados contesta haber tenido al menos una intoxicación aguda en los últimos 12 meses; de éstos, un 36,8% se ha emborrachado en más de dos ocasiones en el último año; siendo más frecuente a medida que aumenta el curso académico (p-valor <0,001). Según el sexo, los chicos beben más cantidad de alcohol que las chicas tanto los días de diario como los fines de semana, aunque no hemos encontrado diferencias en cuanto al número de intoxicaciones etílicas en los últimos 12 meses. Si analizamos el consumo, teniendo en cuenta que una Unidad Básica de Alcohol (UBA) es igual a 10 gramos de alcohol, equivalente a 1 caña, 1 vaso de vino o media consumición de destilados y entendiendo como de riesgo: >20 gr/ día en la mujer y de >40 gr/día en el hombre; no encontramos diferencias en cuanto a la distribución por sexos (3% vs 2,8%).

1.7.5. Adquisición de bebidas alcohólicas.

Han comprado bebidas alcohólicas para su consumo personal el 59,6% de los adolescentes, proporción que aumenta de forma significativa con la edad ($p<0,001$) (76,7% de 2º Bach vs 39,5% 2º ESO). La distribución por cursos se muestra en la siguiente tabla: (tabla 31).

Tabla 31. Adquisición de bebidas alcohólicas según curso.

			CURSO AL QUE PRETENECES				
	p<0,001		2º ESO	3º ESO	4º ESO	1º Bachillerato	2º Bachillerato
¿HAS COMPRADO BEBIDAS ALCOHÓLICAS PARA TI?	Si	Recuento	126	216	273	285	204
		%	39,5%	50,2%	64,1%	69,2%	76,7%
	No	Recuento	193	214	153	127	62
		%	60,5%	49,8%	35,9%	30,8%	23,3%

1.7.6. Motivación para el consumo de alcohol.

Piensan que las bebidas alcohólicas hacen las fiestas más divertidas el 48,8% de los adolescentes encuestados, con un ligero predominio del sexo masculino (51,7%) respecto al femenino (45,5%) y los alumnos de cursos superiores (62,1% en 2º Bach vs 38,4% 2º ESO) ($p<0,001$).

Para el 35,4% el alcohol les hace más fácil estar con otras personas. No hay diferencias con el sexo pero sí que los alumnos de cursos superiores creen que el alcohol les facilite las relaciones (50,4% 2º Bach vs 21% 2º ESO) ($p<0,001$).

Opinan que el alcohol hace a las personas más románticas el 22,8% (27,2% chicos vs 18% chicas) ($p<0,001$). Los alumnos de 2º Bach son los que en mayor porcentaje piensan así (32,4%) vs 2º ESO (17,8%) ($p<0,001$).

Sin embargo, el 74,4% cree que si no beben alcohol se divierten igual, sin diferencias en cuanto a sexo o curso.

Un 5,5% de adolescentes declara que no puede dejar el alcohol (6,7% de los chicos y 4,2% de las chicas) ($p=0,007$).

El 73,5% piensan que la mayoría de los adultos toman bebidas alcohólicas.

1.7.7. La conducción y el alcohol.

Un 8,3% de los alumnos encuestados refieren que han conducido bajo los efectos del alcohol y un 20,4% que han montado en coche o moto donde el conductor había ingerido bebidas alcohólicas.

1.7.8. Consumo de alcohol en el entorno del adolescente.

Declaran que en los últimos 30 días su padre ha bebido todos o casi todos los días alcohol moderadamente (12,1%) y ha abusado del mismo (0,6%), sin encontrar diferencias en cuanto al sexo o curso escolar.

Con respecto a la madre refieren que ésta ha bebido todos o casi todos los días moderadamente (4,7%) y ha abusado del alcohol (0,3%). No hay diferencias con el sexo y curso.

El 76,9% de los adolescentes refieren que sus amigos beben alcohol, sin diferencias en cuanto al sexo (79,8% de las chicas y el 74,3% de los chicos ($p<0,001$)), pero sí en cuanto al curso escolar, aumentando este porcentaje en los cursos superiores (96,4% 2º Bach vs 52,7%2º ESO) ($p<0,001$).

1.7.9. Factores que influyen en el hábito del alcohol: Análisis multivariante.

Los factores que influyen en el hábito de beber se exponen en la tabla 32. Los alumnos de 2º de Bachillerato son los que más beben (95.4%), con una OR de 4,978 (IC al 95%: 3,453- 7,175).

El hábitat rural se asocia a un mayor consumo de alcohol estadísticamente significativo (p-valor 0,028). En cuanto a los progenitores, el que ambos sean de nacionalidad extranjera se asocia a un menor riesgo de consumo de alcohol (p-valor 0,013).

No encontramos asociación con la titularidad del colegio, el número de hermanos, el patrón de convivencia familiar, la situación laboral de los padres ni el nivel socioeconómico; pero sí con el nivel de estudios de los padres, de tal manera que el consumo de alcohol era mayor en adolescentes cuyos padres tenían estudios elementales o no tenían.

Otros factores asociados al hábito del alcohol fueron el sacar peores notas que el resto de compañeros, repetir curso, haber fumado en alguna ocasión, haber tomado drogas, hacer novillos, robar cosas con frecuencia, el acceso en internet a vídeos de contenido sexual, el estado de ánimo negativo y mantener relaciones sexuales con penetración.

Según el modelo de regresión logística multivariante recogido en la tabla 33, el factor que más influye en el consumo de alcohol es el consumo por parte de las amistades (OR 4,52, IC al 95%: 2,41-8,49). Este hecho se refuerza con el dato de que la valoración positiva de la relación con los amigos influye con el consumo de alcohol (OR 1.30, IC al 95%: 1,16-1,46). También el pertenecer a cursos superiores, el consumo de drogas en alguna ocasión y el haber montado en algún vehículo bajo los efectos del alcohol asocian OR por encima de 2.

Otros factores que presentan mayor riesgo de consumo de alcohol son los que presentan un patrón antisocial (roban cosas con frecuencia), los que han fumado, mantienen relaciones sexuales con penetración, salen con amigos con frecuencia, o los que regresan tarde a casa. Pero por el contrario, tener una buena relación con el padre y profesores se comporta como un factor de protección.

Tabla 32. Modelo de regresión logística multivariante del consumo de alcohol.

		N (%)	Consumo de alcohol (%)	p-valor	OR	IC 95 %	
Sexo	**Varones**	1.270 (52,7%)	75,6	0,05	0,91	0,75	1,10
	Mujeres	1.142 (47,3%)	78,9				
Curso	**2º ESO**	566 (23,5%)	56,8	<0,001			
	3º ESO	622 (25,8%)	69,7		1,38	0,97	1,96
	4º ESO	487 (20,2%)	87,7		2,98	2,13	4,16
	1º Bach	457 (18,9%)	90,2		2,93	2,09	4,10
	2º Bach	280 (11,6%)	95,4		4,98	3,45	7,17
Tipo de Colegio	**Público**	818 (33,9%)	78	0,151			
	Concertado	1.532 (63,5%)	77,1		1,06	0,87	1,30
	Privado	62 (2,6%)	67,2		1,73	0,92	3,25
Hábitat del colegio	**Urbano**	2.105 (87,3%)	82,1	0,028	0,7	0,55	0,95

	Rural	307 (12,7%)	76,5				
Nacionalidad del alumno	**Española**	2.267 (94%)	77,6	0,069	0,73	0,47	1,12
	Otro país	145 (6%)	71				
Nacionalidad de los padres	**Ambos españoles**	2.184 (90,5%)	78	0,013			
	Ambos extranjeros	114 (4,7%)	66		0,95	0,57	1,58
	Padre o madre extranjeros	103 (4,3%)	71,1		0,59	0,36	0,99
	No sabe/no contesta	11 (0,5%)					
Número de hermanos	**Hijos únicos**	438 (18,2%)	76,2	0,376			
	Un hermano	1.491 (61,8%)	78,1		0,88	0,68	1,13
	Dos o más hermanos	483 (20,0%)	75,3		1,14	0,84	1,55
	No contesta	1 (0,04%)					
Convivencia con padres	**Padre y madre y/o hermanos**	1.816 (75,4%)	77,4	0,76	1,09	0,87	1,35
	Otras situaciones**	593 (24,6%)	76,8				
	No contesta	3 (0,1%)					
Nivel de estudio de los padres:	**Sin estudios o estudios elementales de ambos o uno de los padres**	406 (16,8%)	83,2	<0,001			
	Estudios medios	571 (23,7%)	79,5		0,92	0,68	1,23
	Estudios superiores de ambos o uno de los padres	1.098 (45,5%)	76,3		1,02	0,79	1,33
	Otras situaciones (no saben o no contestan	337 (14,0%)			0,68	0,47	0,97
Situación laboral de los padres:	**Trabaja madre y padre**	1.446 (60%)	77,5	0,914			
	Trabaja madre o padre	791 (32,8%)	77,6		1,18	0,96	1,45
	Otras situaciones**	116 (4,8%)	75,9		1,30	0,83	2,02
	No contestan	59 (2,4%)					
Nivel socioeconómico	**Bajo**	109 (4,5%)	75,2	0,863			
	Medio	842 (34,9%)	77		1,24	0,79	1,96
	Alto	1.461 (60,6%)	77,4		1,03	0,84	1,25
Notas peores que la media de la clase	**NO**	2.005 (83,1%)	75,5	<0,001	1,19	0,94	1,51
	SI	406 (16,8%)	85,5				
	No contesta	1 (0,04%)					
Repetir curso:	**No**	1.797 (74,5%)	73,6	<0,001			
	1 curso	401 (16,6%)	87,3		1,51	1,18	1,92
	2 o más cursos	208 (8,6%)	88,9		1,65	1,21	2,25
	No contesta	6 (0,2%)					
Acceso a vídeos de contenido sexual:	**No**	2.125 (88,1%)	75,4	<0,001	2,11	1,61	2,77
	Si	272 (11,3%)	90,8				
	No contesta	15 (0,6%)					
Fumar	**NO**	1.517 (62,9%)	65,3	<0,001	3,63	2,98	4,44
	SI	881 (36,5%)	97,4				
	No contesta	14 (0,6%)					
Drogas	**NO**	1.980 (82,1%)	97,7	<0,001	5,86	4,62	7,43

	SI	881 (17,7%)	72,7				
	No contesta	4 (0,2%)					
Novillos	**NO**	2.135 (88,5%)	75,1	< 0,001	2,95	2,25	3,87
	SI	271 (11,2%)	93,7				
	No contesta	6 (0,2%)					
Robar	**NO**	2.304 (95,5%)	76,6	0,002	2,57	1,65	4,01
	SI	94 (3,9%)	90,4				
Estado de ánimo	**Negativo**	358 (14,8%)	84,6	<0,001	0,83	0,65	1,07
	Positivo	2.049 (85,0%)	75,9				
	No contesta	5 (0,2%)					
Relaciones sexuales con penetración	**NO**	1.663 (68,9%)	69,1	<0,001	3,69	3,02	4,51
	SI	726 (30,1%)	95,7				
	No contesta	23 (1,0%)					

Tabla 33. Factores que influyen en el hábito de alcohol de los adolescentes. Modelo multivariante de regresión logística.

		p-valor	**OR**	**I.C. 95% para OR**	
				Inferior	**Superior**
CURSO AL QUE PRETENECES	**2º ESO (Referencia)**	0,000			
	3º ESO	0,164	1,37	0,88	2,12
	4º ESO	0,000	2,32	1,52	3,52
	1º Bachillerato	0,000	2,20	1,41	3,42
	2º Bachillerato	0,001	2,42	1,47	3,99
¿Has fumado alguna vez? (SI/NO)		0,000	1,69	1,30	2,18
¿Alguna vez has tomado drogas? (SI/NO)		0,000	2,22	1,65	2,99
Relaciones sexuales con penetración (SI/NO)		0,000	1,62	1,25	2,10
Salir con los amigos (Casi todos los días/ 1 ó 2 veces por semana o menos)		0,001	1,58	1,21	2,07
La mayoría de mis amigos beben (Acuerdo/Desacuerdo)		0,000	4,52	2,41	8,49
Hora de regreso a casa (Después de la una/Antes de la una)		0,000	1,73	1,32	2,28
¿Te has montado en una moto o un coche conducido por alguien bajo los efectos de alcohol? (Alguna vez/Nunca)		0,000	2,09	1,60	2,73
Robar cosas con frecuencia (SI/NO)		0,035	1,84	1,04	3,24
Valoración positiva de la relación con...	**... tu Padre**	0,011	0,94	0,90	0,99
	... tus Profesores	0,000	0,89	0,84	0,95
	... tus Amigos	0,000	1,30	1,16	1,46

1.8. Consumo de drogas no legales.

1.8.1. Prevalencia de la experimentación.

Han tomado alguna vez drogas el 17,8% de los adolescentes encuestados, en mayor porcentaje los chicos (20,5%) que las chicas (14,7%) (p<0,001). (Fig.40).

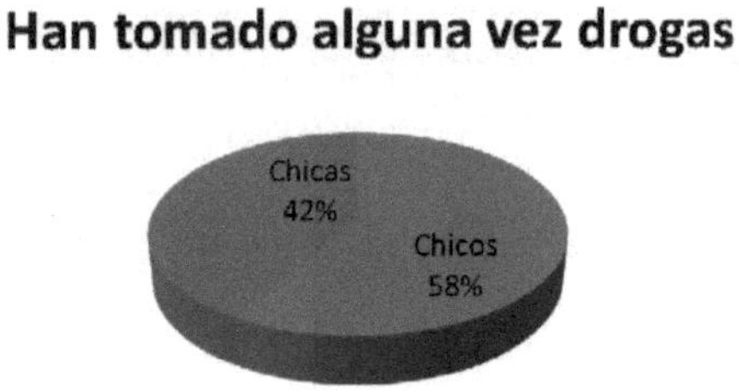

Fig. 40. Prevalencia de experimentación con drogas según sexo (%).

El consumo de drogas aumenta con la edad, los de 2° Bach (34,7%) son los que en mayor porcentaje refieren haber tomado alguna vez drogas y los que menos los de 2° ESO (6,7%) (p<0,001). La descripción según curso se hace en el gráfico 41.

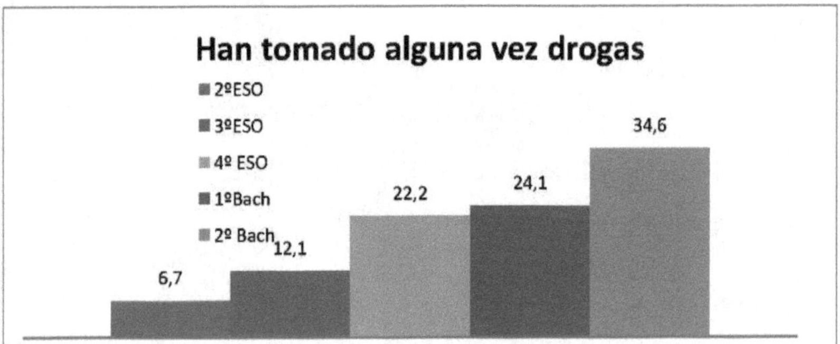

Fig. 41. Prevalencia de consumo de drogas según curso (%).

1.8.2. Edad de inicio.

Algo más de la mitad de los adolescentes que refieren haber tomado drogas inician su consumo entre los 15-16 años (53,1%). Los que inician el consumo a edades más precoces son los chicos, así el porcentaje de chicos que se inician en el consumo de drogas con 12 años o menos es del 10,5% vs el 4,2% de las chicas que se inician en el consumo más tarde ($p<0,001$).

En la figura 42 se muestra la edad de inicio del consumo de drogas según sexo.

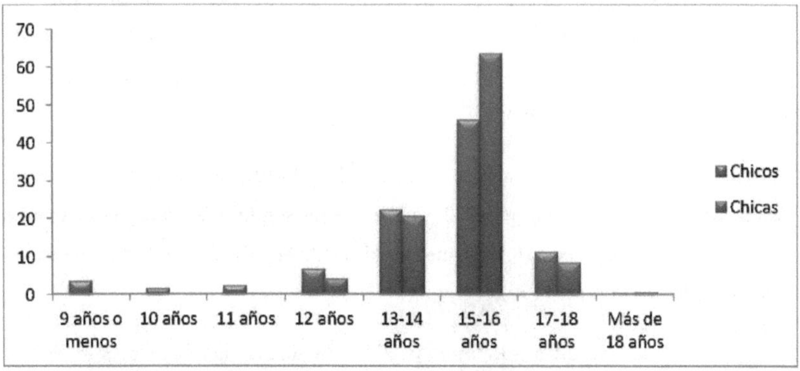

Fig.42. Edad de inicio del consumo de drogas según sexo (%).

1.8.3. Tipo de droga.

De los adolescentes que declaran haber probado drogas, han tomado **tranquilizantes o pastillas para dormir con prescripción médica** el 13,9% de los adolescentes, de ellos el 2,6% refiere que los ha tomado en los últimos 30 días. No hay diferencias significativas en cuanto al sexo ni curso.

Sin embargo refieren que han tomado **tranquilizantes o pastillas para dormir sin haberlas prescrito un médico** el 7,2%. Refieren que los han consumido en los últimos 30 días el 1,6%. No hay diferencias estadísticamente significativas en relación al sexo ni al curso.

El **hachís o marihuana (porros, cannabis, hierba...)** es la droga más consumida por el 95,8% de los alumnos (94,6% chicos y 97,6% de las chicas). Refieren que lo han consumido en los últimos 30 días el 22,7%. No hay diferencias estadísticamente significativas con respecto al sexo ni al curso.

Declaran consumir porros a diario el 33,2% (36,7% de los chicos y el 27,7% de las chicas ($p=0,056$). Según el curso los más consumidores son los menores de 2º ESO (63,9%), seguido de 3º ESO (47,3%), 4º ESO (44,6%), 1º Bach (22,7%) y 2º Bach (20,8%) ($p<0,001$).

El número de porros diarios que han fumado es un porro al día (11,8%), de 2-3 porros (8,9%), 4-5 porros (4,5%) y más de 5 porros diarios (8%). Son los chicos los que más porros fuman al día (10%) vs las chicas (4,2%) ($p=0,031$), y según el curso los de 3º ESO (18,9%) seguido de 2º ESO (10,5%) siendo los que menos porros fuman al día los de 1º Bach (2,7%) ($p<0,001$).

Refieren que han consumido **cocaína** el 6,1% de los adolescentes, siendo estadísticamente significativo ($p=0,002$) que los chicos son los que realizan este tipo de consumo con más frecuencia (8,5%) que las chicas (2,4%). De ellos lo han hecho en los últimos 30 días el 1,9%.

Han tomado **speed o anfetaminas** el 10,9% siendo significativo ($p<0,001$) el mayor consumo de chicos (15,2%) que de chicas (4,2%). En los últimos 30 días lo han tomado el 2,6% de los adolescentes.

Un 6,9% ha consumido **éxtasis** (8,2% de los chicos y 4,8% de las chicas) ($p=0,019$), de los cuales lo ha hecho en los últimos 30 días el 1,9%.

El 4% refiere que ha probado **inhalantes volátiles (pegamentos, disolventes...).** Es significativo ($p=0,007$) la mayor proporción del consumo de chicos (6,2%) que de chicas (0,6%). El 2,1% lo han probado en los últimos 30 días.

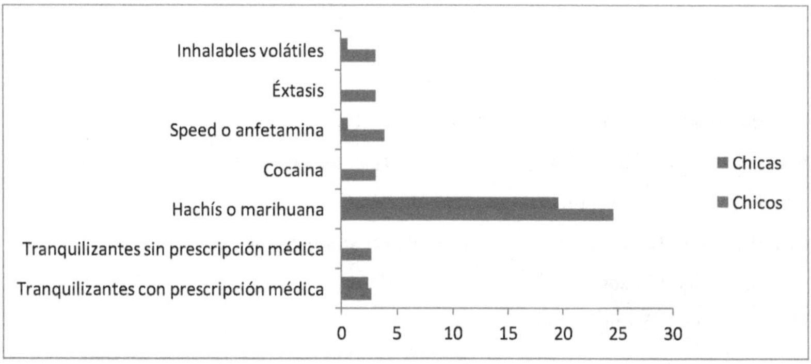

Figura 43. Porcentaje de consumo de otras drogas según sexo en los últimos 30 días.

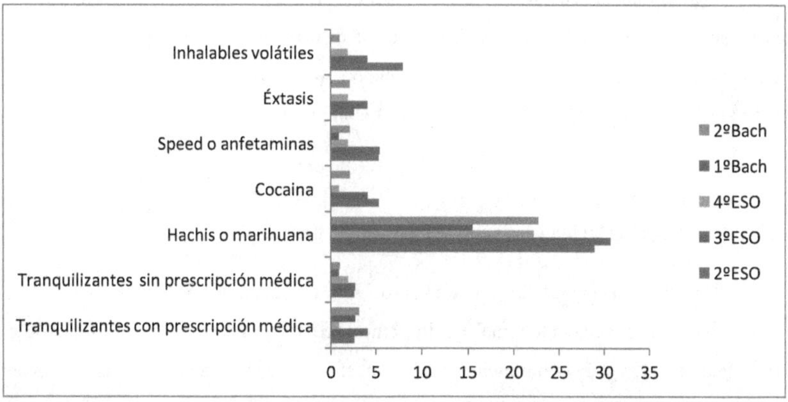

Figura 44. Porcentaje de consumo de otras drogas según curso en los últimos 30 días.

1.8.4. Consumo de drogas a solas.

Sobre el consumo que hacen de forma individual, refieren que han consumido alguna vez drogas estando solo/a el 24,6% de los adolescentes, de ellos lo hacen casi siempre el 4,7%. Tiene significación estadística (p=0,003) que son los chicos los que consumen drogas en más frecuencia estando solos que las chicas, un 7,3% de los chicos lo hace casi siempre y solo un 0,6% de las chicas.

1.8.5. Opinión del entorno sobre el consumo de drogas.

Un 15,7% refieren que alguna vez le han dicho sus familiares o amigos que deberían reducir el consumo de drogas, de ellos a un 6,8% refieren que se lo dicen casi siempre. Tiene significación ($p<0,001$) la mayor frecuencia con que alguna vez se lo han dicho a los chicos (18,1%) que a las chicas (12%). Según el curso, al 18,4% de los alumnos de 2° ESO refieren que sus familiares o amigos les dicen casi siempre que deberían reducir el consumo de drogas, seguido de 3° ESO (13,3%), 2° Bach (6,6%), 4° ESO (2,8%) y 1° Bach (2,7%) ($p=0,002$).

1.8.6. Intento de dejar o reducir el consumo.

Han intentado reducir o dejar de consumir drogas sin conseguirlo (alguna vez o casi siempre) el 16,7%. No hay significación estadística con el sexo. Según el curso, los alumnos de 3° ESO son los que lo han intentado con más frecuencia (28%), seguido de 2° ESO (26,3%), 4° ESO (16,2%), 2° Bach (14,4%) y 1° Bach (8,1%) ($p=0,02$).

1.8.7. Problemas relacionados con el consumo de drogas.

Declaran haber tenido problemas debido al consumo de drogas el 16,3% (discusión, peleas, accidentes, mal rendimiento escolar….) considerando alguna vez o casi siempre. No hay diferencias con respecto al sexo. Según el curso tiene significación estadística ($p<0,001$) que esto les sucede con más frecuencia, a los menores de 2° ESO (36,8%), disminuyendo con la edad (22,7% en 3° ESO, 17,8% en 4° ESO, 11,8% en 1° Bach y 7,2% en 2° Bach).

1.8.8. Valoración de su peligrosidad.

En relación a la valoración de peligrosidad que hacen los adolescentes sobre las diferentes drogas:

- El 25,1% considera el consumo de **tranquilizantes cuando son prescritas por un médico** peligroso o muy peligroso, moderadamente peligroso el 35,9% y poco o nada peligroso el 18%. Es significativo ($p<0,001$) que son los chicos los que en mayor frecuencia considera su consumo peligroso o muy peligroso (29,8%) vs las chicas (20%). No hay diferencias con respecto al curso.

- Los adolescentes consideran peligroso el consumo de **tranquilizantes sin prescripción médica** (79,2%), moderadamente peligroso (11,8%) y poco o nada peligroso el 8%. Según el sexo, el 44,2% de los chicos y el 38,8% de las chicas consideran su consumo peligroso o muy peligroso ($p<0,001$). No hay significación con respecto al curso.
- El 79,3% de los adolescentes consideran el consumo de **hachís o marihuana** peligroso o muy peligroso, moderadamente peligroso (11,8%) y poco o nada peligroso el 17,7%. Es significativo ($p<0,001$) que son los chicos los que creen que es poco o nada peligroso con más frecuencia (12,5%) que las chicas (4,9%). También es significativo ($p<0,001$) que a medida que aumenta la edad disminuye el criterio que tienen de peligrosidad, así el 15,2% de los alumnos de 2º Bach piensan que su consumo es poco o nada peligroso, el 10,3% de los alumnos de 1º Bach, el 9,9% en 4º ESO, el 8,1% en 3º ESO y en menor medida, el 4,6% en 2º ESO.
- El consumo de **cocaína** lo consideran peligroso o muy peligroso el 97,5%, moderadamente peligroso el 1% y poco o nada peligroso el 1,3%.
- Consideran peligroso o muy peligroso el consumo de **speed o anfetaminas** el 96,3%, moderadamente peligroso el 1,8% y poco o nada peligroso el 2,4%.
- Para el 97,1% de los adolescentes **el éxtasis** es peligroso o muy peligroso, moderadamente peligroso 1,3% y poco o nada peligroso el 1,6%.
- El consumo de **inhalables volátiles (pegamentos, disolventes...)** es considerado peligroso o muy peligroso para el 92,9%, moderado (3,7%) y poco o nada peligroso para el 3,4%.

1.8.9. Asociación de hábitos de riesgo en amigos o compañeros.

En relación al consumo de alcohol, tabaco, cannabis o si se emborrachan sus amigos o compañeros:

- El 25% refiere que casi todos sus amigos fuman. Solo el 6,4% de los alumnos refieren que ninguno de sus amigos fuma.
- El 64,7% refiere que casi todos sus amigos beben alcohol. Solo el 3,3% refieren que sus amigos no beben. Es significativo ($p<0,001$) que son los de cursos superiores los que refieren en mayor medida que beben casi todos sus amigos disminuyendo este porcentaje con la edad (90,3% 2° Bach, 86,4% 1° Bach, 78,6% 4° ESO, 53,1% 3° ESO, 35,1% 1°ESO).
- Refieren que se han emborrachado alguna vez casi todos sus amigos el 56,4%. Sólo el 4,4% de los alumnos refiere que sus amigos no se han emborrachado nunca.
- Refieren que fuman cannabis (porros) casi todos sus amigos el 5,8%, sólo algunos de ellos el 42,8%.
- Sus amigos consumen casi todos drogas en el 3,6% de los casos, sólo consumen algunos de ellos el 22,7%.

1.8.10. Recepción de información sobre drogas.

En cuanto a si se consideran suficientemente informados sobre drogas, el 89% de los adolescentes creen estar perfectamente o suficientemente informados (91,5% de los chicos y el 86,3% de las chicas) ($p<0,001$). Sólo se consideran a medias informados el 7,5% y poco o mal informados el 3,4%. Los alumnos menores de 2° ESO son los que en mayor frecuencia refieren que se consideran poco o mal informados sobre drogas (5,9%) vs los alumnos mayores de 2° Bach (0,8%) ($p<0,001$).

Los alumnos refieren recibir la mayor parte de la información sobre drogas de los profesores (70,5%), de los padres (67,3%), profesionales sanitarios (48,2%), a través de los medios de comunicación (42,5%), internet (38,5%), los amigos (33,9%), personas que han tenido contacto con las drogas (23,6%), libros (16,7%), y otras personas (5,3%) (Figura 45).

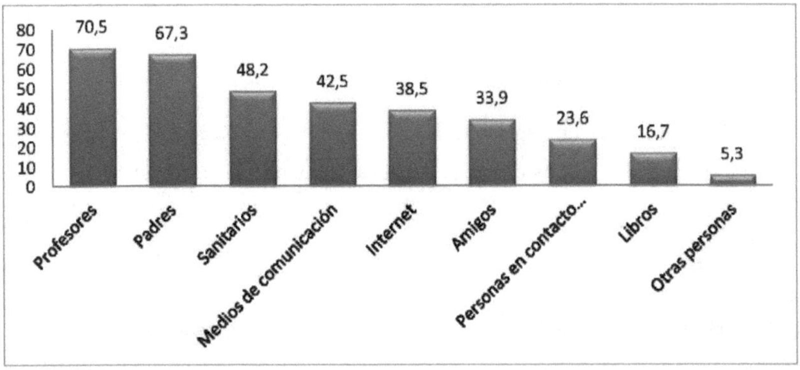

Figura 45. Origen de la información sobre drogas por los diferentes agentes y personas del entorno escolar (%).

1.9. Estados de ánimo.

1.9.1. Características del estado de ánimo.

Las características del estado de ánimo se pueden ver en la tabla 34. Destaca sobre todo un porcentaje del 24,6% que declaran estar siempre o a menudo muy cansado/a para hacer cosas, seguido de nervioso/a o en tensión (22,6%) y de los problemas para quedarse dormido/a o despertarse antes de la hora (22,2%).

Tabla 34. Descripción del estado de ánimo de los adolescentes de la muestra (porcentaje).

	Muy cansado para hacer cosas	Problemas para quedarse dormido o despertarse antes de la hora	Desplazado, triste, deprimido/a	Desesperanzado/a cara al futuro	Nervioso/a o en tensión	Aburrido/a de las cosas
Nunca	**3,7**	**16,8**	**19,8**	**31,1**	**8,6**	**9,9**
Casi nunca	**18,1**	**28**	**41,4**	**33,3**	**22,2**	**26,3**
A veces	**53,6**	**33**	**29,9**	**25,1**	**46,7**	**44**
A menudo	**19,7**	**17,4**	**8**	**8,9**	**19,4**	**16,7**
Siempre	**4,9**	**4,8**	**0,9**	**1,5**	**3,2**	**3,3**

1.9.2. Prevalencia de estado de ánimo negativo.

La prevalencia de estado de ánimo negativo, considerando que respondían siempre o a menudo en tres o más de los 6 aspectos valorados, fue globalmente del 14,9%.

1.9.3. Relación del estado anímico negativo con las variables sociodemográficas.

La tabla 35 resume los principales resultados del estado anímico relacionados con las variables sociodemográficas de la población adolescente estudiada. El análisis bivariado de los diversos factores con el estado de ánimo negativo mostró diferencias estadísticamente significativas en función del sexo, curso, tipo de colegio, hábitat del colegio, tipo de convivencia familiar y trabajo de los padres fuera de casa.

La proporción de niñas que se sentían con tres o más problemas del estado de ánimo fue del 16., % (OR: 1,36, IC95%: 1,09-1,71). Los escolares de segundo de bachillerato fueron los que manifestaron más problemas de ánimo 20,7% (OR: 1,78, IC25%:1,22-2,60), tomando como referencia los de segundo de la ESO. El colegio privado y el hábitat urbano se asociaron a un incremento del estado de ánimo negativo, alcanzando diferencias estadísticamente significativas (p=0,042 y p=0,048, respectivamente). Por el contrario, factores socioeconómicos de los padres como el trabajo de los dos progenitores y el modelo de convivencia más habitual del padre, la madre y/o hermanos se presentan como factores de menor riesgo para el estado de ánimo negativo. Otro factor adicionalmente vinculado al estado de ánimo negativo es el ser hijo único, frente al tener uno, dos o más hermanos. No aparece asociación con la nacionalidad de los padres o del alumno, ni con el nivel de estudios de los padres.

Tabla 35. Características sociodemográficas de los adolescentes de la muestra que respondieron a la encuesta y la relación con su estado anímico negativo (OR obtenidad a partir de un modelo de Regresión logística univariante).

	Total n (%)	Estado de ánimo negativo n (%)	0R (IC 95%)	p-valor
Sexo				0,007
Varones	1.270 (52,7)	165 (13)		
Mujeres	1.142 (47,3)	193 (16,9)	1.36 (1,09 – 1,71)	
Curso				0,013
2º ESO	566 (23,5)	72 (12,8)		
3º ESO	622 (25,8)	100 (16,1)	1,31 (0,94 – 1,81)	
4º ESO	487 (20,2)	72 (14,8)	1,18 (0,83 – 1,68)	
1º Bach	457 (18,9)	56 (12,3)	0,95 (0,65 – 1,38)	
2º Bach	280 (11,6)	58 (20,7)	1,78 (1,21 – 2,60)	
Tipo de colegio				0,042
Público	818 (3,.9)	101 (12,4)		
Concertado	1.532 (63,5)	245 (16)	1,34 (1,05 – 1,72)	
Privado	62 (2,6)	12 (19,4)	1,69 (0,87 – 3,29)	
Hábitat del colegio				0,048
Urbano	2.105 (87,3%)	324 (15,4)	1,46 (1,00 – 2,12)	
Rural	307 (12,7%)	34 (11,1)		
Nacionalidad del alumno				0,888
Española	2.267 (94)	336 (14,8)		
Otro país	145 (6)	22 (15,3)	1,03 (0,65 – 1,65)	
Nacionalidad de los padres				0,368
Ambos españoles	2.184 (90,5)	318 (14,6)		
Ambos extranjeros	114 (4,7)	17 (15)	1,04 (0,61 – 1,76)	
Padre o madre extranjeros	103 (4,3)	20 (19,4)	1,41 (0,85 – 2,33)	
No sabe/no contesta	11 (0,5)			
Número de hermanos				0,062
Hijos únicos	438 (18,2)	77 (17,6)		
Un hermano	1.491(61,8)	223 (15)	0,83 (0,62 – 1,10)	
Dos o más hermanos	483 (20)	58 (12,1)	0,64 (0,45 – 0,93)	

No contesta	1			
Convivencia con padres				<0,001
Padre y madre y/o hermanos	1.816 (75,4)	243 (13,4)		
Otras situaciones*	593 (24,6)	115 (19,5)	1,57 (1,23 – 2,00)	
No contesta	3			
Nivel de estudio de los padres:				0,817
Sin estudios o estudios elementales de ambos o uno de los padres	406 (16,8)	61 (15,1)		
Estudios medios	571 (23,7)	87 (15,3)	1,01 (0,71 – 1,45)	
Estudios superiores de ambos o uno de los padres	1.098 (45,5)	166 (15,1)	1,00 (0,73 -1,38)	
Otras situaciones (no saben o no contestan	337(14)			
Nivel socioeconómico de los padres:				0,018
Trabaja madre y padre	1.446 (60)	189 (13,1)		
Trabaja madre o padre	791 (32,8)	135 (17,1)	1,37 (1,08 -1,74)	
Otras situaciones**	116 (4,8)	24 (20,7)	1,73 (1,08 – 2,78)	
No contestan	59 (2,4)			

* Madre solo, padre solo, pareja del padre, pareja de la madre, abuelos u otros familiares, solo, en centro educativo, en institución o en pareja.

** Parado, jubilado, pensionista, fallecido, trabaja en tareas de la casa

1.9.4. Relación del estado de ánimo negativo con los hábitos, conductas y actitudes de los adolescentes.

La tabla 36 resume la frecuencia de los hábitos, conductas y actitudes de riesgo de los adolescentes encuestados, así como el análisis bivariante de éstos con el estado de ánimo negativo. De esta manera encontramos asociación estadísticamente significativa y una OR por encima de 1, con la mayoría de las variables de riesgo. Sin embargo no se encuentra asociación con repetir dos o más cursos, haber sufrido un accidente, fumar a diario, emborracharse con frecuencia, consumir porros a diario, tomar fruta diariamente y la utilización de la píldora del día después.

Tabla 36: Influencia del estado anímico negativo en las actitudes, hábitos y conductas de riesgo (OR obtenidad a partir de un modelo de Regresión logística univariante).

	Total n (%)	Estado de ánimo negativo n (%)	OR (IC 95%)	p-valor
Notas peores que la media de la clase (he unido peores y mucho peores)	406 (16,8)	104 (25,8)	2,4(1,85-3,1)	<0,001
Han repetido un curso	401 (16,7)	76 (19)	1,5(1,13-1,99)	0,008
Han repetido dos o más cursos	208 (8,6)	38 (18,4)	1,43 (0,98-2,08)	0,145
Ven la televisión más de 3 horas al día	371 (15,4)	74 (19,9)	1,54(1,16-2,04)	0,003
Se agobian si no se pueden conectar a internet	559 (23,2)	149 (26,7)	2,85(2,25-3,61)	<0,001
Acceden a fotos o vídeos de contenido sexual con frecuencia	272 (11,3)	57 (21)	1,62 (1,18-2,23)	0,003
En el último mes ha sufrido un accidente que requirió asistencia médica	338 (14)	53 (15,7)	1.07(0.78-1.48)	0.660
Han fumado alguna vez	881 (36.5)	178 (20.3)	1,89(1,51-2,37)	<0,001
Fuman a diario	250 (10,4)	53 (21,3)	1,11(0,77-1,60)	0,563
Han bebido alguna vez al menos medio vaso de bebida alcohólica	1.857 (77)	302 (16,3)	1,74(1,29-2,37)	<0,001
Se han emborrachado más de dos veces en los últimos 12 meses	681 (28,2)	122 (17,9)	1,74(1,29-2,37)	0,158
Han tomado drogas alguna vez	428 (17,7)	86 (20,1)	1,58(1,21-2,07)	0,001
Consumen a diario porros (en los últimos 30 días) (1 o más)	141 (5,9)	31 (22,1)	1,18(0,72-1,94)	0,504
Hacen novillos en la escuela con frecuencia	271 (11,3)	64 (23,6)	1,93 (1,42-2,63)	<0,001
Roban cosas con frecuencia	94 (3,9)	30 (31,9)	2,85 (1,82-4,47)	<0,001
Se ha sentido maltratado psicológicamente	562 (23,3)	150 (26,7)	2,93(2,31-3,71)	<0,001
Se ha sentido maltratado físicamente	344 (14)	94 (27,3)	2,54(1,94-3,33)	<0,001
Ha sufrido acoso sexual	158 (6,6)	48 (30,4)	2,73(1,90-3,91)	<0,001
Le han forzado a mantener una relación sexual	54 (2,2)	15 (28,3)	2,32(1,26-4,3)	0,005
Han intimidad a alguien	631 (26,2)	119 (18,9)	1,48(1,17-1,89)	0,001

Toman fruta a diario	1.086 (45)	157 (14,5)	0,94(0,75-1,18)	0,582
Peso por encima de lo normal	538 (22,4)	119 (22,1)	1,92(1,51-2,46)	<0,001
No hacen deporte	101 (4,2)	28 (28)	2,33(1,48-3,66)	<0,001
Relaciones sexuales con penetración	726 (30,4)	140 (19,3)	1,61(1,27-2,03)	<0,001
Utilización de la anticoncepción de emergencias o píldora del día después	151 (20,1)	28 (18,3)	0,93(0,59-1,48)	0,622

1.9.5. Modelo multivariante del estado de ánimo negativo.

En el modelo de regresión logística multivariante (tabla 37), en los resultados para la OR ajustada vemos que presentan mayor riesgo de estado de ánimo negativo las chicas, en 2º de Bachillerato, con situaciones familiares distintas a convivir con el padre, la madre y/o hermanos, con la situaciones laborales en las que no trabajan los dos miembros, el padre y la madre, con tener notas peores que la media, con dependencia a internet y acceso con frecuencia a fotos o vídeos de contenido sexual, con robar cosas con frecuencia, sentirse maltratado física o psicológicamente, haber sufrido acoso sexual o tener un peso por encima de lo normal.

Como factor de protección estaría tener hermanos, siendo estadísticamente significativa la categoría de dos o más.

Tabla 37. Modelo multivariante de regresión logística del estado anímico negativo en las actitudes, hábitos y conductas de riesgo. Odds Ratio ajustada.

		p-valor	OR	I.C. 95% para OR	
				Inferior	**Superior**
Sexo	**Chica VS Chico**	0,001	1,63	1,23	2,15
Curso al que perteneces	**2º ESO**	0,005			
	3º ESO	0,096	1,36	0,95	1,96
	4º ESO	0,754	1,06	0,72	1,57
	1º Bachillerato	0,792	0,95	0,63	1,43
	2º Bachillerato	0,002	1,95	1,29	2,97
¿Cuántos hermanos tienes?	**Ninguno**	0,003			
	Uno	0,218	0,82	0,6	1,12
	Dos o más de dos	0,001	0,5	0,33	0,75

Convivencia	**Otras situaciones VS Padre y madre y/o hermanos**	0,003	1,51	1,15	1,98
Situación Laboral	**Otras situaciones VS Trabajar padre y madre**	0,036	1,31	1,02	1,68
Tener notas peores que la media de la clase		<0,001	2,2	1,64	2,95
Agobiarse si no se pueden conectar a internet		<0,001	2,47	1,9	3,21
Acceso a fotos o vídeos de contenido sexual con frecuencia		0,023	1,57	1,07	2,32
Robar cosas con frecuencia		0,003	2,18	1,29	3,68
¿Sentirse maltratado psicológicamente?		<0,001	1,88	1,42	2,51
¿Sentirse maltratado físicamente?		0,012	1,55	1,1	2,17
¿Haber sufrido acoso sexual?		0,056	1,5	0,99	2,28
Peso por encima de lo normal		0,001	1,59	1,21	2,09

1.10. Maltrato y Acoso.

1.10.1. Maltrato psicológico.

Declaran que se han sentido maltratados psicológicamente el 23,5% de los adolescentes. De ellos refieren que ha sido en mayor frecuencia en el colegio (13%), en casa (6,7%), la calle (6,6%), y en otros sitios (2,2%). No se encuentran diferencias significativas en relación al sexo ni al curso.

Refieren que han sido amenazados/as por algún alumno/a de la escuela el 5,7% de los adolescentes encuestados.

1.10.2. Maltrato físico.

El 14,4% de los adolescentes declaran haber sido maltratados físicamente, con más frecuencia los chicos (18,1%) que las chicas (10,2%) ($p<0,001$). Refieren que ha sido en el colegio el 5,7%, en mayor porcentaje chicos (7,3%) que chicas (3,9%) ($p<0,001$). En casa (3%) y en otros sitios (1,6%). Un caso refiere que ha recibido maltrato en la cárcel.

1.10.3. Acoso sexual.

Declaran que han sufrido acoso sexual el 6,6%, siendo significativo ($p<0,001$) el mayor porcentaje de chicas (8,6%) que de chicos (4,7%). Refieren que han tenido acoso sexual según orden de frecuencia, en la calle 3,7%, en el colegio del 2,2%, en casa el 0,4% y otros sitios el 1,5%. Es estadísticamente significativo ($p<0,001$) que en la calle son las chicas las que refieren haber sufrido con más frecuencia acoso sexual.

Un 2,2% de adolescentes declara haber sido forzado/a a mantener una relación sexual.

1.10.4. Búsqueda de ayuda.

Del total de adolescentes encuestados, un 8,7% han recurrido cuando se han sentido maltratados a su madre, a algún amigo (7,6%) al padre (6,1%), a algún profesor (2,6%), a un hermano (2,4%) y a otro familiar (1,3%). El 4,7% refiere que no se lo ha contado a nadie. Las chicas recurren con más frecuencia a un amigo/a ($p=0,003$) y a un hermano ($p=0,011$) que los chicos, sin embargo los chicos recurren con más frecuencia al padre ($p=0,033$).

1.10.5. Causa del maltrato.

Entre los adolescentes que refieren que han sido intimidados y/o maltratados, desconocen el motivo el 10,8%, el 7,7% creen que es para molestarles, un 5,9% piensan que ha sido para gastarles una broma, el 4,5% creen que les han intimidado porque son diferentes, creen que se lo merecen el 1% y por otros motivos el 4,4%.

El 15% de los adolescentes que declaran haber intimidado a otros compañeros refieren que es porque les provocaron, para gastar una broma (11,5%), para molestar (4,9%), porque ellos han sido a su vez intimidados por otros/as (1,8%), porque las personas a las que intimidan son diferentes (gitanos, payos, extranjeros, deficientes...) (2,1%), porque sus compañeros son débiles (1,2%) o por otras causas (2,1%).

Son los chicos los que con mayor frecuencia han intimidado para gastar una broma (15,1% vs 7,4% chicas) y porque les provocaron a ellos (p<0,001), para molestar (p=0,019) y porque se lo hacen otros (p=0,010).

1.11. Conductas antisociales.

1.11.1. Novillos en la escuela.

El 11,3% refiere que hacen novillos con frecuencia en la escuela, siendo significativo (p<0,001) el mayor porcentaje declarado por los chicos (13,7%) que las chicas (8,6%). Según curso es más frecuente en los alumnos de 2º ESO (91,5%) disminuyendo en alumnos de cursos superiores (81,1% en 2º Bach) (p<0,001).

1.11.2. Robar cosas.

Un 3,9% refiere que roban cosas con frecuencia de los otros. Este porcentaje es superior en chicos (5,5%) que en chicas (2,2%) (p<0,001). No hay datos significativos según el curso.

1.12. Valoración que hacen de las personas de su entorno.

En una escala del 0 al 10, donde el 0 es la valoración mínima y 10 la máxima, la puntuación media que hacen los adolescentes encuestados de las personas de su entrono, se muestra en la siguiente tabla (Tabla 38).

Tabla 38. Puntuación media de las personas de su entorno.

			Estadístico
Tu Padre	Media		7,86
	Intervalo de confianza para la media al 95%	Límite inferior	7,76
		Límite superior	7,96
Tu Madre	Media		8,56
	Intervalo de confianza para la media al 95%	Límite inferior	8,48
		Límite superior	8,63
Tus hermanos	Media		7,06
	Intervalo de confianza para la media al 95%	Límite inferior	6,92
		Límite superior	7,20
Tus profesores	Media		5,85
	Intervalo de confianza para la media al 95%	Límite inferior	5,76
		Límite superior	5,94
Tus compañeros	Media		7,58
	Intervalo de confianza para la media al 95%	Límite inferior	7,51
		Límite superior	7,65
Tus amigos	Media		9,07
	Intervalo de confianza para la media al 95%	Límite inferior	9,02
		Límite superior	9,12

1.13. Alimentación.

1.13.1. Desayuno.

- Número de días a la semana que los adolescentes desayunan:

Desayunan antes de salir de casa todos los días el 79,2%, entre 4-6 días a la semana el 4,9%, de 1 a 3 veces semanales el 4,5%, sólo los fines de semana el 7,4%. Refieren que no desayunan nunca el 4%.

- Alimentos que toman al desayuno.

La mayoría toman lácteos o derivados (89,3%), cereales (45,1%), pastas, galletas o magdalenas (44,6%), fruta o zumo (22,9%), pan o tostadas (22,1%), otros alimentos el 7,9%.

- Relación del desayuno con variables sociodemográficas.

A diario desayunan con más frecuencia los chicos (84,1%) mientras que las chicas desayunan el 73,7% ($p<0,001$).

En relación al curso, se encuentra una disminución de la frecuencia de desayuno a medida que los adolescentes se hacen mayores, así desayunan a diario el 81,7% de los adolescentes de 2º ESO, el 81% de 3º ESO, 79,7% de 4º ESO, 75,2% en 1º Bach y el 75,7% en 2º Bach ($p=0,043$).

En cuanto a la titularidad del centro encontramos una disminución de la frecuencia de desayuno en los centros privados (72,6%) vs concertados (79%) y públicos (80,1%) que no resulta estadísticamente significativa ($p=0,355$).

En cuanto al país de origen, los nacidos en España presentan una prevalencia de desayuno a diario mayor (80,3%) vs otros países (61,1%) ($p<0,001$).

En cuanto al nivel socioeconómico observamos una mayor frecuencia de desayuno diario en nivel socioeconómico alto (81%) vs bajo (66,1%) ($p<0,001$).

No encontramos diferencias estadísticamente significativas según el hábitat.

- Relación entre el desayuno y el rendimiento académico.

Encontramos relación entre desayunar a diario y el rendimiento académico. Así, la frecuencia de desayunar a diario es menor entre los que sacan perores notas que la media de la clase (69,2% vs 81,2% $p<0,001$) y entre los que han repetido algún curso (69,9% vs 82,3% $p<0,001$).

- Modelo de regresión multivariante.

Según el modelo de regresión logística multivariante recogido en la tabla 39, el desayuno a diario es más frecuente en el sexo masculino, si ambos padres son españoles, al patrón de convivencia habitual (padre, madre y hermanos), a no tener notas perores que la media, no haber fumado nunca, no hacer novillos, y a unos hábitos de alimentación saludables (tomar fruta y lácteos a diario, no tomar bebidas no saludables y no tener sobrepeso).

Tabla 39. Modelo de regresión multivariante del desayuno.

		p-valor	OR	I.C. 95% para OR	
				Inferior	Superior
Sexo (chico vs chica)		<0,001	2,47	1,95	3,13
Nacionalidad de los padres	Ambos españoles (Ref)	<0,001	1,51	0,82	2,78
	Padres o madre extranjero	0,183	0,40	0,25	0,64
	Ambos extranjeros	<0,001	0,19	0,04	0,90
Convivencia con los padres (Otras situaciones VS Padre y madre y/o hermanos)		<0,001	1,56	1,21	2,00
No tener notas peores que la media		0,004	1,51	1,14	2,00
No haber fumado nunca		<0,001	1,90	1,51	2,40
No hacer novillos en la escuela con frecuencia		<0,001	1,86	1,35	2,57
Tomar fruta a diario		0,006	1,39	1,10	1,77
Tomar lácteos a diario		<0,001	2,67	2,11	3,38
No tomar bebidas no saludables		0,003	1,67	1,19	2,35
No tener el peso por encima de lo normal		<0,001	1,70	1,33	2,19

1.13.2. Grupos básicos de alimentos según sexo, curso y nivel socioeconómico.

En la tabla 40 se muestran los porcentajes de cada valor de respuesta (ninguna, 1 por semana, varias veces por semana, todos los días) para el consumo según el sexo de: pan, arroz o pasta (espaguetis, macarrones, cuscús), legumbres, ensaladas o verduras crudas ,verduras cocidas, pieza o zumo de fruta natural, zumos envasados, carnes rojas (buey, ternera, cerdo..), hamburguesas o salchichas, carne blanca (pollo, pavo..),pescado (cocido, crudo), huevos, lácteos (leche, yogurt, queso..) y frutos secos.

Tabla 40. Porcentaje de consumo de alimentos según la frecuencia semanal y sexo.

	Todos los días			Varias por semana			1 por semana			Ninguna		
	V	M	T	V	M	T	V	M	T	V	M	T
Pan	77,1	66,2	71,9	16,0	22,9	19,3	3,9	7,8	5,7	3,0	3,1	3,0
Arroz o pasta	3,3	1,7	2,5	49,7	40,0	45,1	44,4	54,8	49,4	2,6	3,5	3,0
Legumbres	2,1	1,2	1,7	45,6	41,6	43,8	47,1	50,4	48,6	5,2	6,8	6
Ensalada o verduras crudas	16,1	25,1	20,4	42,4	42,0	42,2	29,2	23,7	26,6	12,3	9,2	10,8
Verduras cocidas	2,7	3	2,8	28,2	30,1	29,1	43,2	45,8	44,4	26,0	21,1	23,7
Fruta o zumo natural	42,6	48,1	45,2	35,0	31,0	33,1	16,4	14,4	15,5	5,9	6,4	6,2
Zumo de fruta envasado	19,3	20,8	20,0	30,8	27,6	29,3	21,9	20,7	21,3	28,1	30,8	29,4
Carnes rojas	7,8	3,9	5,9	61,1	61,2	61,3	27,6	28,6	28,0	3,6	6,0	4,7
Hamburguesas o salchichas	2,5	0,7	1,6	21,1	15,1	18,3	58,7	58,7	58,7	17,7	25,5	21,4
Carne blanca	5,1	3,0	4,1	51,1	54,8	52,9	38,6	36,5	37,6	5,1	5,7	5,4
Pescado	3,2	1,7	2,5	43,2	46,5	44,8	42,6	41,4	42,0	11,1	10,4	10,7
Huevos	4,7	1,8	3,3	44,1	43,2	43,7	45,1	48,3	46,6	6,2	6,8	6,5
Lácteos y derivados	65,7	71,3	68,4	23,3	18,8	21,2	8,8	8,5	8,7	2,1	1,4	1,8
Frutos secos	6,5	3,5	5,1	21,2	16,2	18,8	43,7	38,5	41,2	28,6	41,8	34,9

V: varón, M: mujer, T: total

Pan: Consumen pan a diario el 71,9% de los adolescentes, con más frecuencia los chicos (77,1% vs 66,2% p<0,001). No encontramos diferencias según el curso o el nivel socioeconómico.

Arroz o pasta: Consumen pasta una vez a la semana el 49,4% de los adolescentes. El consumo diario de pasta es más frecuente en el sexo masculino (3,3% vs 1,7% p<0,001) y en niveles socioeconómicos bajos (5,6% vs 2,1% p <0,001).

Fruta: Los resultados generales muestran que el 45,2% dice consumir fruta a diario, siendo este porcentaje mayor en las chicas (48,1%) que en los chicos (42,6%) (p=0,007), y en nivel socioeconómico alto vs bajo (48,2% vs 30,8%; p-valor <0,001). No hay diferencias significativas según el curso.

Leche y derivados: Toman lácteos y derivados (leche, yogurt, queso...) a diario el 68,4% de los adolescentes, siendo este porcentaje mayor en chicas (71,3%) que en chicos (65,7%) (p=0,016), y a medida que aumenta el nivel socioeconómico (51,9% en nivel socioeconómico bajo vs 70,2% en nivel socioeconómico alto, p<0,001). No hay diferencias claras según el curso.

Verdura cocida: Consumen verdura cocida al menos dos veces a la semana el 31,9% de los adolescentes encuestados, sin diferencias según el sexo ni el curso. El consumo de verduras aumenta a medida que aumenta el nivel socioeconómico (26,2% vs 33,5%) (p<0.001).

Ensaladas y verduras crudas: Consumen verduras crudas al menos dos veces a la semana el 62,6% de los encuestados, siendo más frecuente el consumo diario en las chicas (25,1%) que en los chicos (16,1%) (p valor <0,001). El consumo diario o varias veces a la semana aumenta a medida que aumenta el nivel socioecónomico (49,1% vs 65%, p valor: 0,004). No existen diferencias en cuanto a la distribución por cursos.

Carne: Consumen carne roja al menos dos veces a la semana el 67,2% de los adolescentes encuestados, y carne blanca al menos dos veces a la semana el 57%; no encontrando diferencias en cuanto a la distribución por sexo, curso o nivel socioeconómico.

Pescado: Consumen pescado varias veces a la semana el 44,8% de los adolescentes encuestados, aumentando este consumo a medida que aumenta el nivel socioeconómico (27,1% vs 48,2% p<0,001). No consumen pescado el 10,7% de los adolescentes encuestados.

Huevos: Consumen huevos una vez a la semana el 46,6% de los adolescentes encuestados, sin diferencias en cuanto a sexo, curso o nivel socioeconómico.

Frutos secos: Consumen frutos secos a diario el 5,1% de los adolescentes, más frecuente los chicos (6,5% vs 3,5% p<0,001), cursos inferiores (6,6% en 2ºESO vs 3,2% en 2ºBach). No encontramos diferencias en cuanto al nivel socioeconómico.

Legumbre: Consumen legumbre al menos una vez a la semana el 92,4% de los adolescentes encuestados, sin encontrar diferencias entre sexo, curso o nivel socioeconómico.

Zumo de fruta envasado: Consumen zumo de fruta envasado a diario el 20% de los adolescentes y varias veces a la semana el 29,3% sin encontrar diferencias significativas según sexo, edad o nivel socioeconómico.

1.13.3. Ingesta de alimentos y bebidas no saludables.

En la tabla 41 se describe el porcentaje que los adolescentes comen según el sexo de: refrescos, chuches, bollería industrial, postres dulces, patatas chips.

Tabla 41. Porcentaje de consumo semanal de alimentos y bebidas no saludables.

	Todos los días			Varias veces por semana			1 por semana			Ninguna		
	V	H	T	V	H	T	V	H	T	V	H	T
Refrescos	12,9	7,9	10,5	42,3	33,5	38,1	35,4	42,4	38,8	9,4	16,2	12,7
Chuches	6,6	7,8	7,2	29,8	36,2	32,8	44,0	40,2	42,2	19,6	15,9	17,8
Bollería industrial	7,7	4,7	6,3	31,6	32	31,8	38,4	38,0	38,2	22,4	25,3	23,8
Patatas chip	4,9	4	4,5	28,9	29,2	29,0	44,8	43,4	44,2	21,3	23,4	22,3
Flan,natillas..	6,1	4,1	5,1	28,1	19,7	24,1	36,0	35,2	35,6	29,8	41	35,2

Refrescos: Consumen refrescos a diario el 10,5% de los adolescentes encuestados, siendo este consumo más frecuente en los chicos (12,9%) que en las chicas (7,9%) p<0,001. No existe diferencias en el consumo en relación al curso, pero sí se observa un mayor consumo a menor nivel socioeconómico (17,8% vs 9% p: 0,017).

Dulces: Consumen chucherías a diario el 7,2% de los adolescentes sin diferencias en cuanto al sexo, curso o nivel socioeconómico. Consumen bollería industrial a diario el 6,3%, siendo más frecuente en el sexo masculino (7,7% vs 4,7% p: 0,017).

Aperitivos salados: Las patatas chip (patatas de bolsa) lo consumen a diario el 4,5%. Varias veces a la semana el 29%. No encontramos diferencias en la distribución por sexo, curso o nivel socioeconómico.

1.14. Peso y dietas.

1.14.1. Peso corporal.

La mayoría (62,4%) considera que su peso es el adecuado. El 22,4% refiere que su peso está por encima de lo normal, en mayor proporción referido por las chicas (25,2%) que los chicos (20% (p=0,002). Considera su peso ligeramente inferior el 12,5% y muy inferior el 2,5%. No hay datos significativos según el curso ni el nivel socioeconómico.

1.14.2. Dietas.

El 30,1% refiere que ha hecho dieta en alguna ocasión, siendo más frecuente en el sexo femenino (39,6% vs 21,5% p <0,001).

De los que la han realizado, el motivo principal ha sido para perder peso el 77,5%, siendo significativo la mayor proporción de chicas (82,9%) que de chicos (68,6%) (p<0,001). No hay relación significativa con el curso. Han hecho dieta para vivir de forma más saludable el 25,2%, para mantener el peso el 11,7%. Han tenido que hacer dieta por enfermedad o problema de salud el 5,5%, un 7,2% refieren que por otra razón. En estos casos no existen diferencias en cuanto a la distribución por sexo o curso. (Tabla 42).

Tabla 42. Distribución según sexo de los motivos para hacer dieta.

		SEXO				p-valor
		Chico		Chica		
		n	%	n	%	
¿HAS HECHO DIETA ALGUNA VEZ?	No	992	78,5%	686	60,4%	<0,001
	La hice una vez	134	10,6%	148	13,0%	
	La hice varias veces	53	4,2%	119	10,5%	
	La estoy haciendo	52	4,1%	90	7,9%	
	La estoy haciendo y ya la he hecho otras veces	32	2,5%	93	8,2%	
DIETA: Para perder peso	No responde	1	0,4%	0	0,0%	<0,001
	NO	84	31,0%	77	17,1%	
	SI	186	68,6%	373	82,9%	

DIETA: Para mantener peso	No responde	1	0,4%	0	0,0%	ns
	NO	237	87,5%	399	88,7%	
	SI	33	12,2%	51	11,3%	
DIETA: Para vivir más saludable	No responde	1	0,4%	0	0,0%	ns
	NO	196	72,3%	342	76,0%	
	SI	74	27,3%	108	24,0%	
DIETA: Por enfermedad o problema de salud	No responde	1	0,4%	0	0,0%	ns
	NO	255	94,1%	425	94,4%	
	SI	15	5,5%	25	5,6%	
DIETA: Por otra razón	No responde	1	0,4%	0	0,0%	0,001
	NO	239	88,2%	429	95,3%	
	SI	31	11,4%	21	4,7%	

1.14.3. Síntomas de trastorno de la conducta alimentaria.

El 7,7% refiere que en alguna ocasión se ha provocado el vómito, tomado laxantes o diuréticos para perder peso. Esto se asocia con más frecuencia al sexo femenino (11,7%) que al masculino (4,2%) siendo estadísticamente significativo ($p<0,001$). Declaran hacerlo diariamente o frecuentemente el 1,6%. No hay diferencias con el curso ni el nivel socioeconómico.

1.15. Ejercicio físico.

1.15.1. Frecuencia.

Hacen ejercicio físico el 95,8% de los adolescentes siendo significativo ($p<0,001$) el mayor porcentaje de chicas que declara no hacer ejercicio (5,8% vs 2,8% de los chicos). Es significativo ($p<0,001$) la disminución del ejercicio físico en los alumnos de cursos superiores, así el 15,5% de los alumnos de 2° Bach declara no hacer ejercicio vs el 3% de 2° ESO. También es más frecuente no realizar ejercicio físico en niveles socioeconómicos bajos (9,3% vs 3,7%) ($p=0,02$).

1.15.2. Tipo de ejercicio.

Realizan ejercicio físico en el colegio el 69,6% de los alumnos, en la calle con los amigos el 36,2%, dan paseos a pie o en bicicleta el 43,9%, realizan cursos deportivos el 17,8%, refieren pertenecer a algún club deportivo el 40,4%, hacen ejercicio en el gimnasio el 19,3%, montañismo o marchas el 7,5%. Realizan ejercicio físico de competición el 22,4% de los adolescentes, siendo más frecuente en el sexo masculino (28,7%) que en el femenino (15,4%) (<0,001); y en nivel socioeconómico alto (24,9% vs 10,2% p<0.001). En las figuras 46-48 se muestra el tipo de ejercicio físico practicado por los adolescentes según sexo, curso y nivel socioeconómico.

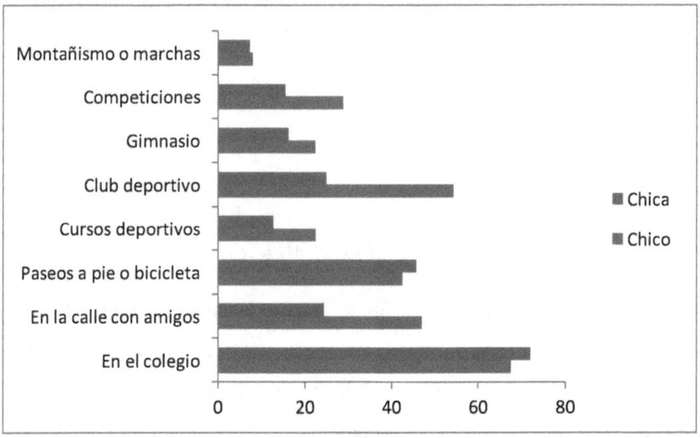

Fig.46. Ejercicio físico practicado según sexo (%).

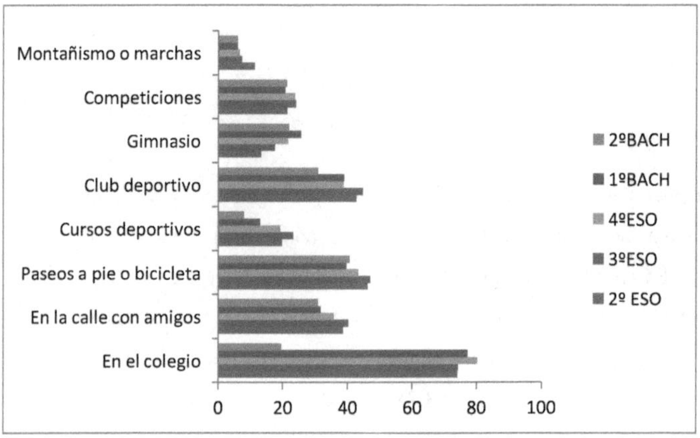

Fig.47. Tipo de ejercicio físico practicado según curso(%).

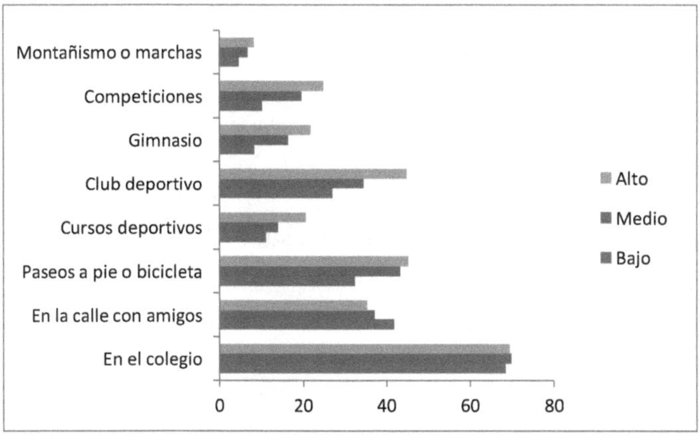

Fig 48. Tipo de ejercicio físico practicado según nivel socioeconómico (%).

1.16. Utilización de los Servicios Sanitarios.

1.16.1. Frecuencia.

El 42,6% declara que su última consulta médica ha sido hace menos de un mes, el 49,7% más de un mes y menos de un año. Hace más de un año el 7%, y refieren que no han ido nunca al médico el 0,7%.

1.16.2. Motivo de consulta.

El 25,8% refiere que el motivo de acudir al médico ha sido por el diagnóstico de una enfermedad o problema de salud, revisión de una enfermedad el 16,4%, un accidente el 6,9%, revisión o control de salud el 33,2%, vacunación el 21,8%, pedir recetas el 10,9%, pedir consulta con otro especialista 4,5%, pedir pruebas diagnósticas 14,1%, otros motivos lo refieren un 10,9%.

En relación al sexo es significativo ($p<0,001$) el mayor porcentaje de chicos (8,4%) que refiere haber acudido al médico por accidente con respecto a las chicas

(5,1%) y el de chicas que han acudido a una revisión o control de salud (35,3% vs 31,2%) (p=0,033) y vacunación (30,5% vs 14,1%) (p<0,001).

1.16.3. Valoración del servicio sanitario.

En general hacen una buena valoración de satisfacción de los servicios sanitarios. La puntuación media es de 7,627 puntos sobre 10.

1.17. Sexualidad.

1.17.1. Grado de información sobre sexualidad.

El 81% de los alumnos consideran que tienen una información muy buena o buena sobre **sexualidad**. Los chicos son los que se consideran mejor informados que las chicas (84,1% vs 77,5%) (p<0,001). Solo un 3,9% se considera que está poco o nada informado sobre sexualidad siendo los menores de 2° ESO los que en mayor frecuencia refieren estar poco o nada informados (7,7% vs 2,2% de 1° Bach) (p<0,001).

1.17.2. Grado de información sobre infecciones de transmisión sexual.

El 75% de los alumnos consideran que la información que tienen sobre **infecciones de transmisión sexual** es muy buena o buena siendo este porcentaje mayor en chicos (78,2%) que en chicas (71,7%) (p<0,001). Sin embargo un 6,1% de los alumnos consideran que la información que tienen sobre ITS es poca o nula. Son los alumnos de cursos inferiores los que en mayor medida se consideran que tienen insuficiente información (12,8% en 2° ESO vs 3,2 % en 2° Bach) (p<0,001).

1.17.3. Orientación sobre sexualidad.

A la pregunta de si necesitasen orientación sobre sexualidad con quién hablarían:

La mayoría hablarían con sus amigos (59,3%), el 51,7% refieren que hablarían con sus padres, en menor medida hablarían con sus profesores (8,8%), buscarían información en internet el 27,8%, recurrirían a profesionales sanitarios el 19,9% por igual chicos que chicas, hablarían con otras personas el 5,2% de los alumnos y un 7,7% refiere que no hablaría con nadie.

1.17.4. Frecuencia de relaciones sexuales coitales.

En este apartado se analiza si los adolescentes han mantenido relaciones sexuales coitales en su vida.

Han tenido relaciones con penetración el 30,4% de los alumnos .El porcentaje de chicos que dice haber mantenido relaciones sexuales coitales es superior (32,4%) al de las chicas (28,2%) (p=0,028). A medida que avanza el curso aumenta la frecuencia de los que han tenido relaciones, así el 13,1 % de los alumnos de 2° ESO han tenido relaciones con penetración vs 63,1% de 2° Bach (p<0,001) (Tabla 43, Fig 49).

Tabla 43. Adolescentes que han mantenido relaciones sexuales coitales según sexo y curso (%).

	Total		Sexo		Edad				
			Chico	**Chica**	**2° ESO**	**3° ESO**	**4° ESO**	**1° Bach**	**2° Bach**
Si	**726**	**30,4**	**32,4**	**28,2**	**13,1**	**21,8**	**34,5**	**38,9**	**63,1**
No	**1663**	**69,6**	**67,6**	**71,8**	**86,9**	**78,2**	**65,5**	**61,1**	**36,9**

Declaran haber tenido sólo una vez relaciones completas el 5,2%, algunas veces al año (menos de una vez al mes) el 8,25%, varias veces al mes el 11,13% y varias veces por semana el 5,82% de los alumnos.

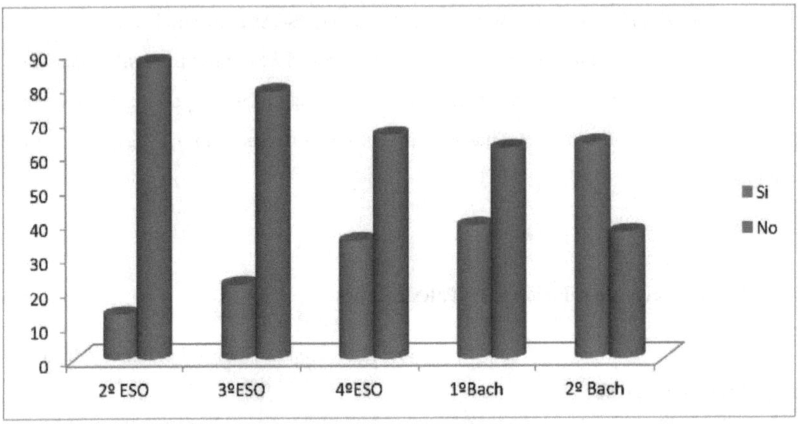

Figura 49. Relación de alumnos que han tenido relaciones sexuales con penetración según curso (%).

1.17.5. Edad de inicio de relaciones sexuales coitales.

La edad de inicio de las relaciones sexuales completas se sitúa entre los 15 y 16 años (50,9%). Es significativo la mayor frecuencia de inicio de las relaciones en este intervalo de edad de las chicas (58%) vs chicos (45,4%) ($p<0,001$). Un 18,8% inician las relaciones entre los 13 y 14 años, por encima de los 17 años el 13,9% y con menos de 12 años el 8,4%. La distribución por edad y sexo se muestra en la siguiente figura:

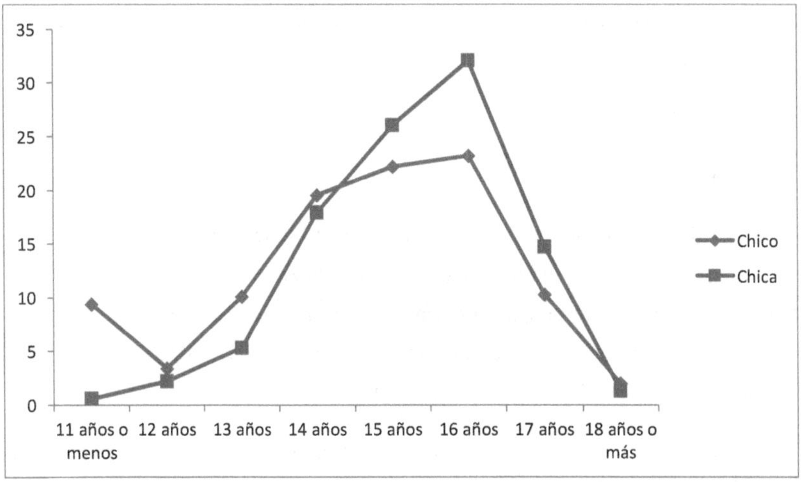

Figura 50. Distribución de alumnos en relación a la edad de inicio de las relaciones sexuales con penetración según edad y sexo (%).

Según curso, es significativo (p<0,001) que los alumnos de cursos inferiores refieran que inician las relaciones completas más precozmente que los alumnos de cursos superiores. Así el 35,7% de los alumnos de 2º de la ESO declara que ha tenido su primera relación coital con 12 años o menos vs 2,8% de los alumnos de 2º de Bachiller.

1.17.6. Actividad sexual.

De los que han tenido relaciones sexuales con penetración, las han tenido en el último año el 91,3%. De ellos sólo han tenido relaciones con su pareja el 57%, con dos personas el 14,2% y con más de dos personas el 20,1%. Es significativo (p<0,001) que son las chicas las que refieren haber tenido en mayor frecuencia relaciones sólo con su pareja que los chicos (69% vs 47,5%), y son los chicos los que en mayor frecuencia declaran haber tenido más de dos parejas sexuales (27,5% vs 10,7%). Según el curso son los mayores de 2º Bach los que tienen relaciones más estables, un 63,4% refieren tener solamente relaciones con su pareja frente al 49,3% de 2º de la ESO. Sin embargo los menores de 2º ESO son los que en mayor frecuencia declaran haber tenido relaciones sexuales con dos o más personas (28,8%), disminuyendo a medida que avanza el curso (13,7% en 2° Bach).

1.17.7. Método anticonceptivo.

La mayoría declaran que utilizan algún método anticonceptivo en sus relaciones (91,3%), pero todavía hay un 8,7% que refiere no utilizar ninguno. No hay diferencias según el sexo. Los alumnos que en mayor frecuencia no han utilizado ningún método anticonceptivo son los de 3° de la ESO (15,8%), seguidos de 2° ESO (12,3%), 2° Bach (7,4%), 4° ESO (6%) y 1° Bach (5,7%) (p=0,009).

La mayoría utilizan como método anticonceptivo el preservativo (89,6%). No hay diferencias significativas según el sexo. Sí hay diferencias (p=0,002) en relación al curso aumentando su uso según avanza la edad.

Han utilizado la píldora anticonceptiva el 8,6% de los alumnos. No hay diferencias estadísticamente significativas según el sexo y curso. En menor medida utilizan espermicidas (1%), el diafragma (0,8%) y el dispositivo intrauterino (0,6%). Utilizan el cálculo de la fecha de ovulación el 1,5% y la marcha atrás 9,5%. Refieren que utilizan otros métodos anticonceptivos el 3%.

De los adolescentes que refieren utilizar algún método anticonceptivo, el 14% podrían estar utilizando métodos no seguros en la protección del embarazo.

A la pregunta sobre si han rechazado una relación sexual si no disponían de un preservativo, un 58,8% contesta afirmativamente, siendo significativo (p<0,001) la mayor proporción de chicas que lo hacen (71,7%) vs chicos (48,5%). Esta proporción es mayor en alumnos de 1° Bach (65,3%) y 2° Bach (61,5%) que en los de cursos inferiores, 2° ESO (45,2%) (p=0,029).

Un 20,9% de los adolescentes que mantienen relaciones sexuales con penetración han utilizado en alguna ocasión la píldora del día después; un 16,1% lo han hecho en los últimos 6 meses y un 3% ha recurrido a la píldora del día después en más de una ocasión en los últimos 6 meses. En cuanto a la distribución por cursos, son los alumnos de 2° ESO los que declaran haber recurrido en mayor porcentaje a este método (31,5%), seguidos de 2ª Bachillerato (24%), 1ª Bachillerato (20,7%), 3° ESO (18%) y 4°

ESO (15,6%) (p=0,05). En cuanto al uso en los últimos 6 meses, es significativo el mayor porcentaje en los alumnos de cursos inferiores, tanto una vez como más de una, como se muestra en la siguiente tabla (Tabla 44).

Tabla 44. Uso de la píldora del día después en los últimos 6 meses según curso entre los adolescentes que declaran mantener relaciones sexuales con penetración.

p<0,001		CURSO AL QUE PRETENECES				
		2° ESO	3° ESO	4° ESO	1° Bachillerato	2° Bachillerato
Ninguna	Recuento	1	1	5	10	17
	%	4,3%	4,3%	19,2%	27,0%	40,5%
Una	Recuento	14	17	17	24	23
	%	60,9%	73,9%	65,4%	64,9%	54,8%
Más de una	Recuento	8	5	4	3	2
	%	34,8%	21,7%	15,4%	8,1%	4,8%

1.17.8. Embarazo.

El 3,6% declara haberse quedado embarazada o haber dejado embarazada a su pareja (5,3% de los chicos y 1,3% de las chicas) (Tabla 45, Fig. 51). Es significativo (p<0,001) la mayor proporción de alumnos dc 2° ESO que lo refieren (9,9%), disminuyendo en los alumnos de cursos superiores (1,8% en 2° Bach). El 11,4% de los chicos desconoce si ha dejado embarazada a su pareja, y el 3,3% de las chicas refiere desconocer si está embarazada (Tabla 45).

Tabla 45. Embarazos en adolescentes según sexo.

p<0,001		SEXO	
		Chico	Chica
Sí	Recuento	21	4
	% dentro de SEXO	5,3%	1,3%
No	Recuento	328	292
	% dentro de SEXO	83,2%	95,4%
No lo sé	Recuento	45	10
	% dentro de SEXO	11,4%	3,3%

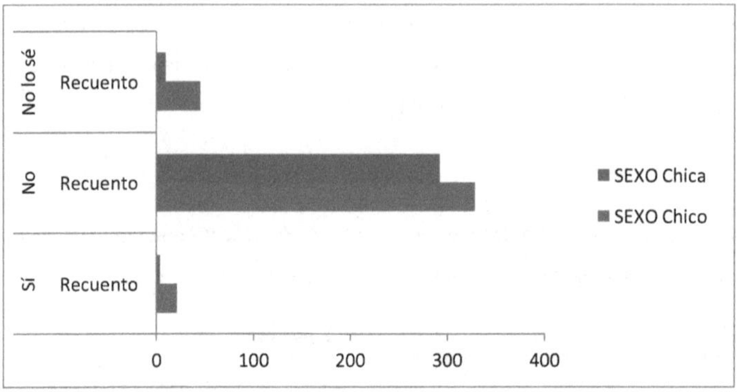

Fig. 51. Resultado de embarazo entre adolescentes según sexo (%).

Tabla 46. Resultados por curso de embarazos en adolescentes.

p<0.001		2º ESO	3º ESO	4º ESO	1º Bachillerato	2º Bachillerato
Sí	Recuento	7	8	3	4	3
	%	9,9%	6,2%	1,8%	2,4%	1,8%
No	Recuento	53	107	147	161	152
	%	74,6%	82,9%	90,2%	94,7%	91,0%
No lo sé	Recuento	11	14	13	5	12
	%	15,5%	10,9%	8,0%	2,9%	7,2%

1.17.9. Sexo, drogas y alcohol.

Un 23,4% declara haber tomado alcohol y/o drogas la última vez que mantuvo relaciones sexuales con penetración. Es significativo (p<0,001) el mayor porcentaje de chicos (29,2%) que de chicas (16%). No es significativo en relación al curso.

6. DISCUSIÓN

6. DISCUSIÓN.

6.1 DISCUSIÓN DE LA METODOLOGÍA.

6.1.1 Diseño del estudio.

Las encuestas de salud por entrevista o mediante cuestionario autoadministrado, tanto de ámbito local como nacional, constituyen un valioso instrumento de medida del estado de salud de la población. Permiten obtener información completa de gran cantidad de datos sobre la salud como morbilidad percibida, conductas y hábitos de vida relacionados con la salud, actitudes hacia la salud, uso y grado de satisfacción con los servicios sanitarios, tanto a población usuaria y no usuaria de los mismos. Además permiten relacionar las variables estudiadas entre sí, aproximándonos al conocimiento de los determinantes y de las desigualdades en salud. Las encuestas permiten realizar estimaciones de las variables estudiadas a toda la población, según el diseño muestral y posibilitan efectuar comparaciones entre diferentes grupos sociales, ámbitos geográficos o temporales (164).

Las encuestas de salud son además un método relativamente sencillo y rápido de recogida de información sanitaria, aunque presentan limitaciones y dificultades metodológicas importantes. Como las referidas al diseño de la muestra para que sea representativa de la población o de ciertos subgrupos poblacionales, exigiendo la utilización de diseños muestrales complejos y un elevado tamaño muestral que permita hacer estimaciones poblacionales con un error muestral conocido y tolerable.

En el presente estudio para asegurar la representatividad de la muestra de la población escolar y una adecuada diversificación, el diseño muestral fue de conglomerados bietápica, teniendo en cuenta todos sus municipios, la titularidad de los centros escolares y el curso escolar. Todo ello permitió una buena representatividad de la muestra.

6.1.2 Población.

Las encuestas de salud en el ámbito escolar constituyen un método idóneo de observación del estado de salud y de sus determinantes en los escolares. Aunque los objetivos de la vigilancia epidemiológica pueden ser diversos, las encuestas periódicas sobre hábitos de vida suelen ser las más frecuentes. La elección de la población a estudiar debe corresponder a los objetivos del estudio [124,165].

Como ponen de manifiesto diversos trabajos en escolares ya mencionados [38-40], los primeros contactos y el inicio del consumo de sustancias como el tabaco y el alcohol son precoces en los escolares. La mayoría de los hábitos saludables y las conductas de riesgo se establecen y consolidan en la edad infantil y sobre todo en la adolescencia [166-168].

En el presente estudio, se seleccionaron jóvenes de 2º, 3º y 4º de ESO y 1º y 2º de Bach para estudiar estas conductas en una etapa clave de experimentación y consolidación de actitudes. Quedan excluídos del estudio los estudiantes de 13-18 años que estaban cursando educación primaria o educación universitaria, los estudiantes de 13-18 años que no asistieron a clase el día y la hora que se aplicó el cuestionario (ausentes), los estudiantes de Ciclos formativos de grado medio o equivalentes (Formación Profesional), los estudiantes de Régimen General incluidos en Programas de Garantía Social y a distancia, de Enseñanzas de Régimen Nocturno y de Enseñanzas de Régimen especial. Cabe pensar que estos estudiantes tengan una mayor prevalencia de factores de riesgo. Esto puede dar como resultado una subestimación de los factores de riesgo en este subgrupo no analizado. Pero el tamaño muestral es lo suficientemente amplio para subsanar estos posibles sesgos.

6.1.3. Cuestionario.

Otra limitación metodológica puede constituirla la fiabilidad y la validez del cuestionario. En nuestro caso el cuestionario ha sido validado previamente, estableciendo un modelo de referencia basado en varias encuestas de salud. Posteriormente lo aplicamos como estudio piloto en un centro educativo, modificando las preguntas que generaron dudas o conflictos, tanto en la cumplimentación por parte del alumnado como en el análisis por parte de los investigadores.

El método de cuestionario autocumplimentado en población escolar tiene algunas ventajas, como la mayor participación de los alumnos al ser realizado de forma colectiva con otros alumnos y además al tener lugar en el aula del colegio, no existe una identificación con su domicilio, ni la posible inhibición ante la presencia de sus padres. La veracidad de las respuestas a preguntas sobre consumo de sustancias adictivas, así como del consumo de tabaco y alcohol, ha sido discutida ampliamente. Algunos autores como Barrueco y otros [(169,170)] han estudiado la veracidad en las respuestas de los jóvenes a las encuestas sobre el consumo de tabaco realizadas en los centros escolares mediante la comparación con los resultados de otras pruebas de tipo analítico como la determinación de cotinina sérica en la orina o del monóxido de carbono en el aire espirado, encontrando resultados satisfactorios de concordancia entre la prevalencia declarada y la obtenida mediante métodos analíticos. Otros trabajos sugieren que su validez es elevada, y más cuando se realiza en el centro educativo que en el contexto domiciliario[(171)]. En nuestro estudio la cumplimentación ha sido personal, individual y anónima, lo cual hace suponer la veracidad en las respuestas.

La aplicación a población escolarizada garantiza que no se produzca ningún caso de incapacidad o analfabetismo, ni dificultad en el manejo de textos o impresos. Aunque, por otra parte, las conductas referidas por el entrevistado están condicionadas por aspectos socioculturales y emocionales, así como por la diferente valoración y capacidad de comprensión de las preguntas utilizadas en el cuestionario. Para subsanarlo, un técnico explicó en el aula la forma de cumplimentación.

Otra limitación metodológica puede ser la distinta capacidad de rememoración de las variables exploradas en los períodos de referencia utilizados.

6.1.4. Método estadístico.

El análisis de regresión logística ha permitido identificar qué categorías de las variables están asociadas realmente a cada uno de los factores de riesgo, favoreciendo su presentación independientemente de las demás, aislando el efecto, que las otras variables pudieran estar ejerciendo, tanto en hombres como en mujeres y según edad.

El odds ratio representa el número de veces que es más frecuente la proporción de individuos que presentan el factor de riesgo, en cada categoría de la variable independiente, con respecto a la categoría de referencia. Estos odds ratio permiten evaluar la magnitud de la asociación entre las diferentes categorías de las variables independientes y el factor de riesgo, valores de OR por encima de 1 implican mayor riesgo para la categoría a la que representan, valor igual a 1 significa ausencia de riesgo y valores inferiores al valor nulo, es decir, inferiores a 1, implicaría menor probabilidad de presentación del factor de riesgo del grupo de individuos perteneciente a esa categoría de la variable independiente, lo que supondría una condición protectora a la presentación de dicho factor. Los intervalos de confianza determinan la significación estadística [(172,173)].

6.2. DISCUSIÓN DE LOS RESULTADOS.

Los resultados obtenidos indican la presencia de hábitos, conocimientos y actitudes ante la salud en los estudiantes de 2°, 3°, 4° E.S.O. y 1° y 2° de Bachillerato. Así como las conductas de riesgo para la salud y cuales son más frecuentes en determinados grupos de jóvenes.

La comparación de los resultados con los datos de otros estudios, es compleja por la diversidad en el diseño de las variables en esos estudios, para medir las diferentes conductas de riesgo. No obstante se han tenido en cuenta para comparar la prevalencia de las distintas conductas de riesgo con el presente trabajo y ver si también detectaron asociación estadística de dichas conductas con algunas de las variables sociodemográficas aquí estudiadas y si mostraron la misma tendencia.

6.2.1. Ocio y tiempo libre.

Las actividades de ocio ocupan una parte importante del tiempo libre de los adolescentes. Como se ha comentado anteriormente permiten el disfrute de momentos percibidos como gratificantes, placenteros y exentos del cumplimiento de las obligaciones propias de los estudios o del trabajo.

Es importante que la o el adolescente reconozca los diferentes tipos (deportes, arte, música etc.) y situaciones de ocio (sola o solo, con la familia, con amigos y amigas, con la pareja); así como las necesidades que cubren (descanso, encuentro con gente, ejercicio físico, producción artística y cultural, contacto con la naturaleza, hobbies, actividades educativas...), y el tiempo destinado al ocio.

En la actualidad, la utilización de las nuevas tecnologías (televisión, internet, videojuegos, uso de teléfonos móviles….) se ha convertido en una parte importante del ocio de niños/as y adolescentes que les atrae de forma intensa y les acerca al grupo de iguales, además de ofrecerles una herramienta de indiscutible valor y efectividad en el manejo de información, servicios, ocio y comunicación. Sin embargo el uso de las TIC también les puede apartar de la realidad de cada día entrando en conflicto con los contextos tradicionales: familia, escuela e iguales. Su utilización excesiva o incontrolada puede comprometer seriamente la satisfacción de otras necesidades tan importantes como la realización de ejercicio físico, la interacción con los adultos en el medio familiar o la protección de riesgos psicológicos y físicos [(174)]. Sin embargo, este hecho no debe ser valorado negativamente, sino más bien al contrario ya que un uso moderado y controlado puede suponer importantes experiencias de aprendizaje que contribuyan a la satisfacción de las necesidades básicas de los adolescentes.

- **Actividades de ocio.**

En nuestro estudio las actividades de ocio más practicadas por los adolescentes son por orden de frecuencia: escuchar música (85,7%), ver la televisión (83,7%), hacer deporte (48,9%) y jugar con el ordenador o la consola (48,5%), actividades que realizan casi todos los días. Siguen en frecuencia: leer libros o periódicos (27,5%), salir con amigos (26,4%), ir a bares (8,6%), a discotecas (5,4%) e ir al cine, teatro o conciertos (1,2%).

Existen algunas diferencias de género en cuanto a las prácticas de ocio: los chicos prefieren en mayor medida ver la televisión, jugar al ordenador y/o videoconsola, hacer deporte e ir a discotecas; mientras que las chicas realizan más actividades culturales (leer, cine, teatro, exposiciones), escuchar música e ir de compras.

En el estudio INJUVE 2012 realizado con población de 15 a 29 años las actividades de ocio más practicadas en el tiempo libre son, en este orden en el grupo de edad de 15 a 19 años, usar el ordenador (89,6%), escuchar música (83,2%), salir o reunirse con amigos y amigas (82,2%), y ver la televisión (78.6%). Actividades menos frecuentes: hacer deporte (61,3%), jugar con videojuegos, consola (59,2%), leer libros (58%) e ir a discotecas (43,3%). Los tipos de actividades que gustan y que se practican muestran pocas diferencias reseñables entre los distintos grupos de jóvenes. Es algo más interesante para las mujeres que para los varones la ocupación del tiempo libre con actividades culturales, viajes y también con el uso del ordenador y las salidas con amigos y amigas. Entre los varones se percibe una cierta mayor tendencia por las salidas de copas, el deporte o los videojuegos, coincidiendo con nuestros resultados.

En cuanto a la evolución de las actividades que se realizan, desde 2004 es fundamentalmente el uso del ordenador lo que más ha aumentado (desde un escaso 60% en 2004 al 93% de 2012), junto con el uso de videojuegos, que pasa del 34% al 58%. Este organismo analiza la evolución desde 1977 de las nueve actividades más realizadas por las distintas generaciones de jóvenes, y que dan una idea de los cambios más relevantes entre los distintos momentos históricos y las generaciones [(68)].

Aunque el HBSC[(27)] no dispone de información para todas las actividades de ocio que aparecen en los estudios de INJUVE, si recoge indicadores relevantes sobre algunas de ellas, como son: salir con los amigos, ver televisión y uso del ordenador para fines de ocio. En estos casos los resultados del HBSC en la población escolarizada de 11 a 18 años concuerdan con los comentados en el estudio INJUVE.

A continuación se revisan los matices más destacables, en relación con las conductas de ocio más prevalentes.

- **Escuchar música.**

Todos los estudios disponibles coinciden en que la inmensa mayoría de adolescentes y jóvenes en nuestro país escucha música como actividad habitual en su tiempo libre y que además, esta práctica masiva se mantiene de forma similar a los datos observables a lo largo de todo el periodo estudiado. En este marco se constata que las propuestas musicales –como ya lo hicieron en generaciones anteriores– continúan actuando como elementos catalizadores de las relaciones e identidades grupales.

En esta investigación, al igual que en estudio HBSC realizado en población de 11 a 18 años se observan diferencias significativas en relación al sexo siendo las chicas las que dedican más tiempo de su ocio a escuchar música. En ambos estudios de forma mayoritaria las adolescentes de mayor edad. Sin embargo los datos registrados en el estudio de INJUVE 2012 no observan estas diferencias entre sexos.

- **Ver la televisión.**

Ver la televisión sigue siendo una de las actividades de ocio más practicadas entre adolescentes y jóvenes según los datos recogidos por el INJUVE. En nuestro estudio, ver la televisión es la segunda actividad de ocio en la que los adolescentes participan más frecuentemente (83,7%), siendo más frecuente los fines de semana, en el sexo masculino y en cursos inferiores. En el estudio HBSC, existe un ligero predominio en horas dedicadas a ver la televisión en el sexo masculino al igual que en nuestro estudio y a medida que aumenta la edad de los jóvenes a diferencia de nuestros resultados. En el estudio FRESC la media de horas que los adolescentes ven la televisión disminuye con la edad y es más elevada los fines de semana. Sin embargo, no encuentran diferencias en cuanto a género.

En relación al tiempo libre dedicado a ver televisión los fines de semana, el porcentaje de esta práctica es también muy elevado. En el estudio HBSC, se observa una tendencia descendente en las horas que dedican al día los jóvenes a lo largo de las ediciones (2002, 2006, 2010). En 2006 un 25,5% de la población escolarizada entre 11 y 18 años declara ver televisión dos horas al día; un 19,4% tres horas diarias; un 14% cuatro horas al día; un 4% cinco horas; y un 3,8% seis o más horas diarias en fin de semana. No aparecieron diferencias por sexo, edad o hábitat, aunque sí por nivel adquisitivo familiar, siendo en las familias de menor poder adquisitivo (bajo o medio) donde se sitúa un mayor porcentaje de adolescentes que declaran ver seis o más horas de televisión al día. En nuestro trabajo el ver la televisión se asocia a hábitat rural, colegio público y la falta de estudios de los padres, pero no se asocia con el nivel socioeconómico.

Según INJUVE los contenidos televisivos preferidos no han variado en los últimos años. Las películas son uno de los temas de programación favoritos (33%), especialmente para los chicos y para el grupo de mayor edad; le siguen las teleseries (25%), preferidas en mayor medida por las chicas; y los programas deportivos (16%), de preferencia masculina. Se observa un menor interés por los programas de entretenimiento o magacines (4%); por los informativos (5%); y por los espacios culturales (5%). Un 5% de jóvenes afirma que le gusta toda la programación televisiva. La edad se mantiene como un criterio diferenciador de los gustos televisivos de los y las jóvenes: el grupo de 15-19 años prefiere las teleseries, mientras que a medida que aumenta la edad –especialmente a partir de los 20 años– las películas pasan a ser el contenido preferido. Los datos del HBSC confirman en este sentido el panorama ofrecido por el INJUVE, para todas las edades estudiadas. En nuestro estudio este tipo de datos no fueron analizados.

- **Salir / reunirse con amigos. Ocio nocturno.**

El grupo de iguales es un instrumento clave de experimentación y desarrollo de la propia identidad, de conductas y de identificación con unos valores determinados.

Según el HBSC, se observa que en 2010 y 2006 se ha producido un leve descenso del porcentaje de chicos y chicas (entre 11 y 18 años) que sale con sus amigos, en comparación con 2002. Y cuando se comparan ambos sexos, en 2006 se observa que entre las chicas el descenso ha alcanzado casi cinco puntos porcentuales, siendo menor en los chicos: casi tres puntos porcentuales, sin encontrar diferencias en cuanto a sexo en 2010. Este descenso es más acusado en zonas urbanas y se ha producido en todos los grupos de edad, pero es mayor en los grupos de menor edad. La frecuencia de salidas con amigos predomina en los que asisten a colegios públicos como nuestro estudio y en los niveles adquisitivos altos a diferencia de nuestro estudio; aunque señalan que las diferencias son pequeñas y prácticamente despreciables.

Según los datos del INJUVE, ha descendido sensiblemente la asistencia a discotecas (del 62% en 2004 al 52% en 2007) y salir de copas (del 56% al 49%) entre la población de 15 a 29 años.

Los descensos de adolescentes y jóvenes que salen con amigos y el descenso de la frecuentación de bares, pubs y discotecas, podrían estar relacionados con un potencial rechazo hacia un modelo de ocio económicamente inaccesible para muchos y muchas jóvenes. Hipótesis que además explicaría la emergencia, especialmente en los grupos de menor edad, de la práctica del botellón –actividad que no presenta grandes diferencias por sexo o clase social– como alternativa a las ofertas comerciales y de mercado ligadas al ocio nocturno (bares, discotecas, pubs, etc.). En este contexto, el consumo de alcohol fuera de los lugares pautados pero que sigue los mismos patrones de horario y consumo que el ocio comercial, no constituye una forma de provocación, sino un comportamiento perfectamente integrado [(175)].

El estudio FRESC[(134)] muestra una prevalencia de frecuencia de salidas nocturnas más bajo que nuestro estudio, donde un 20% de los alumnos de 4° ESO no salen nunca, un 50% de los adolescentes salen menos de una vez a la semana en los últimos 12 meses, más de un 20% salen 1-2 noches a la semana y un 5% más de dos noches a la semana, aumentando la frecuencia de salidas nocturnas a medida que aumenta la edad, coincidiendo con nuestros datos.

El estudio ESTUDES 2010-2012[(83)] muestra una prevalencia algo más baja de salidas con amigos (49% una vez a la semana), aumentando a medida que aumenta la edad y en el sexo masculino, como en nuestro estudio.

En nuestro estudio encontramos que la mayoría de los adolescentes salen con amigos una o dos veces por semana (63,8%), en mayor proporción los chicos, siendo los bares y discotecas los sitios preferidos. Ellas en general salen con menos frecuencia que ellos. Los alumnos que más salen a diario con los amigos son los de 4° ESO seguidos de los de 2°ESO. Sin embargo los mayores salen con más frecuencia una o dos veces a la semana. A medida que aumenta la edad se eleva también el porcentaje de los que acuden a discotecas y bares.

Es significativo que el salir con amigos predomina en el hábitat rural, en colegios públicos y concertados y se relaciona con el bajo nivel de estudios de los padres y el peor rendimiento escolar del propio adolescente. No influye sin embargo el nivel socioeconómico, ni la situación laboral de los padres.

- **Hora de vuelta a casa.**

En relación a la hora de vuelta a casa tras las salidas nocturnas, observamos un retraso en la hora de regreso a casa, al igual que otros estudios [27,134].

Esta tendencia ya se había observado desde comienzos de la década de los años 90 del siglo pasado [176], pero se agudiza en los últimos diez años. De acuerdo a los datos del INJUVE, de 1998 a 2007 se ha producido un ostensible retraso en la edad de llegada de los jóvenes. En el año 2007 el 16% de los jóvenes entre 15 y 29 años que salen a divertirse dice volver antes de las dos de la madrugada, el 32% regresa entre las dos y las cuatro, el 31% entre las cuatro y las seis, mientras casi un 20% (19,8%) lo hace después de las seis de la mañana.

Lo mismo ha ocurrido aunque de forma menos marcada en el estudio HBSC de las ediciones 2002 y 2006. Pero no lo ha hecho en la edición de 2012; apreciándose un aumento del porcentaje de los jóvenes que regresa a casa antes de las 00.00h. Existe un ligero predominio no significativo del sexo masculino entre los que vuelven más tarde de la 1:00 a.m. a diferencia de nuestros datos y a medida que aumenta la edad, coincidiendo con nuestros resultados.

En el estudio FRESC el 43% de los chicos y el 47% de las chicas regresan antes de la 1:00 a.m. mientras que este porcentaje en los alumnos de 2° de Bachillerato no supera el 10%, poniendo de manifiesto el retraso en la hora de vuelta a casa a medida que aumenta la edad. También es significativo que son los chicos los que vuelven más tarde a casa, coincidiendo con nuestros datos.

El estudio ESTUDES 2010-2012 muestra un retraso de la hora de llegada a casa respecto a nuestros datos (16,5% antes de las 00.00h, 58,8% entre las 00.00 y las 4.00 a.m. y un 24,7% después de las 4.00 a.m), con un predominio del sexo masculino y en los jóvenes de mayor edad.

En nuestro estudio, el 36,4% de los adolescentes regresan a casa antes de las 00.00 h de la noche, con predominio del sexo femenino. Aunque no hay diferencias significativas entre chicos y chicas en el regreso a casa en el tramo horario de 00.00 h a 4.00 h de la madrugada, a diferencia del estudio FRESC y del HBSC. Parece que en las chicas están tomando los hábitos del sexo masculino en estos tramos de la noche. Sin embargo después de las 4:00 a.m. el porcentaje general es bajo, del 9,1% del total de adolescentes, siendo los chicos los que más lo practican. Según curso, los cursos superiores son los que más tarde vuelven a casa, coincidiendo con todos los estudios.

- **Dinero disponible para gastos de ocio.**

Actualmente y en el marco de la sociedad de consumo, el hecho de disponer o carecer de tiempo libre no es condición suficiente para permitir la realización de actividades de ocio. El poder adquisitivo condiciona en gran medida –y cada vez más– el acceso al ocio, así como la elección del tipo de actividades a realizar. Así, tan importante como el tiempo libre es hoy el dinero disponible para el ejercicio del ocio.

Los datos sobre dinero disponible observados en nuestro estudio son inferiores a los publicados por INJUVE, años anteriores. En nuestro estudio algo más del 80% del adolescente dispone de menos de 20 euros a la semana. Mientras que en INJUVE en el 2007, la cantidad media de dinero de que dispone el conjunto de la población joven (15-29 años) es de una media que se aproxima a los 55 € semanales y en los más jóvenes (15-19 años) de 28 € semanales. Quizás la repercusión de la crisis económica nacional sea la causa de esta rebaja en la paga semanal del adolescente.

Como era previsible, en ambos estudios a medida que aumenta la edad se incrementa la cantidad de dinero disponible para actividades de ocio pero no se observan diferencias significativas de disponibilidad monetaria entre chicos y chicas.

➢ **Cine y ocio.**

En nuestro estudio, ir al cine, teatro o conciertos es una actividad de ocio poco frecuente, que realizan una alguna vez al mes un 54,6% de los adolescentes encuestados, siendo más frecuente en el sexo femenino.

Esto muestra una tendencia descendente de esta actividad de ocio, ya que comparando los datos de INJUVE, puede observarse que en los últimos diez años, ha disminuído sensiblemente el número de jóvenes que afirman ir al cine. Concretamente desde 2004 hasta 2007, el porcentaje que mantiene esta práctica de ocio ha pasado del 77% al 61%.

El precio de las localidades en las salas comerciales, la posibilidad de visualizar películas a través de Internet y la creciente disponibilidad de tecnología que permite la visualización de cine en casa, podrían ser las razones que subyacen como explicación de este cambio.

➢ **Lectura como actividad de ocio.**

Nuestro estudio indica que un 57,8% leen de manera habitual, a diario o varias veces a la semana, siendo más frecuente en el sexo femenino. Sin embargo, sólo un 5,7% declara no leer nunca.

Estos resultados están en sintonía con los del estudio sobre hábitos y prácticas culturales [(177)] donde algo más de la mitad de los y las jóvenes de entre 15 y 24 años declara leer libros con más o menos asiduidad. A pesar de estos datos positivos, se puede observar que un sector importante de población (casi el 50%) no lee nunca o lo hace raramente, siendo los y las adolescentes quienes menos practican la lectura como parte de sus actividades de ocio. La lectura es más frecuente en grupos de mayor edad.

Estos datos se complementan con los recogidos por el INJUVE, donde se puede observar que desde 2004 ha disminuído la lectura de prensa y de libros en papel.

La preferencia por las actividades de ocio realizadas al aire libre, junto a la posibilidad de acceder a la prensa desde Internet y la irrupción de la lectura electrónica podrían explicar el descenso del consumo clásico de lectura en formato papel.

➢ **Uso de Internet y nuevas tecnologías.**

Uno de los cambios más evidentes que pueden observarse en los últimos años es la aparición y el veloz incremento posterior de la utilización del ordenador, y las tecnologías de la comunicación (TIC) en general y como actividad de ocio en particular (69,70).

Las actividades e interacción social que las TIC e Internet permiten y facilitan, hace de ellas una opción que reúne –virtualmente– casi todas las posibilidades de ocio que los adolescentes y jóvenes practican con mayor frecuencia como escuchar música, contactar con amigos, ver la televisión, leer, etc.

De acuerdo a los datos del INJUVE, dentro de estas tecnologías destaca la rápida y elevada penetración de la telefonía móvil entre la población de 15 a 29 años en España. La disponibilidad de teléfono móvil para uso personal en esta población ha pasado del 88% en 2003 al 96% en 2007, coincidiendo con los datos actuales de nuestro estudio. Datos inferiores muestra el Observatorio de la Infancia en Andalucía en 2010, donde un 68,4% de los adolescentes entre 10-15 años dispone de móvil. Por sexo coincidimos en el predominio femenino. Además nosotros analizamos la utilización de Smartphone o teléfono inteligente que se pueden usar como ordenador de bolsillo. En el momento de la encuesta coexisten con los teléfonos tradicionales y que supone en el momento del estudio casi el 50%, observando mayor disponibilidad en los adolescentes de mayor edad (138).

En nuestro estudio, el 62,2% de los adolescentes tienen alguna limitación en el uso del teléfono móvil, especialmente asociado al gasto generado y a llevarlo a clase. Aunque hoy en día con las tarifas planas que se ofertan sólo un 3,3% declara tener limitación en el tiempo de uso del móvil, sin diferencias en cuanto a curso ni sexo.

En lo relacionado al uso del ordenador, en los sondeos del INJUVE, la utilización de éste con fines de ocio aparece por primera vez en 2002 entre las diez actividades que habitualmente realiza un mayor porcentaje de población de entre 15 y 29 años (63%), pasando al sexto lugar en 2004 (73%) y alcanzando el cuarto lugar en 2007 (74%), año en que para el grupo de edad de 15 a 19 años alcanza ya al 88,8% de la población. En nuestro estudio, el uso del ordenador ocupa el cuarto lugar en el ranking de actividades de ocio más realizadas por nuestros adolescentes, actividad que practican a diario el 48,5% de los encuestados, porcentaje inferior al estudio INJUVE. Hecho suponemos asociado al mayor uso que con el paso del tiempo se hace del Smartphone, pequeña computadora de bolsillo, que sustituye las funcionalidades del ordenador, especialmente el uso de internet.

El uso del ordenador aumenta los fines de semana, tanto el número de horas como el de jóvenes que lo usan. En el estudio INJUVE un 60,7% de esta población afirma utilizar diariamente el ordenador u otras tecnologías digitales con fines de ocio durante los días laborales, mientras en los fines de semana este porcentaje se eleva al 72,7%. Nuestros adolescentes declaran usar a diario internet el 82,5% de los adolescentes, especialmente los de segundo de bachillerato que lo usan el 92,1%. Un 12,5% lo usan 2 o 3 días a la semana y apenas llega al 1% de jóvenes que no lo usan nunca.

En relación al sexo en los resultados presentados en el HBSC (población de 11 a 18 años) se pueden observar que el porcentaje de los chicos que utilizan el ordenador y otras tecnologías digitales supera al de chicas, dato que coincide con nuestro estudio. También encuentran relación con el poder adquisitivo de las familias del alumnado estudiado, de tal manera que se observa una mayor la incidencia de uso en las familias con mayores ingresos. Asimismo, se observa un mayor porcentaje de población que utiliza el ordenador entre quienes residen en un hábitat urbano en comparación con quienes residen en el medio rural. En nuestro estudio sin embargo no hemos encontrado diferencias según el hábitat, el nivel socioeconómico, el nivel de estudio de los padres, ni el rendimiento escolar del adolescente.

Modalidades de uso de internet. Las tres principales razones para conectarse a internet que los adolescentes refieren son: conexión a redes sociales, escuchar música y en tercer lugar para buscar información para estudio, especialmente las chicas y a medida que sube la edad. A mayor distancia otras modalidades de uso de internet son: mirar correo electrónico, buscar información para uso personal, ver series de televisión y películas, jugar y hacer compras. Los chicas se conectan más para comprar y los chicos para jugar y buscar información personal. Los menores se conectan más para jugar.

Los datos de género y edad referidos al Observatorio de la Infancia en Andalucía arrojan también diferencias en la finalidad de uso de Internet. Las chicas registran un porcentaje más elevado de utilización de Internet para realizar trabajos escolares. Los chicos lo utilizan más para actividades relacionadas con el ocio, música, juegos.

En el estudio INJUVE los principales motivos para la conexión a Internet en la población de 15-29 años son las actividades destinadas a objetivos relacionales (correo electrónico, las redes sociales) y la búsqueda de información. A mayor distancia se sitúan las actividades de gestiones y compras, incluída la búsqueda de empleo.

Riesgo del uso de las TIC.

Las tecnologías de la Información y Comunicación se han afianzado como herramientas indispensables en el desarrollo personal, social y cultural. Además de las múltiples posibilidades y ventajas que las nuevas tecnologías aportan a los menores, existen una serie de situaciones que pueden constituir riesgos. En el análisis de estas situaciones influyen diferentes factores: en general, se trata de comportamientos que no tienen su origen en las TIC en un sentido estricto, sino en situaciones y actitudes humanas preexistentes, que han encontrado en Internet un canal rápido de difusión. Es importante que los menores sepan identificarlos y manejarlos, con la misma destreza con la que utilizan el resto de funcionalidades de la Red, para poder aprovechar todas las ventajas que ponen a su alcance las TIC [69,70].

En nuestro estudio destaca como riesgo principal del uso de internet en los adolescentes el acceso a fotos o vídeos de contenido sexual, claramente diferenciado en el sexo masculino. Seguido del acceso a fotos o vídeos de contenido racista y recibir fotos y vídeos sexys o provocativos siendo también el sexo masculino el que más lo experimenta. Sin embargo no encontramos que otros factores como la edad, el hábitat, el tipo de colegio, nivel de estudio de los padres, el nivel socioeconómico y el rendimiento académico del adolescente influyan de manera llamativa en todos ellos, aunque sí influya en alguno de ellos.

En el trabajo sobre hábitos seguros en el uso de smartphones en niños y adolescentes españoles de INTECO[(70)] (Instituto Nacional de Tecnologías de la Información) se analizan también los riesgos derivados del uso de las nuevas tecnologías en el año 2011, con resultados comparables a los nuestros.

A la luz de estos datos, parece necesario un mayor esfuerzo por parte de padres, tutores y profesionales en informar y educar a nuestros jóvenes, especialmente a los chicos, en los riesgos derivados del uso de nuevas tecnologías.

6.2.2. Lesiones y accidentabilidad.

Las lesiones son una de las principales causas de muerte y un motivo importante de discapacidad y morbilidad, con secuelas duraderas e incluso permanentes, ya sean físicas, sensoriales o mentales. **Las lesiones no intencionales o accidentes** representan casi el 90% de estos casos, y son la principal causa de muerte en los niños de 10 a 19 años [(112, 178, 179)].

Según los resultados encontrados por varios estudios internacionales el problema de las lesiones se muestra particularmente preocupante en el caso de España, ya que se sitúa entre los países desarrollados con las cifras más altas de lesiones entre la población adolescente [(28,180)].

En nuestro país, los accidentes son la primera causa de muerte de 1 a 25 años, con tasas de incidencia que oscilan entre el 3,3/100.000 habitantes/año en edades comprendidas entre los 5 y los 14 años y el 30,1/100.000 habitantes/año de 15 a 25 años. Aproximadamente el 1% de los accidentes son mortales [(181,182)].

Los resultados de nuestro estudio muestran que un 14% de los adolescentes refiere haber tenido alguna lesión que ha necesitado asistencia médica en el último año, dato similar al registrado por el Sistema de Vigilancia de Factores de Riesgo asociados a Enfermedades No Transmisibles en población juvenil (SIVFRENT-J)[135] en los jóvenes de 15-16 años en el 2010 e inferior al registrado al último estudio HBSC-2010 realizado en chicos y chicas españoles de 11 a 18 años.

Destaca la mayor accidentabilidad en los varones datos que concuerdan con otras investigaciones [27,28,111,135].

Se han propuesto diversas teorías para explicar las diferencias en las tasas de lesiones por sexo [183]. Una de ellas es que los niños participan más en conductas de riesgo, tienen mayor grado de actividad física, realizan más deporte y se comportan de manera más impulsiva que las niñas.

Las causas referidas en mayor proporción (30%) fueron los accidentes traumatológicos (esguinces y fracturas), muchos de ellos ocasionados durante la práctica de deporte o caídas. Este hecho también es referido en otros estudios como la causa principal de lesiones no mortales [111]. Aunque son las lesiones de tráfico la principal causa de discapacidad en niños y adolescentes de todo el mundo, siendo para las edades comprendidas entre 10-19 años, la principal causa de muerte [111].

La tasa mundial de mortalidad por traumatismos causados por accidentes de tráfico aumenta con la edad lo que refleja la evolución del uso de las vías públicas en función de la edad, en menores como pasajeros de vehículos y peatones, posteriormente como ciclistas, motociclistas y por último como conductores. La distribución porcentual del número de fallecidos según el modo de desplazamiento en el tramo de edad de 15 a 17 años según datos de la DGT 2013 fue del 39% en ciclomotor (vehículo motor de menos de 50 cc), 20% fallecidos en turismo, 17% como peatón, 10% en moto, 10% en bicicleta y otros 4% [184].

Afortunadamente, en los últimos años, tal como se detalla en los últimos datos analizados por el Centro de Epidemiología (CNE) del Instituto Carlos III del Ministerio de Sanidad y Consumo se observa un descenso progresivo de la tasa de mortalidad por accidentes de tráfico en la población de 15 a 35 años [185,186]. Han pasado a ocupar tercer lugar de mortalidad en los niños y niñas de 5 a 14 años y en las mujeres de 25-34 años, lo cual indica que las medidas llevadas a cabo para su prevención están siendo eficaces.

Las revisiones científicas realizadas demuestran la eficacia en reducir la morbimortalidad por accidente de tráfico con la utilización de los sistemas de retención infantil, el uso del cinturón de seguridad y el uso del casco en bicicletas, motos y ciclomotores. Por otra parte, las pruebas existentes en otros países desarrollados demuestran que las leyes aumentan su utilización. Su uso reduce el riesgo de lesiones craneofaciales y muerte [111,188,189].

El uso del cinturón de seguridad ha aumentado de forma progresiva en los últimos años hasta un 88,6% de los conductores en el año 2011 según datos del Road Safety Annual Report 2011. Sin embargo, el 22% de los fallecidos usuarios de turismo no utilizaban el cinturón de seguridad en las vías interurbanas, y en las vías urbanas este porcentaje fue de casi del 41% [186].

En nuestro estudio el 93.9% refirió usar el cinturón de seguridad habitualmente o siempre, coincidiendo estos resultados con el de otros estudios realizados también en población adolescente [134,135], sin embargo la no utilización del mismo por el 6,1% de los adolescentes hace que siga siendo necesario promover su uso en estas edades.

El **ciclomotor** es el tipo de vehículo en el que ha habido más fallecidos, heridos graves y heridos leves en la franja entre 15 y 17 años [184,186]. En esta misma franja de edad las victimas por accidente de **motocicleta** aumentaron entre 2003 y 2009, pero han descendido en los dos últimos años.

Para entender mejor la alta incidencia de lesiones de tráfico en la adolescencia española hay que tener en cuenta que España ocupa una posición destacada en lo que se refiere al uso de vehículos de dos ruedas. La normativa española autoriza a obtener la licencia para conducir ciclomotores (50cc) a partir de los 15 años desde diciembre de 2010, el permiso de conducir motocicletas de hasta 125 cc, a partir de los 16, y los permisos para motocicletas de mayor cilindrada y para automóviles, a partir de los 18 años [190,191].

Por otro lado, teniendo en cuenta los datos estadísticos de accidentalidad, algunos estudios de la DGT señalan el menor porcentaje de uso del casco como uno de los factores que explican la alta siniestralidad registrada en el grupo de jóvenes conductores de ciclomotor (14-17 años de edad). La utilización del casco disminuye el riesgo y la gravedad de los traumatismos aproximadamente en un 72%; y reduce el riesgo de defunción hasta en un 39%, según la velocidad de la motocicleta (111).

Según cifras para 2011, el 19% de los usuarios de ciclomotor fallecidos no utilizaban casco en carretera y el 16% en zona urbana.

En nuestro estudio uno de cada 10 adolescentes declaró no utilizar el casco en la moto nunca, casi nunca, o sólo a veces, datos comparables al de otras investigaciones (134,184, 192) e inferiores al registrado en el 2011 en la Comunidad de Madrid en alumnos de 4º de la ESO (35,2%) (135).

Según datos de la DGT del 2011, en el caso de las motocicletas, los fallecidos en carretera no utilizaban casco en el 2% de los casos, mientras que en zona urbana ese porcentaje se eleva al 15% (184).

El uso de la bicicleta ha experimentado un incremento en los últimos años tanto en los países europeos como en Estados Unidos, siendo utilizada para realizar diversas actividades como la recreativa, deportiva y como medio de transporte o de trabajo. Es utilizada principalmente en las calles, que es donde se ocasionan con mayor frecuencia los accidentes. Sin embargo esta actividad no está exenta de riesgos, ya que es causante de muchos accidentes que pueden ocasionar lesiones graves con secuelas importantes e incluso la muerte.

A nivel mundial, en su manual sobre cascos de motociclistas y ciclistas, la Organización Mundial de la Salud (OMS) indica que aproximadamente dos terceras partes de las lesiones graves de ciclistas que requieren hospitalización y tres cuartas partes de las muertes ocurridas en ciclistas son consecuencia de traumatismos craneales. Casi el 25% de las lesiones cerebrales significativas, en menores de 15 años, se deben a los accidentes con bicicleta (111).

Además de las lesiones craneales, las lesiones músculo-esqueléticas y las producidas en órganos internos, son también causas importantes de mortalidad relacionada con la bicicleta.

Aunque los accidentes se producen mayoritariamente en la zona urbana, los fallecidos se producen principalmente en carretera siendo más del 90% de los ciclistas fallecidos varones.

En nuestro país, el número de ciclistas fallecidos entre 2001 y 2010 se redujo un 33%, si bien entre los años 2009 y 2010 ha aumentado un 20%. Sin embargo, en el caso de los lesionados se ha producido un notable incremento en los últimos diez años [(184)].

Según la revisión internacional realizada por Cochrane [(189)] concluye que las lesiones de la cabeza son responsables de alrededor de tres cuartos de todas las muertes de ciclistas implicados en colisiones, y los cascos proporcionan una reducción entre el 63 y el 88% de las lesiones graves en la cabeza (cuero cabelludo y cráneo) y el cerebro para todas las edades de ciclistas. Por otra parte los cascos proporcionan el mismo nivel de protección en caso de colisiones con implicación de vehículos a motor (111, 187).

Pese a ello, la gran mayoría de los usuarios de bicicletas, incluidos los niños, no utilizan el casco o lo usan de manera inadecuada. En nuestro estudio una altísima proporción de adolescentes refiere no usar el casco nunca, casi nunca o de forma esporádica (81,3%, 81,5%, 88,9%), datos que poco han variado del estudio realizado en el año 2005 en Guipúzcoa [(192)] y similar al estudio realizado en la Comunidad de Madrid en el 2009 [(135)].

Destacamos en nuestro estudio el mayor número de mujeres que no utilizan el casco cuando montan en bicicleta mientras que son los varones los que menos lo utilizan en la moto, factores a tener en cuenta al realizar las medidas preventivas en seguridad vial.

La práctica de deportes acuáticos es otra causa frecuente de accidentes, siendo el ahogamiento una de las principales causas de muerte en niños y adolescentes.

La tasa mundial de ahogamiento mortal en la niñez es de 7,2 por 100.000 habitantes, aunque varía considerablemente según las regiones. El 28% de todas las defunciones de los niños por lesiones no intencionales se deben al ahogamiento. Las tasas de muerte por esta causa corresponden a los niños menores de 5 años, y el valor máximo de todos los grupos de edad corresponde a los niños de 1 a 4 años. Se observa otro pico más pequeño al final de la adolescencia [(111)].

El ahogamiento de los adolescentes suele producirse en masas de agua libre mientras realizan actividades relacionadas con la natación, la navegación o cualquier otra actividad recreativa. Habitualmente los adolescentes y preadolescentes saben nadar, o al menos tienen nociones, pero la mayoría piensa que nada mejor de lo que realmente lo hace, y entonces no valora adecuadamente las corrientes, las profundidades del agua y su propio estado físico.

La mayoría de los accidentes suceden en lugares no supervisados, como ríos, diques y estanques, como resultado de lesiones producidas por zambullirse en áreas de escasa profundidad o con objetos flotantes o sumergidos, golpes contra el fondo de la piscina, saltos desde el trampolín, o bien al nadar bajo los efectos del alcohol u otras drogas.

Los comportamientos arriesgados ocupan uno de los primeros lugares entre las causas de ahogamiento accidental, en particular en los adolescentes. El consumo de alcohol se ha asociado a una proporción de defunciones de adolescentes y adultos en el curso de actividades de recreo acuáticas que oscila entre el 25% y 50%. El alcohol influye en el sentido del equilibrio, en la coordinación y en el juicio, y la exposición al sol y al calor agrava sus efectos aumentando su riesgo de ahogamiento en el caso de que se encuentren en una situación difícil (111).

En general, los adolescentes que se ahogan estaban en compañía de uno o varios amigos de edad similar que no se dieron cuenta de sus dificultades o que no pudieron socorrerlos. Los adultos suelen estar ausentes, y es posible que los adolescentes presionen a sus compañeros para que adopten conductas arriesgadas, como el consumo de alcohol. El riesgo de ahogamiento aumenta proporcionalmente a la tasa de alcoholemia.

Los datos mundiales indican que el ahogamiento mortal es más frecuente en los niños que en las niñas. La mayor diferencia entre sexos se encuentra en el grupo de 15 a 19 años, siendo 2,4 veces mayor en los chicos que en las chicas (111). Los niños afrontan un mayor riesgo debido a su mayor exposición a entornos donde hay agua y a que adoptan con mayor frecuencia comportamientos arriesgados, en particular en el caso de los adolescentes.

En España según datos del Centro de Epidemiología (CNE) del Instituto Carlos III en el año 2010, la tasa de mortalidad por ahogamiento en ambos sexos fue del

0,67/100.000 habitantes/año en el grupo de 15 a 24 años, con una tasa del 1,22/100.000 habitantes /año para los varones y 0,09 /100.000 habitantes /año las mujeres [185].

En nuestro estudio a pesar de que casi todos los adolescentes refieren que saben nadar (98,1%), es importante la proporción de ellos que adoptan prácticas de riesgo en el medio acuático como tirarse de cabeza a la piscina, tirarse por acantilados y no obedecer las indicaciones de los socorristas siendo estas prácticas también más frecuentes en chicos. Las chicas sin embargo se meten con más frecuencia en el agua después de comer.

Diferentes investigaciones han informado cómo **los accidentes y lesiones están relacionados con otras conductas de riesgo en la adolescencia,** como el uso de sustancias, absentismo escolar y la participación frecuente en la actividad física [28].

La comprensión de los factores que contribuyen a la aparición de lesiones entre los jóvenes es fundamental para el desarrollo de intervenciones para controlar y evitar lesiones graves y muerte.

El alcohol aparece como factor en un tercio de los accidentes mortales en los que intervienen adolescentes, alterando la capacidad de conducción por lo general con concentraciones sanguíneas inferiores a las que producen el mismo efecto en adultos. Además, otros factores, tales como un error del conductor, un menor uso de los cinturones de seguridad, la distracción (uso del teléfono móvil, otros dispositivos electrónicos...) y la fatiga aumentan la gravedad de los choques en los que participan conductores adolescentes. Dichos comportamientos de riesgo se ven a menudo exacerbados por la presión de iguales, sobre todo en el caso de los chicos, por lo que la probabilidad de lesiones por tráfico es mucho mayor en ellos, incrementándose también las diferencias con la edad [111].

Conducir después del consumo de sustancias psicoactivas es un hecho frecuente en España. Casi un 11% de conductores conducen tras haber consumido alguna sustancia (drogas de abuso) que pueden afectar la capacidad para una conducción segura, entre las que se encuentran el cananbis y la cocaína como las dos sustancias más frecuentemente halladas. Estos datos proceden del proyecto europeo DRUID (Driving Under Influence of alcohol and Drug) concluido en 2011 [193].

En nuestro estudio el 8,4% de los adolescentes que ha conducido un vehículo (coche o moto) declara que lo ha hecho bajo los efectos del alcohol y/o drogas y un 20,4 % se ha montado en un vehículo (coche o moto) conducido por otra persona que estaba bajo los efectos del alcohol y/o drogas, en proporción similar a otras encuestas(83). En ambas situaciones, la adopción de estas conductas de riesgo fue mayor en los varones.

Además del consumo de alcohol y drogas y el sexo masculino, encontramos otros factores asociados al mayor riesgo de accidentabilidad como la pertenencia del adolescente al nivel socioeconómico bajo, el menor nivel de estudios de los padres, adolescentes con peor rendimiento escolar, hacer novillos en la escuela, conductas antisociales como robar con frecuencia cosas y consumo de alcohol y otras sustancias adictivas.

Recomendaciones en la prevención de lesiones y accidentes de tráfico.

Las lesiones pueden prevenirse o controlarse. La adopción de medidas específicas para **la seguridad vial** dirigidas a adolescentes adoptadas en otros países ha revelado una reducción significativa de morbimortalidad asociada la conducción de vehículos por adolescentes. Entre estas medidas se encuentran:

- Programas de concesión gradual de permiso de conducción en etapas de aprendizaje con restricciones temporales en la conducción sin supervisión, la conducción de noche y la conducción con pasajeros jóvenes.
- Limitar la conducción en autovías a una velocidad de 100 Km/h.
- Restricción de la tasa de alcoholemia permitidas de 0-0,02g/dl para conductores menores de 21 años.
- Restricciones relativas al uso de teléfonos móviles, incluso aquellos que cuentan con dispositivos de manos libres.
- Elevación de la edad legal mínima para consumir alcohol a los 21 años.

- Medidas legislativas sobre la obligatoriedad del uso de cascos homologados a los usuarios de bicicletas, ciclomotores y motocicletas acompañadas de campañas de concienciación del público.

- Realizar campañas de información y concienciación que expliquen la protección que ofrecen los equipamientos de seguridad en motoristas (cascos, espalderas, botas y coderas de calidad) y fomenten su uso cotidiano.

Las estrategias de prevención durante las actividades acuáticas deben adaptarse con las circunstancias y los lugares, y usar enfoques multifacéticos en la medida de lo posible:

- Los cursos de natación y la enseñanza de las aptitudes necesarias para la supervivencia en el agua son uno de los componentes importantes en los programas de prevención.

- Mejorar las siguientes capacidades cognitivas relacionadas con las actividades en el agua: reconocimiento de los riesgos; conocimiento de los límites personales, incluidos los relacionados con la natación; capacidad de resistir la presión de los compañeros para participar en actividades para las cuales se carece de las aptitudes necesarias.

- Disuadir a los adolescentes de consumir alcohol cuando practiquen deportes acuáticos y limitar cualquier tipo de publicidad que estimule el uso de alcohol a bordo de embarcaciones, así como la venta de alcohol en lugares donde se realicen actividades recreativas acuáticas.

- Proponer a los niños y adolescentes lugares para nadar que sean seguros a la par que atractivos. Socorristas convenientemente formados y equipados presentes en los lugares y los momentos en los que los adolescentes tienden a congregarse. En las zonas rurales, poner a disposición de los adolescentes y los niños lugares seguros para nadar, para evitar que se reúnan en lugares peligrosos, como los canales de riego, las canteras y otras zonas con masas de agua libre.

6.2.3. Consumo de drogas.

Las actitudes y los comportamientos de los y las jóvenes ante el consumo de drogas no son homogéneos. Un porcentaje considerable de adolescentes y jóvenes opta por no consumir drogas o consumir alguna droga ilegal de forma muy esporádica o beber alcohol de forma moderada. De hecho, la percepción social –en parte reforzada por los medios de comunicación– tiende a asociar el uso de drogas con la población joven que participa en la vida recreativa nocturna. Y cada vez parece más difícil – incluso para el propio imaginario juvenil– participar en actividades recreativas nocturnas y estar con amigos sin consumir alcohol, cannabis u otras drogas, dado que crece la percepción de que estos consumos son elementos consustanciales de la propia diversión(194).

Así, aunque no se produzca en todos los casos, y tampoco de forma homogénea en todos los grupos de edad, el ocio, especialmente el nocturno, lleva asociado un consumo importante de alcohol, tabaco y otras drogas ilegales, existiendo entre los y las jóvenes una insuficiente percepción de riesgo asociado al consumo de estas sustancias, a las cuales se adjudican además cualidades de importancia clave a edades tempranas, tales como la ya citada percepción de que no es posible divertirse sin ellas, o que sirven para facilitar las relaciones sociales y sexuales, además de proporcionar claves identitarias y de grupo(194).

Los datos más recientes sobre consumo de drogas relacionado con el ocio los proporciona la Encuesta Estatal sobre Uso de Drogas en Enseñanzas Secundarias que el Plan Nacional sobre Drogas viene realizando periódicamente desde 1996. Los resultados de este estudio indican que, al igual que en años anteriores, las drogas más consumidas por los y las estudiantes de Enseñanzas Secundarias de 14 a 18 años son por este orden: el alcohol, el tabaco, el cannabis y los tranquilizantes o pastillas para dormir, coincidiendo con nuestros datos. A continuación se detallan los hallazgos más característicos:

6.2.3.1. Tabaco.

En nuestro estudio encontramos una prevalencia de probadores de tabaco del 36,7%, fumadores activos, 24,3%, y fumadores diarios, 10,4%. El estudio FRECS 2008 en Barcelona muestra que un 31,7% de adolescentes son fumadores activos y un 15,3% de fumadores diarios [(134)]. En el estudio HBSC 2010 con chicos y chicas españoles de 11 a 18 años, el 33,4% ha fumado alguna vez, y el 8,9% fuma a diario [(28)].
Datos ligeramente inferiores al último estudio nacional (ESTUDES 2012/3) que registra un 43,8% de estudiantes probadores, un 35,3% de fumadores activos y un 12,5 % de fumadores diarios [(83)].

En el estudio nacional ESTUDES del 2013, el 43,8% de los escolares ha fumado tabaco alguna vez en la vida, el 35,3% en el último año y el 12,5% lo fuma a diario (datos ligeramente superiores a los observados en nuestra población de adolescentes de 13 a 18 años). Según este estudio, en los últimos ocho años el consumo de tabaco por parte de los estudiantes de entre 14 y 18 años se ha reducido en un 50%. En 2004, el 21,5% de este sector de la población fumaba a diario, frente a un 12,3% en 2010 y un 12,5% en 2013. Parece que el consumo de tabaco se ha estabilizado, no bajando en los últimos años las cifras de consumo.

Este hecho puede ser entendido en el contexto de diversos estudios nacionales e internacionales. Datos recogidos en el proyecto europeo de Encuestas sobre Alcohol y otras drogas (European School Survey Projet on Alcohol and Other Drugs, ESPAD, 2011) realizado en 36 países (España y Estados Unidos no participaron) muestran una ligera disminución en la frecuencia de fumar desde 1995 en la mayor parte de los países hasta 2007, a partir de entonces se mantiene sin cambios hasta 2011 [(86)].
En EE.UU y Reino Unido también se aprecian descensos consistentes en los últimos años [(195,196)].

En la revisión realizada por Villalbí et al. en 5 estudios representativos en España (ESTUDES, ECERS-HBSC, SIVFRENT-J,FRESC, EMCSAT) también encontraron una tendencia descendente en ambos sexos [(197)].

Según Galán et al. este descenso observado hace pensar que las últimas normativas frente al tabaco, adoptadas en España y en otros países hayan tenido un impacto positivo sobre el consumo de tabaco en la población [(198)] Esto está haciendo que aumente la percepción de riesgo por parte de los adolescentes. En nuestro estudio más del 90% de los adolescentes consideran que fumar es muy peligroso para la salud.

Pero a pesar de esta elevada percepción de riesgo y reducción del consumo por los adolescentes, un porcentaje nada despreciable de adolescentes se inician en el tabaco y los cigarrillos siguen siendo después del alcohol, la droga más comúnmente consumida por los adolescentes [(71)].

El tabaco es una de las sustancias adictivas cuya edad de inicio es más precoz (13,5 años de media), sólo superada según el estudio ESTUDES 2012/2013 por los inhalables volátiles.

En nuestro estudio prueban el tabaco entre los 13 y14 años, edad que concuerda con la de otros trabajos [(71,136)].

Un hecho destacable en nuestro estudio es que uno de cada cuatro ha empezado a fumar antes de los 12 años, principalmente los chicos. También resulta significativo que el tabaco se inicia antes en cursos más bajos, hecho ya observado en otras investigaciones [(135,136)], lo cual indica que podemos estar ante un adelanto en la edad de inicio.

Estaría por tanto justificada la necesidad de adelantar intervenciones para prevenir o retardar el inicio al consumo. Varios estudios consideran la experimentación con tabaco en la adolescencia como un factor predictivo de mayor dependencia nicotínica en el futuro desarrollando adicción con un menor consumo de cigarrillos que en adultos [(162, 199)].

En relación al sexo, los datos de los proyectos ESPAD y HBSC muestran que en la mayoría de los países, las chicas fuman con más frecuencia que los chicos, al contrario de lo que sucedía en años anteriores [(28,86)].

En nuestro estudio encontramos también una mayor prevalencia de consumo de tabaco en las chicas, si bien los chicos lo inician antes y fuman mayor número de cigarrillos que las chicas. Este incremento en las chicas hace necesario llegar a esta población específica en las labores de prevención, tanto para conseguir disminuir la prevalencia como por los riesgos que tiene durante el embarazo.

El patrón de consumo durante el fin de semana es otro aspecto a considerar, lo que nos indica el efecto social y de presión de grupo que podría orientar el trabajo preventivo en este colectivo.

La mayoría de los estudiantes que fuma se había planteado dejar de fumar en alguna ocasión, habiéndolo intentado algo más de la mitad de los adolescentes fumadores. Estos resultados son similares al estudio nacional ESTUDES. La principal razón por la que dejarían de fumar es porque piensan que es perjudicial para su salud y para los demás. Según algunos estudios alrededor del 65% de los jóvenes fumadores ha intentado dejar de fumar sin conseguirlo debido a la dependencia que genera (28).

El carácter adictivo del tabaco no recae solo en la nicotina sino que también en los beneficios psicológicos que proporciona el fumar en un marco social concreto. Desde los primeros momentos que un adolescente fuma provoca un consumo repetido para alcanzar dichos efectos y en un periodo más o menos largo provocará el desarrollo de tolerancia, así como dependencia física y psicológica. El test de Fagerström es uno de los instrumentos utilizados para cuantificar la dependencia física a la nicotina que en su versión adaptada al lenguaje de los adolescentes es el utilizado en este estudio (FTNDa) (162).

Al considerar individualmente las respuestas del FTNDa cabe destacar que el 62,3% de los fumadores tardan más de 60 min en fumar el primer cigarrillo, cifra superior a la obtenida por Clemente et al. (45,3%) y Haddok et al (26,5%) (162,200).

Este último autor realiza el estudio en una población de edad entre 17 a 35 años, siendo probable que tengan más dependencia al ser una población de mayor edad y lleven más años fumando. La mayoría fuma por la tarde, atribuíble a que es la fracción del día en la que suelen estar menos vigilados y asociado a actividades de ocio.

De forma global en nuestro estudio aparece dependencia nicotínica baja-moderada. Los resultados obtenidos son similares a los de Clemente et al. que analizaron la dependencia nicotínica en escolares de 10 a 17 años (162).

Por último identificamos diversos factores relacionados con el estilo de vida y el entorno sociofamiliar asociados al hábito de fumar. Encontramos una mayor prevalencia y mayor consumo entre los adolescentes de familias de nivel socioeconómico bajo, al igual que en otros estudios (28).

El factor de riesgo que más influye en el consumo de tabaco es el haber consumido otras drogas, así como el consumo de alcohol y el haberse emborrachado más de dos veces en el último año, lo que indica el policonsumo de drogas (legales o ilegales) como patrón de consumo (201). Con estos resultados y los de otras investigaciones se debería tener en cuenta los factores relacionados con el estilo de vida y el entorno sociofamiliar del hábito de fumar para diseñar las actividades de prevención del tabaquismo en los adolescentes y jóvenes. Estos programas deberían implicar a padres, profesores, profesionales sanitarios así como a la comunidad. Nuestro campo prioritario en la prevención del tabaquismo debería ser el sexo femenino, adolescentes que consumen drogas especialmente cannabis y practican otras conductas de riesgo (alcohol, relaciones sexuales, hurtos, novillos), maltratados, con bajo rendimiento académico, que sale por la noche y regresa tarde a casa, que tiene amigos o padres fumadores y bajo nivel socioeconómico familiar. Por el contrario, fomentar la lectura, la actividad deportiva y la buena relación con padres y profesores ayudarían a minimizar el riesgo de tabaquismo.

6.2.3.2. Alcohol.

El alcohol es sin lugar a duda la sustancia tóxica más consumida por los adolescentes de nuestra provincia. La comparativa del consumo de alcohol en nuestra muestra, con el estudio ESPAD 2011(86) realizado en población de estudiantes de 36 países europeos, pone de manifiesto un nivel de consumo de alcohol alto en muestro medio. Respecto al estudio nacional ESTUDES del año 2012/2013(83) realizado en una población similar, se observa un discreto aumento del consumo de alcohol (83,5% en ESTUDES vs 77,2% en el nuestro). El estudio SIVFRENT (135), realizado en la población de Madrid en 2009, arroja resultados inferiores en casi 20 puntos porcentuales. Los datos revelan un importante aumento del consumo de alcohol en los últimos años en la población adolescente.

La edad de inicio al consumo se sitúa entre los 13-14 años, coincidiendo con todos los estudios nacionales. Estos datos no se han modificado en los últimos años, pero ponen de manifiesto el alto porcentaje de adolescentes que han probado el alcohol, así como la precocidad en el primer contacto con el mismo (28,83,202).

A los 12 años ya lo han probado el 19% de los adolescentes, a los 14 años asciende al 54%, a los 16 años al 70%. De aquí se deduce al igual que concluímos en el tabaco la importancia de realizar actividades preventivas en edades tempranas.

Las mujeres consumen alcohol en algo mayor proporción que los varones, aunque los varones beben más unidades básicas de alcohol que las mujeres (UBA) [83,203,204], incluso los días de diario [83]. Sin embargo, no encontramos diferencias de género en el consumo de riesgo (número de intoxicaciones etílicas), ni en la edad de inicio al consumo, coincidiendo con otros estudios [28,71,204,205], pero diferenciándonos del último estudio ESTUDES[83], en el que el porcentaje de chicas que se emborrachan es mayor que los chicos.

Desde los años 80 del siglo pasado el consumo global de alcohol por persona y año ha disminuído significativamente en la población general española, aunque de forma menos marcada a como lo han hecho otros países de nuestro entorno cultural, como por ejemplo Francia [85]. A pesar de este dato, predomina el consumo de fin de semana, asistiendo a un cambio del patrón de consumo, donde se sustituye el modelo mediterráneo, con un consumo de alcohol moderado y diario donde predomina el vino, por un patrón anglosajón similar al resto de Europa, con un consumo intermitente y masivo asociado al fin de semana [83,205], con ingesta de alcohol de alta graduación (cubatas y copas), principalmente en bares y pubs [71,82,204,205]; datos que concuerdan con otros estudios de ámbito nacional como ESTUDES, HBSC, FRESC. Nos encontramos ante un consumo de alcohol en "atracón" o binge drinking (consumo de 5 o más copas de alcohol en menos de 2 horas), con un efecto muy dañino y similar a las borracheras.

Los lugares habituales de consumo son los bares o pubs seguido de discotecas. El conocido botellón, lo practican un 30,8% de los encuestados, cifras muy por debajo del 62% de los adolescente que ha participado en el estudio ESTUDES y que declaran que lo han realizado al menos una vez en el último año y el 53,3% en el último mes. Pensamos que la climatología fría de nuestra provincia sea la causa de la menor incidencia de nuestro estudio respecto al estudio nacional.

Además parece que la principal motivación para el consumo es la baja percepción de riesgo del consumo de esta droga. Casi el 70% de los adolescentes piensan que el alcohol hace las fiestas más divertidas, hace las personas más románticas, o más fácil de estar con la gente. Es una droga muy aceptada socialmente y un 73% de adolescentes piensan que la mayoría de adultos toman bebidas alcohólicas.

Es conocido que como señala la Organización Mundial de la Salud, el 50% de la morbi-mortalidad vinculada a accidentes de tráfico está asociada al consumo de alcohol (206). El alcohol hace que quien conduce deteriore marcadamente su función psicomotora y la capacidad para conducir con seguridad, ya que disminuyen las funciones cognitivas, perceptivas y motoras de manera que cuanto mayor es el consumo, mayor es la pérdida de estas funciones. En este estudio, el que un 8,3% de los adolescentes encuestados han conducido moto o coche alguna vez bajo los efectos del alcohol y un 20,4 % se han montado en algún vehículo conducido por alguien bajos los efectos del alcohol, pone de manifiesto esta realidad, en proporción similar a otras encuestas (SIVFRENT, ESTUDES).

El hábitat rural se asocia a un mayor consumo de alcohol, probablemente por una mayor permisividad y el menor control por parte de los padres en este medio. En relación a la procedencia cultural; el que ambos progenitores sean de nacionalidad extranjera se asocia a un menor riesgo de consumo de alcohol, probablemente por diferencias culturales respecto al consumo de alcohol de los progenitores en sus países de origen, dato que concuerda con el estudio de Terrasa(136).

Sin embargo la no asociación del hábito del alcohol con la situación laboral o el nivel socioeconómico de los padres resulta contradictoria, coincidiendo con otros estudios similares (207) y diferenciándonos de otros como el estudio HBSC que muestra un mayor consumo en niveles socioeconómicos inferiores.
Sin embargo el observatorio de Terrasa lo relaciona con un mayor nivel socioeconómico. Aunque encontramos asociación con el menor nivel de estudios de los padres.

Sospechamos una asociación de hábitos de riesgo en los adolescentes ya que hemos observado que el alcohol se asocia con el consumo de tabaco y de otras drogas (83) y el factor de riesgo para beber que supone el que también beban alcohol los amigos, coincidiendo con el resto de encuestas (208). También los malos resultados escolares, el mantener relaciones sexuales, regresar tarde a casa, ciertos comportamientos antisociales como robar y el estado de ánimo negativo son factores que lo propician. Sin embargo, una buena relación con el padre y profesores constituye un factor de protección frente al consumo de alcohol; hecho que nos lleva a destacar la importancia de favorecer una buena comunicación entre padres, profesores e hijos para una adecuada actitud respecto al consumo.

Consideramos prioritario prestar una mayor atención a este gran problema, realizando intervenciones institucionales centradas en el adolescente, insistiendo en la prevención y promoción de hábitos saludables en etapas precoces de la adolescencia y pre-adolescencia, tanto a nivel familiar como en los centros educativos; y realizando en una segunda etapa, un abordaje personalizado en aquellos adolescentes ya iniciados en el consumo de alcohol, por parte de profesionales especializados que tenga en cuenta las particularidades del individuo y de su entorno [(209,210)].

6.2.3.3. Otras drogas.

Aunque a nivel mundial, europeo y nacional disponemos de fuentes de datos valiosas sobre el consumo de sustancias adictivas por los adolescentes, siempre resulta interesante conocer datos locales, que nos permitan centrar su interpretación en el entorno y orientar las intervenciones adecuadas a la realidad cambiante del consumo de sustancias adictivas.

Respecto a los datos de prevalencia de consumo del estudio ESTUDES desciende el consumo de sustancias, especialmente el cannabis (33% vs 17%), de los tranquilizantes con receta (18,5% vs 2,5%) y sin receta (10,4% vs 1,3%) y la cocaína (3,4% vs 1%). El resto de drogas anfetaminas, alucinógenos, éxtasis presentan cifras muy bajas de consumo, que apenas varían en ambas encuestas. El descenso en el consumo de cannabis y cocaína también se observa en la última encuesta nacional, respecto a años anteriores, en la población general, urgencias y en los centros de tratamiento de drogas. Pese a ello, los niveles de consumo de estas drogas en nuestro estudio son mucho más bajos, lo cual puede ser atribuido, entre otras, a varias circunstancias: en primer lugar, a que nuestra población es un año más joven que la del estudio ESTUDES (13 a 18 años vs 14 a 18 años); en segundo lugar, a que el estudio ESTUDES incluye estudiantes de ciclos formativos que en nuestro estudio no han sido considerados; en tercer lugar, a que estamos ante un posible cambio temporal en el consumo, actualmente sólo disponemos de datos nacionales hasta el año 2010; en cuarto lugar, a determinantes sociales relacionados con el entorno de ocio y tiempo libre diferente del que puede darse en otras zonas de España (provincia de interior vs provincia costera); y por último, indica la efectividad de las medidas preventivas diseñadas y coordinadas por las administraciones públicas a nivel local.

Los estudiantes que consumen drogas suelen consumir varias sustancias y no una sola. El policonsumo constituye un patrón de consumo cada vez más prevalente. La Organización Mundial de la Salud define el término "policonsumo" como el consumo de más de una sustancia o tipo de sustancias, simultáneo o no, que produce dependencia de, al menos, una de ellas. Definir por tanto "policonsumo" resulta en general complicado, puesto que los adolescentes generalmente son consumidores recientes o esporádicos que no han desarrollado dependencia. En cualquier caso, el policonsumo busca potenciar o compensar los efectos de diferentes drogas o, simplemente, experimentar nuevas sensaciones, aumenta claramente los riesgos y los problemas sanitarios y sociales asociados al consumo y dificulta su tratamiento(211). Es importante detectar su consumo para orientar las intervenciones. En nuestro estudio, un 38,3% de los adolescentes han consumido dos o más sustancias, frente a un 39,7% que han consumido una sola sustancia. Del mismo modo es de destacar que un 22% de los jóvenes de 13 a 18 años no ha consumido ninguna sustancia en ningún momento. En el análisis de las combinaciones destaca el patrón de policonsumo de alcohol, el tabaco y el cannabis. El resto de sustancias psicoestimulantes (éxtasis, anfetaminas), cocaína, etc con bajos porcentajes de consumo se asocian a otras drogas, lo que hace pensar que son sustancias de consumo ocasional, "añadidas" como consumos secundarios o complementarios a otras sustancias y no como sustancias principales, es decir, se consumen cuando ya se consumen otras sustancias.

En nuestro estudio y en España en general, se observa una tendencia estable en la evolución de la edad media de inicio del consumo de estas sustancias, bastante precoz en el inicio del alcohol y el tabaco, y un año más tarde la del resto de sustancias(83). Consideramos por tanto importante detectar el consumo precoz de sustancias tóxicas, para evitar la progresión hacia el policonsumo de drogas consideradas más peligrosas.

No se observaron diferencias intersexuales en la edad de inicio, ni en el patrón de consumo que es bastante constante en los últimos años para ambos sexos. En España, en la actualidad, tanto en el sexo masculino como femenino, las drogas están vinculadas a la cultura del ocio, su consumo se concentra los fines de semana fundamentalmente por la noche, a diferencia de lo que sucedía en los años 80, donde el consumo de drogas estaba asociado a la marginalidad y a la delincuencia[212]. Y no por ello dejan de ser menos peligroso ya que los problemas de las drogas persisten durante la semana y al riesgo de los consumos intensivos durante cortos periodos de tiempo (daño neurológico, accidentes, sexo sin protección, violencia, etc)[213].

Son los varones los que presentan consumos más elevados de alcohol, tabaco, porros y policonsumos de tres o más sustancias. Esto explicaría en parte la importancia de abordar el tema de las drogas de forma diferencial en hombres y mujeres.

En general se demuestra que la percepción de riesgo ante el consumo de estas sustancias se relaciona con la tendencia presente y futura de consumo. En el estudio nacional ESTUDES se demuestra que la percepción de riesgo en el consumo de alcohol es de las más bajas y que la del consumo de tabaco muestra una tendencia en ascenso, estando por encima de los 90 en el año 2012. En nuestro estudio, la percepción de riesgo relacionada con el consumo de drogas ilegales es bastante alta, lo que explicaría en parte la menor proporción de consumo de drogas ilegales, respecto a otros estudios.

Conocida es por todos la asociación del consumo de alcohol y drogas y la morbimortalidad de los accidentes de tráfico y otros problemas [206,214].

El que un 20,3% de los adolescentes se hayan montado con alguien bajo los efectos de las drogas o del alcohol, que un 8,3% haya conducido un vehículo (moto o coche) bajo los efectos del alcohol o las drogas, o que un 16,6% haya tenido problemas a causa del consumo de drogas pone de manifiesto este riesgo, en proporción similar a otras encuestas[83].

Nuestros resultados muestran una vez más la asociación de hábitos de riesgo de los adolescentes: beber alcohol, fumar, tomar drogas, mantener relaciones sexuales con penetración y robar cosas, especialmente a medida que aumenta la edad de los encuestados. Observamos una fuerte relación entre el fumar y tomar drogas. También los malos resultados escolares y la hora de llegada a casa después de la una son factores que propician el consumo de sustancias adictivas, y que indican que sobre ellos hay que ejercer un control más exhaustivo. Sin embargo el nivel socioeconómico afecta de forma desigual a las distintas conductas de riesgo, resultando significativa la asociación de nivel socioeconómico bajo al consumo de tabaco y al resto de drogas, y no al alcohol. El factor que más influye en el uso de todas estas sustancias adictivas es el consumo por grupos de iguales de la misma. Estos hechos confirman que el consumo de tóxicos se trata de un problema social y cultural asociado al entorno y menos a factores económicos[209,210].

6.2.4. Estado de ánimo.

Aunque la salud mental no es sinónimo del estado de ánimo y que la literatura se refiere con frecuencia a enfermedades como la ansiedad y la depresión [215], como desencadenantes de conductas de riesgo, este tipo de cuestionarios sobre el estado de ánimo de los adolescentes ya se ha aplicado con éxito en otros trabajos [163, 216].

Nuestro estudio es un intento de complementar y actualizar los resultados obtenidos por estos autores.

Como limitaciones destacamos que se trata de un estudio trasversal en el que determinamos como positivo o negativo el estado de ánimo en un momento determinado. Es muy probable que las personas experimenten variaciones del estado de ánimo a lo largo del tiempo, máxime los adolescentes que experimentan cambios emocionales más bruscos y extremos [150]. Pese a ello, la escala Lickert donde se incluyen los ítems "nunca", "casi nunca", "a veces", "a menudo" y "siempre", intenta diferenciar el estado ocasional de la experiencia más duradera.

Se estima que la prevalencia de trastornos mentales en los jóvenes europeos de 15-24 años está en torno al 20%. Entre el 10 y el 20% de los jóvenes españoles podrían presentar problemas de salud mental [114]. Nuestro trabajo demuestra una frecuencia similar de estado de ánimo negativo del 14,9% entre los adolescentes de 13 a 18 años.

El sexo femenino y el aumento de edad durante la adolescencia han sido asociados al estado de ánimo negativo en diversos estudios [163]. Ahonen et al., refieren valores para las chicas del 21% más altos que en nuestro estudio (16,9%) y similares para los chicos en torno al 13%. Estos factores también se asocian a estados de ansiedad y depresión [215] y a estados de "mala salud mental" [115].

Respecto a los factores socioeconómicos las investigaciones previas han mostrado que el bajo status se asocia con enfermedad mental. Sin embargo no está claro cuáles son los más influyentes en la salud mental (217). Además conocer con exactitud la capacidad adquisitiva de los chicos y chicas es un proceso complicado ya que es frecuente que desconozcan los estudios y categoría laboral de los padres. En este estudio hemos encontrado asociación de estados mentales negativos con el colegio privado, el hábitat urbano, los modelos de convivencia no habituales o tradicionales (madre solo, padre solo, pareja del padre, pareja de la madre, abuelos u otros familiares, solo, en centro educativo, en institución o en pareja), las situaciones en las que uno o ambos padres están sin trabajo remunerado y en menor medida con ser hijo único. Como factor de protección, asociado a estados anímicos positivos, estaría el tener dos o más hermanos. Aunque en el estudio de McLaughlin el nivel educativo de los padres se asocia con menor riesgo de trastornos de ansiedad (217), en el nuestro este factor no parece influir en los problemas del estado de ánimo, de la misma manera que tampoco existe asociación con la nacionalidad de los padres y el alumno.

La conducta de riesgo de los adolescentes es un proceso muy complejo y multifactorial donde intervienen factores diversos. A mayor número de factores mayor riesgo (218); estudios previos han demostrado asociación entre determinadas prácticas sexuales (219), alimentación y ejercicio físico (220), la violencia (221) y el acoso escolar (222), con determinados estados de salud mental. Algunos han establecido relación entre la depresión y el consumo tabaco (223) y de drogas (224).

Hemos seleccionado las conductas de mayor riesgo y analizado la probabilidad de que el estado anímico se asocie o los propicie. La mayoría de hábitos y conductas de riesgo se asocian al estado negativo. Pero destacamos que los adolescentes con experiencias y hábitos como repetir curso más de dos veces, fumar a diario, emborracharse con frecuencia y consumir cannabis a diario no presentan demasiada asociación con estados anímicos negativos. Parece que las conductas de riesgo más establecidas y peligrosas se asocien ya a adolescentes con estados anímicos más positivos, mientras que las conductas intermedias o de prueba como repetir un sólo curso, fumar y beber alguna vez, se dan más en estados negativos, pudiendo ser estos la causa para el inicio de esos hábitos de riesgo. No es el caso de las situaciones de tener peores notas que la media, la dependencia de internet con acceso a contenidos sexuales, las conductas antisociales como robar y hacer novillos en la escuela, el tener un peso por encima de lo normal y sentirse maltratado (físico, psíquico y sexual) donde se observa una clara relación con los problemas del estado de ánimo.

6.2.5. Maltrato y acoso. Conductas antisociales.

El maltrato en cualquiera de sus vertientes es un tema que se está generalizando cada vez más. El acoso escolar, también conocido como bullying, se está convirtiendo poco a poco en uno de los mayores problemas en el ámbito educativo. En nuestro cuestionario analizamos los tipos de maltrato, las causas y la búsqueda de ayuda para solucionarlo. A este tema hay que darle bastante importancia, ya que la educación y la actitud que tengan estos alumnos/as, serán la que tendrán en el futuro, y por otro lado, al que las sufre le puede acarrear graves consecuencias.

En nuestro estudio un 14,4 % refieren haber sido maltratados físicamente y un 23,5% psicológicamente; siendo más frecuente el maltrato físico en el sexo masculino. En el estudio HBSC se encuentra un descenso importante del maltrato con el paso de las ediciones, con un porcentaje global del 13,3% en 2010, 12,5% en 2006 y 24,1% en 2002. Si se analizan las diferencias que existen entre ambos sexos con respecto a haber sido víctimas de maltrato en el colegio o instituto, se halla que hay un porcentaje ligeramente mayor de chicos que de chicas que han sufrido maltrato en el colegio o instituto en los últimos dos meses, diferencia que se hace más notoria conforme avanzan las ediciones del estudio. También cabe destacar que los pequeños sufren más maltrato que los mayores en todas las ediciones, lo que concuerda con nuestros datos.

El observatorio de salud de Terrasa[(136)], muestra un descenso de la frecuencia de maltrato, tanto físico como psicológico, con datos inferiores a nuestros resultados (17,5% maltrato psicológico, 10,5% físico), existiendo un ligero predominio del maltrato en casa entre las chicas y en el colegio entre los chicos.

En el informe FRESC 2008 [(134)], el porcentaje de alumnos que ha participado alguna vez en una pelea es mayor en cursos inferiores (55,2% 2º ESO, 45% en 4º ESO y

35,5% 2° Bach), siendo más frecuente en el sexo masculino, tanto en el perfil de agresores como el de víctimas.

Los lugares más frecuentes de maltrato son el colegio y el domicilio familiar, coincidiendo con todos los estudios.

Preocupa el dato de acoso sexual, que lo refieren un 6,6% de los adolescentes, más frecuente en el sexo femenino, a pesar de ser casi la mitad al referido por los adolescentes del estudio FRESC, siendo también más frecuente en el sexo femenino.

Las causas por las que un chico o una chica arremete constantemente contra otro compañero o compañera, llegando a crear una situación abusiva de dominio, son múltiples. Otros estudios sobre este asunto indican factores personales, familiares y sociales del agresor y la víctima, así como factores relacionados con la cultura escolar. En nuestro caso la mayoría desconocen el motivo, otros creen que es para molestarles, para gastarles una broma, porque son diferentes o porque se lo merecen.

En relación a la búsqueda de ayuda, acuden a su madre, a un amigo o a su padre por este orden de frecuencia. Con menos frecuencia recurren a profesores, hermanos u otros familiares. Cabe destacar que un porcentaje importante no recurren a nadie, dificultando poner en marcha mecanismos de ayuda para evitar su sufrimiento como víctimas del acoso y las consecuencias derivadas del mismo. Por ello, consideramos prioritario que los adolescentes conozcan líneas de ayuda ya existentes contra el acoso que están sufriendo.

Por último, en cuanto a las conductas antisociales hemos analizado dos: el hacer novillos en la escuela y el robar cosas con frecuencia. Ambas se asocian con el sexo masculino y con la práctica de otras conductas de riesgo.

El informe FRESC también analiza estos comportamientos antisociales, siendo más frecuente en el sexo masculino y en edades inferiores, excepto la práctica de hacer novillos, que aumenta a medida que aumenta la edad (62,1% en 2°Bach vs 54,6% en 2ªESO), a diferencia de nuestros datos en los que se observa una disminución en la frecuencia de hacer novillos en alumnos de cursos superiores.

6.2.6. Alimentación y ejercicio físico.

En los países industrializados se ha observado en las últimas décadas un aumento del nivel socioeconómico de la población, junto con la industrialización y comercialización de la cadena alimentaria, determinando cambios en el estilo de vida con respecto a los hábitos, usos y gustos alimentarios de grandes segmentos de la población. Los hábitos dietéticos se caracterizan por el exceso en el consumo de calorías debido al incremento de la disponibilidad de alimentos y al mismo tiempo la disminución del ejercicio físico y por frecuentes desequilibrios entre nutrientes. El consumo de alimentos de origen animal está aumentando lo que lleva al incremento del colesterol y de grasas saturadas en la dieta. Porcentualmente el consumo de grasa está en aumento, tanto la grasa saturada como la poliinsaturada, y el consumo de grasa monoinsaturada decreciendo. Las frutas y verduras se consumen enlatadas o previamente cocinadas en vez de frescas, lo que determina pérdida de vitaminas y ciertos minerales (225).

Los hábitos alimentarios se inician en la familia, donde tiene una gran importancia las tradiciones, creencias, conocimientos sobre alimentación y nutrición, recursos económicos disponibles, así como el tiempo, facilidades y conocimientos culinarios (226). El joven, a su vez, desarrolla sus propios gustos, preferencia y aversiones configurando su patrón de conducta dietética.

- El desayuno es la principal comida del día, que recarga los depósitos de energía y ayuda a los adolescentes a afrontar el día. En nuestro estudio, el hábito de desayunar a diario lo cumplen el 79,2% de los adolescentes. Estos resultados son superiores al estudio nacional de la HBSC 2010 en el que refieren que desayunan los siete días a la semana el 53,4%. Sin embargo, no desayunan nunca cinco de cada cien. El porcentaje de adolescentes que desayunan a diario es mayor en chicos (84,1%) que chicas (73,7%), datos que concuerdan con el estudio ya referido.
- Los lácteos son una buena fuente de minerales, debido a su alto contenido en calcio, fósforo y magnesio. Para cubrir las necesidades recomendadas de ingesta de calcio diario se deben tomar al menos 3 raciones de lácteos al día. En nuestro estudio solo tres de cada cuatro lo toman a diario y lo hacen mejor las chicas y los que tienen mayor nivel socioeconómico. Es importante considerar estos

datos para enfocar la educación para la salud en los subgrupos de población que peor lo hacen.

- Pan y pasta: Contienen entre el 65-75% de su peso ideal como carbohidratos de alto poder energético y nutricional. El pan constituye el alimento más consumido. El consumo de pasta y arroz a diario es más frecuente cuanto menor es el nivel socioeconómico, coincidiendo con otros estudios [(227)].
- Las frutas son un grupo de alimentos especialmente interesante por su alto contenido en antioxidantes, agentes fitoquímicos y fibra dietética, sustancias relacionadas con una menor frecuencia de aparición de problemas de salud como el cáncer, las enfermedades cardiovasculares, la diabetes, la diverticulosis, etc. Tienen una función parecida a la de las verduras y hortalizas, son alimentos reguladores, proporcionan vitaminas y sales minerales, aunque con mayor cantidad de hidratos de carbono, por lo que son más energéticos. Los hidratos de carbono son principalmente monosacáridos y disacáridos (fructosa y sacarosa), que son de fácil digestión y rápida absorción. En relación al consumo de fruta de los adolescentes nuestros resultados muestran un consumo óptimo de fruta a diario casi la mitad de los encuestados, superior a otros estudios como los de la HBSC, donde solo se consigue en un 36%. El porcentaje de adolescentes que no consumen nunca fruta es en nuestro estudio del 6,2%, vs el 4,2% en el estudio HBSC. En relación con la edad, no encontramos las diferencias estadísticas en la disminución del consumo óptimo de fruta, ni en el no consumo de fruta referidas, que refieren en HBSC. Por el contrario sí encontramos concordancia en el mayor consumo de fruta en chicas, con diferencias estadísticamente significativas frente a los chicos. Con respecto a la capacidad adquisitiva familiar, se observa un mayor consumo óptimo de fruta en aquellos adolescentes pertenecientes a familias con más nivel y el consumo nulo de fruta se registra con más frecuencia en los que pertenecen a familias con menor nivel, probablemente no solo debido al poder adquisitivo, sino al mejor conocimiento sobre hábitos saludables en alimentación. En los estudios HBSC, el consumo diario de fruta también es más frecuente en el sexo femenino y en nivel socioeconómico alto[(228)].
- Verduras: Las verduras y hortalizas no suelen ser los alimentos preferidos por los niños, de no haber una buena educación alimentaria desde muy pequeños, van a preferir otro tipo de alimentos, generalmente del grupo de hidratos de

carbono. Se dejan llevar por la presentación, los sabores y la publicidad. En nuestros datos el consumo de verdura es mayor a mayor nivel socioeconómico, al igual que el consumo de fruta por una mejor educación en hábitos saludables. El consumo de verdura cruda es mayor en las chicas. En el estudio HBSC se observa un aumento del consumo varias veces a la semana con el paso de las ediciones, siendo este consumo mayor en las chicas y en nivel socioeconómico alto, coincidiendo con nuestros datos (228).

- Pescado: Casi la mitad de los adolescentes encuestados consumen pescado varias veces a la semana, siendo este consumo más frecuente en niveles socioeconómicos más favorecidos. El consumo de pescado al menos varias veces en semana es muy similar entre los chicos y chicas. Pero nos encontramos que uno de cada 10 adolescentes no lo comen. Pese a que el pescado es uno de los alimentos que causa más reacciones alérgicas en las personas, no parece justificar estas cifras tan altas en nuestros adolescentes. En el estudio HBSC se observa que la mayoría de los jóvenes españoles consumen pescado de una a cuatro veces a la semana, habiendo aumentado en las últimas ediciones.
- Huevos: Los huevos son un alimento excelente a incluir en la dieta por su contenido en proteínas, ácido linoleico, calcio, vitaminas y minerales. En nuestro estudio lo ingieren el 46,6% una vez a la semana, en proporción similar a otros estudios.
- Frutos secos: Los frutos secos poseen una acción protectora frente a las enfermedades coronarias por su efecto hipolipemiante ya que son ricos en ácidos grasos insaturados, minerales, vitaminas y fibra. El consumo recomendado es diario; sin embargo estos productos se suelen comercializar en presentaciones con elevado contenido en sal y grasas, por lo que su consumo debería ser ocasional. El consumo es más frecuente en el sexo masculino, coincidiendo con otros estudios (227,228).
- Alimentos y bebidas no saludables:

  El consumo de dulces, refrescos y alimentos salados debería reducirse a un consumo ocasional y moderado, ya que en general son un grupo de alimentos superfluos, no siendo necesario su consumo y corriendo riesgo, al consumirlos en exceso, de sufrir sobrepeso y caries dental. Sin embargo, el consumo varias veces por semana y también a diario está muy extendido entre la población adolescente, tal y como muestran los resultados de nuestro estudio. Algo más de un 10% consume refrescos a diario. En el estudio HBSC [228] se observa que la mayoría de los adolescentes consumen dulces varias veces a la semana (aunque va disminuyendo el consumo de todos los días) mayor en el sexo femenino y en niveles socioeconómicos desfavorecidos. En nuestros resultados no encontramos diferencias en cuanto a nivel socioeconómico ni sexo, salvo para el consumo de bollería industrial, más frecuente entre los chicos y los refrescos en los alumnos de menor nivel socioeconómico.

Para los adolescentes su imagen corporal es fundamental, y para ello el mantener un peso adecuado es particularmente importante. En nuestro estudio un 62% de los adolescentes consideran que su peso es el adecuado. Un 22,4% consideran que su peso está por encima de lo normal frente al 30% del estudio HBSC. Coincidimos con el estudio nacional en que este pensamiento es más frecuente en el sexo femenino. El motivo principal para hacerla es perder peso, y muchas menos veces por enfermedad o problemas de salud.

Sin embargo el número de adolescentes que han realizado dieta es del 30%, lo cual indica que hay una elevada proporción, principalmente chicas, que hacen dieta a pesar de no tener peso por encima de lo normal.

El porcentaje de adolescentes que ha realizado alguna dieta es muy superior en nuestro estudio (30,1%) respecto al HBSC donde lo refieren un 13%, diferencias probablemente debidas a que nuestro estudio engloba dietas realizadas por otros motivos y no sólo para perder peso. En ambos estudios existe un predominio del sexo femenino.

Un 7,7% de nuestros adolescentes han mostrado síntomas de trastorno de la conducta alimentaria, declaran haber vomitado o tomado laxantes en alguna ocasión, y un 1,6% de forma diaria o frecuentemente. En el estudio SIVFRENT realizado entre adolescentes de la población de Madrid en 2009, se observan porcentajes inferiores siendo en ambos más frecuente en el sexo femenino.

6.2.7. Ejercicio físico.

La mayoría de los adolescentes de nuestro estudio realizan actividad física, siendo significativo el mayor porcentaje de chicas que declara no hacer ejercicio y la disminución de la actividad física en cursos superiores y en nivel socioeconómico bajo. Esto puede deberse a que a medida que los jóvenes se hacen mayores, sobre todo a partir de la pubertad tienen menos tiempo, empiezan a salir más y a dedicar más tiempo al grupo de amigos y a la diversión, como ya se ha comentado anteriormente y, en algunos casos, se abandonan prácticas deportivas que se realizaban en el ambiente escolar o centros deportivos, sobre todo cuando el hábito del ejercicio físico no estaba totalmente consolidado; a lo que hay que añadir que, en muchas ocasiones, los amigos tampoco practican ningún deporte. Además, el mayor número de horas que tienen que dedicar los jóvenes al estudio a medida que realizan cursos superiores también parece explicar el mayor sedentarismo en los grupos de más edad, si no estaban habituados a la práctica de algún deporte. Por otro lado, un menor nivel socioeconómico se asocia con menor actividad física, probablemente porque aparte del tema económico que no debería condicionar la práctica de al menos algunos deportes, los padres no lo practiquen o desconozcan los beneficios que aporta para llevar una vida saludable, y en cualquier caso no han sido capaces de generar en sus hijos, hábitos en la práctica deportiva.

Varios estudios refrendan nuestros resultados. En el informe FRESC 2008 los alumnos que declaran hacer deporte al menos 1 vez a la semana son el 86% de 2° ESO, 89,2% de 4° ESO y el 79,7% de 2° BACH, siendo más frecuente en el sexo masculino en todos los grupos de edad. En el sondeo sobre salud y actividad física del INJUVE para 2012(68), se observa que el 61,3% de la población española entre 15 y 29 años dice realizar algún tipo de ejercicio físico, frente al resto que no practica actividad o deporte alguno. La práctica deportiva se encuentra mucho más extendida entre los varones (76%) que entre las mujeres (55%); y se produce en mayor medida entre los grupos más jóvenes (15-17 años), tendiendo a descender con la edad. En este trabajo la clase social de pertenencia también muestra una relación directa con la práctica deportiva: a mayor nivel socioeconómico, mayor número de jóvenes declaran realizar algún tipo de deporte.

6.2.8. Utilización de los servicios sanitarios.

En general la población adolescente es la que menos demanda atención sanitaria, ya que habitualmente están sanos y no suelen tener percepción de sus problemas de salud. Frente a esta realidad, hallamos el hecho de que en muchas ocasiones adoptan conductas de riesgo que pueden representar una patología futura o inmediata (como el consumo de tóxicos o el inicio no planificado de relaciones sexuales o el elevado uso de la televisión o internet).

En nuestro estudio, encontramos que un 92,2% de los adolescentes ha acudido a consulta con su médico en el último año, porcentajes más altos que los referidos en otros estudios donde apenas llegan al 50% [68, 227, 229].

Consideramos que esto es debido a que en nuestro estudio se incluyen a adolescentes de 13 a 14 años que hacen revisiones en pediatría y deben administrarse vacunas. Solo uno de cada cuatro consulta por problemas de salud. Los varones acuden más frecuentemente que las mujeres por accidentes, y las chicas más para revisiones que los chicos.

La valoración que hacen nuestros adolescentes sobre los profesionales de la salud es buena, con una media de 7,6 sobre 10.

6.2.9. Sexualidad.

La adolescencia se caracteriza por tratarse de un periodo de desarrollo y crecimiento, particularmente en el área de la afectividad y la sexualidad. Aunque el desarrollo afectivo-sexual tiene lugar a lo largo de toda la vida, en esta etapa se dan importantes cambios en la persona. En España, muchos jóvenes comienzan a tener sus primeras relaciones sexuales en estas edades. Esta situación entraña numerosos riesgos para la salud y el bienestar general de estos jóvenes, como pueden ser los embarazos precoces, las infecciones de trasmisión sexual (ITS), las relaciones sexuales forzadas, los sentimientos de decepción o arrepentimiento ante las relaciones sexuales. Los costes emocionales, médicos y económicos de estos riesgos subrayan la importancia de estudiar la iniciación sexual juvenil y sus elementos asociados.

El estudio de la conducta sexual realizado en este trabajo muestra de manera global que una tercera parte de los adolescentes (30,4%) afirma haber mantenido al menos una relación coital en su vida. Este porcentaje se va elevando al aumentar la edad de los encuestados, superando el 60% en 2° de bachillerato, observando además mayor incidencia en el sexo masculino. Pese a ello, en aproximadamente la mitad de los alumnos/as se tratan de relaciones esporádicas (una vez en la vida o alguna vez en el año). Datos similares aparecen en el estudio HBSC[(27)]. En el estudio SIVFRENT [(135)] realizado con población adolescente de la Comunidad de Madrid, el porcentaje es ligeramente superior, 34,6%, sin encontrar diferencias en cuanto al género. El Observatorio de Salud de Terrasa muestra también porcentajes superiores de relaciones sexuales coitales, situándose en un 36% en 2010, y con más frecuencia en el sexo femenino [(136)].

En nuestro estudio, de los que han mantenido relaciones sexuales coitales, el 91,3% dice haber utilizado en su última relación sexual algún método de control. Los adolescentes que han usado exclusivamente el preservativo son el 89,6%. El segundo método anticonceptivo más utilizado es la píldora. El resto de métodos anticonceptivos (diafragma, espermicidas, DIU y otros) se usan en muy baja proporción, quizás por desconocimiento, precio o accesibilidad. Y hay más de un 10% que utiliza como medio de anticoncepción la marcha atrás y/o la fecha de ovulación.

Además destaca que una elevada proporción declara haber usado la anticoncepción de emergencia, "la píldora del día después", en los últimos meses en una o varias ocasiones. La legislación actual permite su adquisición sin prescripción médica a cualquier adolescente, y cada vez es más el número de jóvenes que la utilizan tras mantener relaciones sexuales sin preservativo u otro método anticonceptivo. Lo que no está claro es que la dispensación libre del fármaco haya servido para frenar el número de embarazos no deseados entre las adolescentes, a pesar de que el Ministerio de Sanidad haya anunciado que ha bajado el número de interrupciones del embarazo. En nuestro estudio los dispares resultados entre chicos y chicas, y entre los de menor y mayor edad, nos impide corroborar esta situación.

En nuestra encuesta la frecuencia de uso del preservativo es ligeramente superior a otros estudios nacionales. Los efectos que las campañas de salud sexual han tenido en la frecuencia de uso del preservativo entre los jóvenes han sido notables. Según el Informe de la Juventud en España, puede apreciarse una mayor utilización del preservativo entre los de menor edad [(68)]. En ella se destaca que el 73,8% de los jóvenes de 15-17 años utilizaron siempre un preservativo en el último año. Este porcentaje desciende al 64,3% entre los jóvenes de 18-20 años y al 54,1% entre los de 21-24 años.

Sin embargo, esta notable mejoría en el uso del preservativo parece ir acompañada de un incremento de las conductas sexuales de riesgo juveniles y consumo de alcohol. Uno de cada cuatro mantiene relaciones sexuales bajo los efectos del alcohol o drogas. La edad de inicio de la primera relación sexual ha ido en descenso en los últimos años e, inevitablemente, esta situación ha llevado a que hoy, muchos más jóvenes, especialmente varones, refieran haber tenido relaciones sexuales con más de una pareja.

En 1996, el 14% de los varones y el 10% de las mujeres de 15-17 años habían mantenido relaciones sexuales completas [(68)]. En nuestro estudio se confirman estos datos, ya que se observa cómo los alumnos de cursos inferiores han iniciado las relaciones sexuales antes que los alumnos de cursos superiores. Además un 34,3% han mantenido relaciones sexuales con dos o más parejas en el último año, siendo más frecuente entre los alumnos de 2º ESO frente a los de 2ºBachillerato, que ya suelen tener pareja estable. Al analizar las campañas de salud sexual dirigidas a los jóvenes llevadas a cabo desde el Ministerio de Sanidad del Gobierno de España en los últimos años, no hemos encontrado ninguna recomendación en relación a la reducción del número de parejas sexuales [(230)]. Todas ellas promocionan exclusivamente el uso del preservativo a toda la población.

Existe un alto porcentaje de jóvenes (14%), similar al resto de estudios, que no emplea métodos seguros para prevenir embarazos no deseados e ITS, incluso más de 8% que no usan ninguno, lo que pone de manifiesto un desconocimiento sobre medidas de prevención, especialmente en los de menor edad. Estos datos chocan con el hecho de que la mayoría de jóvenes se consideran bien o muy bien informados en materia de sexualidad e infecciones de transmisión sexual.

Con respecto a la fuente de información, son los amigos seguido de los padres y en tercer lugar los medios de comunicación e Internet, los medios para disponer información, coincidiendo con el resto de estudios [231, 232]. Esto resalta la importancia de cuidar los contenidos de internet y de los medios de comunicación, e indica la efectividad de ofrecerles páginas webs y aplicaciones informáticas seguras para consultar información, tanto dirigidas a los padres como al propio adolescente, que será sin lugar a duda fuente de difusión, principalmente con amigos. Debemos evitar que se trasmita una imagen negativa de la virginidad y la idea de que la actividad sexual es común, casual y está libre de consecuencias [233, 234].

La disminución de problemas como las ITS o los embarazos precoces sólo se logrará a través de una mejora de los estilos de vida que pasa obligatoriamente por retrasar la edad de inicio de las relaciones sexuales [235]. Y esto es improbable que suceda a través de acciones educativas aisladas [231]. Parece por tanto necesario un mayor esfuerzo por parte de autoridades sanitarias y profesionales del sector, en promover campañas de concienciación y educación sexual entre nuestros jóvenes.

7. CONCLUSIONES

7. CONCLUSIONES

A la vista de los resultados expuestos con anterioridad, se extraen las siguientes conclusiones:

1. Nuestro cuestionario ofrece una gran cantidad de información sobre el estado de salud, hábitos y conductas de riesgo de los adolescentes de nuestra provincia.

2. Las **actividades de ocio** más practicadas por los adolescentes son escuchar música, ver la televisión, hacer deporte y jugar con el ordenador o la consola, especialmente durante el fin de semana. La lectura de libros y la asistencia a cines y teatros son actividades que se realizan en menor proporción.

3. En relación a las **salidas nocturnas,** seis de cada diez adolescentes lo hacen una o dos veces por semana, con un ostensible retraso en la hora de llegada a casa a medida que aumenta la edad y sin grandes diferencias de género. Son los bares y discotecas los sitios preferidos. Este hábito predomina en el área rural, colegios públicos y concertados, y se relaciona con el bajo nivel de estudios de los padres y el peor rendimiento escolar del adolescente.

4. **El uso de nuevas tecnologías de la información y comunicación** (internet, teléfonos móviles....) está prácticamente generalizado entre los adolescentes. Las principales razones son para conexión a redes sociales, escuchar música y buscar información para estudio. Los factores de riesgo encontrados son exceso de uso, dependencia, acceso a contenidos inadecuados, casos de *ciberbullying*, grooming y sexting.

5. En **accidentes** nuestro estudio muestra que un 14% de los adolescentes ha tenido alguna lesión que ha necesitado asistencia médica en el último año. La causa principal son los accidentes traumatológicos. Aparecen más en el sexo masculino y cursos inferiores.

6. En **seguridad vial** uno de cada diez no se abrocha el cinturón de seguridad en el coche y hay una altísima proporción de adolescentes que no usan el casco cuando van en bicicleta o en moto. Conducir o montarse en coche o moto bajo los efectos del alcohol es un hecho frecuente. Casi todos refieren que saben nadar, pero hay muchos que adoptan prácticas de riesgo en el medio acuático.

7. **El tabaco** es la segunda droga más consumida, después del alcohol. Uno de cada tres escolares ha fumado en alguna ocasión y uno de cada diez fuma a diario. La edad media de inicio se sitúa entre los 13 y 14 años. Es mayor en las chicas, si bien los chicos lo inician antes y fuman más cigarrillos. Encontramos factores que influyen en el consumo de tabaco: de riesgo (consumo del grupo de amigos) y de protección (la lectura, actividad física).

8. **El alcohol** es la sustancia toxica más consumida por los adolescentes de nuestra provincia. Ocho de cada diez lo ha tomado en alguna ocasión, comenzando a una edad precoz. Se trata de un problema social y cultural asociado a la baja percepción de riesgo por parte del entorno. El patrón de uso más frecuente es el consumo masivo durante el fin de semana de bebidas de alta graduación.

9. Dos de cada diez escolares han consumido alguna vez **drogas ilegales**. El hachís o marihuana es la más utilizada. El resto de sustancias psicoestimulantes (éxtasis, anfetaminas), cocaína, etc son drogas añadidas en menor porcentaje (policonsumo). La edad de inicio se sitúa entre los 15 y 16 años y están vinculadas a la cultura del ocio. Su consumo se relaciona con otros factores de riesgo, especialmente con el habito tabáquico.

10. Se estima una frecuencia de **estado de ánimo negativo** del 14.9%, mayor en las chicas. Se demuestra que el inicio en muchas de las conductas y hábitos de riesgo se asocian al estado de ánimo negativo.

11. **El maltrato y acoso** en todas sus vertientes (física, psicológica y sexual) es un problema muy generalizado, tanto en el colegio como en el domicilio familiar. El perfil de víctima y agresor está dominado por el varón, mientras que la

víctima sexual suele ser la mujer. La mayoría desconocen el motivo y muchos no recurren a nadie.

12. **Los hábitos alimenticios** presentan errores debidos principalmente a la ausencia de desayuno (en dos de cada diez) y de lácteos (en uno de cada cuatro), a la escasa ingesta de frutas y verduras a diario y al consumo casi diario de alimentos y bebidas no saludables.

13. Para los adolescentes su **imagen corporal** es fundamental, un elevado porcentaje de ellos especialmente mujeres han realizado dietas para adelgazar. Preocupa que casi un 8% de nuestros adolescentes han mostrado síntomas de trastorno de la conducta alimentaria.

14. La mayoría de los adolescentes hacen **ejercicio físico**. Se observa mayor abandono de prácticas deportivas en mujeres, a medida que aumenta la edad y en el nivel socioeconómico bajo.

15. **La utilización de los servicios sanitarios** en los adolescentes de 13 a 18 años de nuestro estudio ha sido muy alta en los últimos años y el nivel de satisfacción que manifiestan también.

16. En **sexualidad** una tercera parte de los jóvenes han mantenido relaciones sexuales completas, en ocasiones con varias parejas. El método anticonceptivo más utilizado es el preservativo, el resto se usa muy poco. Hasta un 14% no emplea métodos seguros para prevenir embarazos no deseados y ETS, y hay un elevado uso de la anticoncepción de emergencia. Sin embargo, la mayoría de jóvenes se consideran bien informados

17. Para minimizar algunas de las situaciones de riesgo detectadas, los niño/as y adolescentes deben recibir una formación integral, desde distintos frentes: internet, institucional, social, escolar, familiar y sanitario. La **educación para la salud** es una estrategia que ha demostrado efectividad si se hace de forma planificada.

8. BIBLIOGRAFÍA

8. BIBLIOGRAFÍA

1. Nogales Espert A. La adolescencia. Pediatría Preventiva y Social. 3 ed. De Paz Garnelo JA, editor; 1997. p. 639-42.

2. Palacios J, Oliva A. La adolescencia y su significado evolutivo. Desarro Psicológico Educ. Madrid. 1999; 1:433-50.

3. Organización Mundial de la Salud (OMS).Comité de expertos. Necesidades de salud en el adolescente.Ginebra; 1977. Serie de Informes Técnicos: 609. [Consultado 1 febrero 2015]. Disponible en: http://whqlibdoc.who.int/trs/WHO_TRS_609_spa.pdf

4. Organización Mundial de la Salud (OMS). La salud de los jóvenes: un desafío para la sociedad. Ginebra; 1986. Report No.: 731. [Consultado 1 febrero 2015]. Disponible en: http://whqlibdoc.who.int/trs/WHO_TRS_731_spa.pdf

5. Goossens L. Theories of adolescence. Handbook of adolescent development. Nueva York: Psychology Press.In: S.Jackson & L.Goossens; 2006. p. 11-29.

6. Arnett JJ. Emerging adulthood: A theory of development from the late teens through the twenties. Am Psychol. 2000; 55: 469-80.

7. British Pediatric Association. Report of the Working Party on The Needs and Care of Adolescents. Nº 106. London; 1985.

8. Mardomingo MJ. La adolescencia: ¿Una edad en crisis? MDP Monogr Pediatría. Patología de la Pubertad. 1984;17:35-8.

9. Adams GR. Handbook of adolescent behavioral problems. Adolescent Development. New York. TP. Gullota ,GR. Adams (Eds.); 2005. p 3-16.

10. Herman-Giddens ME, Wang L, Koch G. Secondary sexual characteristics in boys: estimates from the national health and nutrition examination survey III, 1988-1994. Arch Pediatr Adolesc Med. 2001;155(9):1022-8.

11. Archibald AB, Graber JA, Brooks-Gunn J. Pubertal processes and physiological growth in adolescence. Blackwell Handb Adolesc. Oxford, UK: Blackwell Publishers.2003; 24-47.

12. Byrnes, J. P. Cognitive development during adolescence. Blackwell handbook of adolescence. Oxford, Inglaterra . G. R. Adams & M. D. Berzonsky (Eds.); 2003. p 227-46.

13. Rosenberg M. Society and the adolescent self-estem. Princeton NY. Princet Univ Press; 1965. p326.

14. Kroger J. Identity development during adolescence. In G. R. Adams & M. D. Berzonsky (Eds). Blackwell handbook of adolescence; 2003. p205-26.

15. Steinberg L, Silk JS. Parenting adolescents. In: Borstein (Ed.).2nd ed.Handb Parent. 2002;1:103-33.

16. Kerr M, Stattin H. What parents know, how they know it, and several forms of adolescent adjustment: further support for a reinterpretation of monitoring. Dev Psychol. 2000;36(3):366-80.

17. Steinberg L. Adolescence. 9ª ed. Nueva York,NY,EE.UU: Mc Graw-Hill; 2007. 576p.

18. Hartup W.W. Adolescents and their friends. Close friendships in adolescence. San Francisco, CA, EEUU. En: B.Laurse.1993; p3-22.

19. Brown BB, Bakken JP. Parenting and peer relationships:reinvigorating research on family-peer linkages in adolescence. Journal of Research on Adolescence, 2010; 20:359-388.

20. Rubin, K.H.et al. Peer interactions, relationships and groups. Handbook of Child Psychology: Vol 3: Social, Emocional and Personality Development . En W. Damon,R. M. Lerner (Eds. de la serie) & N. Eisenberg (Ed. del volumen). 6ª Ed. Nueva Jersey, NJ, EEUU.2006; p 571-645.

21. Sánchez Queija M. I, Análisis longitudinal de las relaciones con los iguales durante la adolescencia. Antecedentes familiares e influencias sobre el ajuste. [Disertación doctoral no publicada]. Sevilla, España: Universidad de Sevilla; 2007.

22. Arnett JJ. Adolescent storm and stress, reconsidered. Am Psychol. 1999;54(5):317.

23. Michaud P.A et al. Health related behaviour. Current situation, trends and prevention. En: S.Jackson & L.Goossens (Eds.) Handbook of adolescent development. Nueva York,NY,EEUU; 2006.p284-307.

24. World Health Organization. Constitución Statement. Ginebra: OMS; 1946. [Consultado 5 febrero 2015]. Disponible en: http://www.who.int/governance/eb/who_constitution_en.pdf.

25. Antonovsky A. The salutogenic model as a theory to guide health promotion. Health Promot In. 1996;11(1):11-8.

26. World Health Organization. WHO/FCH/CAH/01.20. Departament of Child and Adolescente Health and Develpment. Family and Community Health. Broadening the horizon. Balancing protection and risk for adolescents. Ginebra; 2002. [Consultado 5 febrero 2015]. Disponible en: http://www.who.int/iris/handle/10665/67242

27. Ministerio de Sanidad y Consumo. Los adolescentes españoles y su salud. Resumen del Estudio Health Behaviour in School Aged Children (HBSC-2010). Madrid; 2010. [Consultado 5 febrero 2015].Disponible en: http://www.msssi.gob.es/profesionales/saludPublica/prevPromocion/promocion/saludJovenes/docs/HBSC2010_Completo.pdf

28. Currie C et al., eds. *Social determinants of health and well-being among young people. Health Behaviour in School-aged Children (HBSC) study: international report from the 2009/2010 survey.* Copenhagen, WHO Regional Office for Europe, 2012 (Health Policy for Children and Adolescents, No. 6). [Consultado 5 febrero 2015]. Disponible en: http://www.euro.who.int/__data/assets/pdf_file/0003/163857/Social-determinants-of-health-and-well-being-among-young-people.pdf

29. UNICEF. Pobreza infantil en perspectiva. Un panorama de bienestar infantil en los países ricos.Centro de Investigaciones Innocenti, de Florencia, 2007. [Consultado 5 febrero 2015]. Disponible en: http://www.unicef.org/spanish/media/files/Inoccenti_7_spa.pdf

30. Bradshaw J, Hoelscher P, Richardson D. Unicef. Innocenti Research Centre. Innocenti Working Paper. Comparing child well-being in OECD countries: Concepts

and methods. Italia, 2006. [Consultado 5 febrero 2015]. Disponible en: http://www.unicef-irc.org/publications/pdf/iwp2006_03_eng.pdf.

31. Laframboise HL. Health policy: breaking the problem down into more manegeable segments. Can Med Assoc J. 1973; 108(3):388.

32. Lalonde MA. A new perspective on the health of canadians: a working document. Ottawa: Department of Health and Welfare;1974. [Consultado 5 febrero 2015]. Disponible en: http://www.phac-aspc.gc.ca/ph-sp/pdf/perpect-eng.pdf

33. Instituto de la Juventud. Ministerio de Sanidad y Consumo. Ganar Salud con la Juventud. Nuevas Recomendaciones sobre Salud Sexual y Reproductiva,consumo de Alcohol y Salud Mental, del Grupo de Trabajo de Promoción de la Salud a la Comisión de Salud Pública del Consejo Interterritorial del Sistema Nacional de Salud.Madrid;2008. [Consultado 5 febrero 2015]. Disponible en: http://www.msssi.gob.es/ciudadanos/proteccionSalud/adolescencia/docs/jovenes_2008.pdf

34. OMS. Los determinantes sociales de la salud. Los hechos probados. Ministerio de Sanidad y Consumo. Madrid; 2007. [Consultado 5 febrero 2015]. Disponible en: http://ocw.unican.es/ciencias-de-la-salud/salud-publica-y-atencion-primaria-de-salud/otros-recursos-1/lecturas/bloque-ii/Hechos%20probados.pdf

35. Crockett LJ, Petersen AC. Adolescent development: Health risks and opportunities for health promotion. Promot Health Adolesc New Dir Twenty-First Century. 1993;13-37.

36. Heaven P. Adolescent health: The role of individual differences. London: Routledge; 1996.

37. Adams GR. Adolescent development. Handbook of Adolescent Behavioral Problems. Springer; 2005. p. 3-16.

38. Hidalgo Vicario MI, Redondo Romero A .Consumo de Drogas en la Adolescencia. Pediatr Integral 2009;XIII(3):252-274.

39. Gual A, Rodríguez Martos A, Torres MA. SOCIDROGALCOHOL: the Spanish Scientific Society for the Study of Alcohol, Alcoholism and other Drug Dependencies. Addiction. 2001;96 (9)1253-9.

40. Sánchez CA. Guía de intervención: menores y consumos de drogas. ADES: Asociación de Técnicos para el Desarrollo de Programas Sociales. Delegación del Gobierno para el Plan Nacional sobre Drogas. 2002. [Consultado 5 febrero 2015]. Disponible en: http://www.ucm.es/data/cont/media/www/pag-43058/menoresyconsumos.pdf

41. Centers for Disease and Prevention. Guidelines for school health programs to promote lifelong healthy eating. J Sch Health 1997;67:9-26. [Consultado 5 febrero 2015]. Disponible en: http://www.cdc.gov/mmwr/PDF/rr/rr4509.pdf

42. Organización Mundial de la Salud. Salud para los adolescents del mundo. Una segunda oportunidad en la segunda década. Departamento de Salud de la Madre, el Recién Nacido, el Niño y el Adolescente. Ginebra. Suiza: Organización Mundial de la Salud; 2014.

43. Haug E, Rasmussen M, Samdal O, Iannotti R, Kelly C, Borraccino A, et al. Overweight in school-aged children and its relationship with demographic and lifestyle factors: results from the WHO-Collaborative Health Behaviour in School-aged Children (**HBSC**) study. Int J Public Health. 2009 Sep;54 Suppl 2:167-79.

44. Sánchez-Cruz JJ, Jiménez-Moleón JJ, Fernández-Quesada F, Sánchez MJ. Prevalence of child and youth **obesity** in Spain in 2012. Rev Esp Cardiol (Engl Ed). 2013 May;66(5):371-6.

45. Agencia Española de Seguridad Alimentaria. La seguridad alimentaria en la Educación secundaria Obligatoria. Guía didáctica. Madrid: Ministerio de Sanidad y Consumo; 2003.

46. Wilkinson RG, Marmot MG. Social determinants of health: the solid facts. Copenhagen (Denmark). World Health Organization; 2003. [Consultado 5 febrero 2015]. Disponible en: www.euro.who.int/_data/assets/pdf_file/0005/98438/e81384.pdf

47. World Health Organization. Diet, nutrition and the prevention of chronic diseases. Geneva: WHO; 2003. WHO Technical Report Series; 916. [Consultado 5 febrero 2015]. Disponible en: http://whqlibdoc.who.int/trs/WHO_TRS_916.pdf?ua=1

48. Rampersaud GC, Pereira MA, Girard BL, Adams J, Metzl JD. Breakfast habits, nutritional status, body weight, and academic performance in children and adolescents. J Am Diet Assoc. 2005; 105(5):743-60.

49. Rufino-Rivas P, Redondo C, Amigo T, González-Lamuño D, García Fuentes M. Desayuno y almuerzo de adolescentes escolarizados de Santander. Nutr Hosp 2005; 20(3): 217-22.

50. Woodruff SJ, Hanning RM, Lambraki I, Storey KE, McCargar L. Healthy Eating Index-C is compromised among adolescents with body weight concerns, weight loss dieting, and meal skipping. Body Image 2008; 5(4): 404-8.

51. Moreno LA, Kersting M, De Henauw S, González-Gross M, Sichert-Hellert W, Matthys C, Ross N. How to measure dietary intake and food habits in adolescence: the European perspective. Int J Obes. 2005; 29 Supl 2: 66-77.

52. Santaularia A. Actividad física y salud. Beneficios de la práctica de ejercicio. Aten Primaria 1995; 15 (9): 574- 9.

53. U.S. Department of Health and Human Services. Healthy People 2010. Final Review. Hyattsville, MD: Nacional Center for Health Statistics; 2012. [Consultado 5 febrero 2015]. Disponible en: http://www.cdc.gov/nchs/data/hpdata2010/hp2010_final_review.pdf

54. Tammelin T, Näyhä S, Laitinen J, Rintamäki H, Järvelin MR. Physical activity and social status in adolescence as predictors of physical inactivity in adulthood. Prev Med.2003;37:375-81.

55. Ortega F, Ruiz J, Castillo MJ, Moreno LA, González-GrosS M, Wärnberg J; et al. Bajo nivel de forma física en los adolescentes españoles. Importancia para la salud cardiovascular futura (Estudio Avena). Rev Esp Cardiol.2005;58(8):898-909.

56. Pate RR, O'Neill JR, Liese AD, Janz KF, Granberg EM, Colabianchi N et al. Factors associated with development of excessive fatness in children and adolescents: a review of prospective studies. Obes Rev. 2013; 14(89:645-58.

57. Gordon-Larsen P, Nelson MC, Popkin MB. Longitudinal physical activity and sedentary behavior trends: adolescence to adulthood. Am J Prev Med.2004; 27(4):277-83.

58. Olds T, Wake M, Patton G, Ridley K, Waters E, Williams J, Hesketh K. How do school-day activity patterns differ with age and gender across adolescence? J Adolesc Health. 2009; 44(1):64-72.

59. Walters S, Barr-Anderson DJ, Wall M, Neumark-Sztainer D. Does participation in organized sports predict future physical activity for adolescents from diverse economic backgrounds? J Adolesc Health. 2009; 44(3):268-74.

60. Organización Mundial de la Salud. Informe sobre la Salud en el Mundo. Ginebra: OMS; 2002. [Consultado 10 febrero 2015]. Disponible en: http://www.who.int/whr/2002/en/Overview_spain.pdf

61. Vicente-Rodríguez G, Rey-López JP, Martín-Matillas M, Moreno LA, Wärnberg J, Redondo C et al. Television watching, videogames, and excess of body fat in Spanish adolescents: the AVENA study. Nutrition. 2008; 24(7-8):654-62.

62. Hardy LL, Bass SL, Booth ML. Changes in sedentary behavior among adolescent girls: a 2.5-year prospective cohort study. J Adolesc Health. 2007; 40(2):158-65.

63. American Academy of Pediatrics. Committee on Public Education. American Academy of Pediatrics: Children, adolescents, and television. Pediatrics. 2001; 107(2):423-6.

64. Dawnes NP, Larson R. How youth get engaged:grounded-theory research on motivational development in organized youth programs. Dev Psychol. 2011; 47(1):259-69.

65. Mahoney JL, Stattin H. Leisure activities and adolescent antisocial behavior: the role of structure and social context. J Adolesc. 2000; 23(2):113-27.

66. González Blasco P. Jóvenes españoles 2005. Madrid: Ediciones SM; 2006.

67. Oliva A, Parra A, Pertegal MA, Ríos M, Antolín L, Hernando A y Fuentes I. Un modelo de desarrollo positivo adolescente basado en la opinión de los expertos. Gac Sanit. 2009; 23:252-253.

68. Ministerio de Sanidad, Servicios Sociales e Igualdad. Informe Juventud en España 2012. INJUVE. Madrid: Instituto de la Juventud; 2012. [Consultado 10 febrero 2015]. Disponible en: http://www.injuve.es/sites/default/files/2013/26/publicaciones/IJE2012_0.pdf

69. Grupo de trabajo de la Guía Clínica de ciberacoso para profesionales de la salud. Guía clínica de ciberacoso para profesionales de la salud. Plan de confianza del ámbito digital del Ministerio de Industria, Energía y Turismo. Hospital Universitario La Paz, Sociedad Española de Medicina del Adolescente, Red.es. Madrid. 2015.

70. Observatorio de Seguridad de la Información. Instituto Nacional de Tecnologías de la Información. INTECO. Estudio sobre hábitos seguros en el uso de las TIC por niños y adolescentes y e-confianza de sus padres. 2009. [Consultado 10 febrero 2015]. Disponible en: https://www.incibe.es/CERT/guias_estudios/Estudios/Estudio_ninos

71. Observatorio Español de la Droga y las Toxicomanías (OEDT). Delegación del Gobierno para el Plan Nacional sobre Drogas (DGPNSD). Informe 2013. Alcohol, tabaco y drogas en España. Madrid: Ministerio de Sanidad, Servicios Sociales e Igualdad; 2013 [Consultado 18 febrero 2015]. Disponible en: http://www.pnsd.msssi.gob.es/Categoria2/publica/pdf/Informe_2013.pdf

72. Masten AS, Faden VB, Zucker RA, Spear LP. Underage drinking: a developmental framework. Pediatrics. 2008;121 Supl 4: 235-51.

73. Buelga S,Ravenna M, Musitu G, Lila M. Epidemiology and psychosocial risk factors associated with adolescent drug consumption . In: S.Jackson & L. Goossen, editors. Handbook of adolescent development. New York: Psychology Press; 2006. p337-64.

74. Leukefeld CG, Smiley-McDonald HM, Stoops WW, Reed L, Martin C. Substance misuse and abuse. In: T.P.Gullota &G.R.Adams, editors. Handbook of adolescent behavioral problems. New York: Springer; 2005. p439-65.

75. Lynam DR. Early identification of chronic offenders: who is the fledgling psychopath? Psychol Bull. 1996;120(2):209-34.

76. Overholser JC, Adam DM, Lehnert KL, Brinkman DC. Self-esteem deficits and suicidal tendencies among adolescents. J Am Acad Child Adolesc Psychiatry. 1995; 34(7):919-28.

77. Hawkins JD, Catalano RF, Miller JY. Risk and protective factors for alcohol and other drug problems in adolescence and early adulthood: implications for substance abuse prevention. Psychol Bull. 1992; 112(1):64-105.

78. Brook JS, Cohen P, Whitemean M, Gordon AS. Psychococial risk factors in the transition from moderate to heavy use o abuse of drugs. In: M.D.Glantz & R.Pickens editors. Vulnerability to drug abuse. Washington: American Psychological Association. 1992.

79. Guo J, Hill KG, Hawkins JD, Catalano RF, Abbott RD. A developmental analysis of sociodemographic, family, and peer effects on adolescent illicit drug iniciation. J Am Acad Child Adolesc Psychiatry. 2002; 41(7):838-45.

80. Li C, Pentz MA, Chou CP. Parental substance use a modifier of adolescent substance use risk. Addiction. 2002;97(12): 1537-50.

81. Duncan TE, Tildesley E, Duncan SC, Hops H. The consistency of family and peer influences on the development of substance use in adolescence. Addiction. 1995;90(12):1647-60.

82. Observatorio Europeo de las Drogas y las Toxicomanías. Informe Europeo sobre Drogas 2014. Luxemburgo: Oficina de Publicaciones de la Unión Europea. Observatorio Europeo de las drogas y las Toxicomanías; 2014. [Consultado 19 febrero 2015]. Disponible en: http://www.emcdda.europa.eu/attachements.cfm/att_228272_ES_TDAT14001ESN.pdf.

83. Delegación del Gobierno para el Plan Nacional sobre Drogas. Ministerio de Sanidad, Servicios Sociales e Igualdad. Informe de la Encuesta sobre Uso de Drogas en estudiantes de Enseñanzas Secundarias en España (ESTUDES), 1994-2012. Madrid: Ministerio de Sanidad, Servicios Sociales e Igualdad; 2012. [Consultado 19 febrero

2015]. Disponible en: http://www.pnsd.msc.es/Categoria2/observa/pdf/8_ESTUDES_2012_Informe.pdf.

84. Anderson P, Baumberg B. Alcohol in Europe. A public health perspective. London: Institute of Alcohol Studies, European Commission; 2006.[Consultado 19 febrero 2015]. Disponible en: http://ec.europa.eu/health/archive/ph_determinants/life_style/alcohol/documents/alcohol_europe_en.pdf

85. Comisión de las Comunidades Europeas. Comunicación de la Comisión al Consejo, al Parlamento Europeo, al Comité Económico y Social Europeo y al Comité de las Regiones. Una estrategia de la Unión Europea para ayudar a los Estados miembros a reducir los daños relacionados con el alcohol. Bruselas: Comisión de las Comunidades Europeas; 2006.

86. Hibell H, Guttormsson U, Ahlström S, Balakireva O, Bjarnason T, Kokkevi A, Kraus L. The 2011 ESPAD Report. Substance Use Among Students in 36 European Countries. Stockholm: The Swedish Council for Information on Alcohol and Other Drugs (CAN); 2012. [Consultado 19 febrero 2015]. Disponible en: http://www.espad.org/uploads/espad_reports/2011/the_2011_espad_report_full_2012_10_29.pdf

87. World Health Organization. The European Tobacco Control Status Report 2013. Copenhagen, Denmark: WHO; 2013. [Consultado 19 febrero 2015]. Disponible en: http://www.euro.who.int/_data/assets/pdf_file/0011/235973/European-Tobacco-Control-Status-Report-2013-Eng.pdf.

88. U.S. Department of Health and Human Services. The Health consequences of smoking: A report of the surgeon General. Washington, DC; EEUU: US Department of Health and Human Services, Centre for Disease Control and Prevention, National Centre for Chronic Disease Prevention and Health promotion, Office on Smoking and Health; 2004.

89. Arnett JJ. The myth of peer influence in adolescent smoking iniciation. Health Educ Behav. 2007; 34(4):594-607.

90. Cavallo F, Zambon A, Borraccino A, Raven-Sieberer U, Torsheim T, Lemma P. Girls growing through adolescence have a higher risk of poor health. Qual Life Res. 2006; 15(10): 1577-85.

91. Prokhorov AV, Winickoff JP, Ahluwalia JS, Ossip-Klein, Tanski S, Lando HA et al. Youth tobacco use: A global perspective for child health care clinicians. J Pediatr. 2006; 118: 890-903.

92. World Health Organization. The European health report. Public health action for healthier children and populations. Copenhagen, Denmark: WHO Regional Office for Europe; 2005. [Consultado 19 febrero 2015]. Disponible en: http://www.euro.who.int/_data/assets/pdf_file/0020/98300/E87399.pdf

93. González S. El hábito de fumar avanza entre los adolescentes y se feminiza. El Periódico de Catalunya. 9 de mayo de 2009; p. 29.

94. Kuntsche E, Simons-Morton B, Fotiou A, ter Bogt T, Kokkevi A; Health Behavior in School-Aged Children Study. Decrease in adolescent cannabis use from 2002 to 2006 and links to evenings out with friends in 31 European and North American countries and regions. Arch Pediatr Adolesc Med. 2009; 163(2):119-25.

95. Mallet S, Rosenthal D, Keys D. Young people, Drug Use, and Family Conflict: Pathways into Homelessness. J Adolesc Health. 2005; 28(2): 185-99.

96. Organización Mundial de la Salud. Salud 21. Salud para todos en el siglo XXI. Informe de la Oficina Regional Europea de la Organización Mundial de la Salud (OMS). Madrid: Ministerio de Sanidad y Consumo; 1999:5.

97. Avery L, Lazdane G. What do we know about the sexual an reproductive health of adolescets in Europe? European J Contracept Reprod Health Care. 2007;13:58-70.

98. Godeau E, Gabhainn S, Vignes C, Ross J, Boyce W, Toodd J.Contraceptive use by 15 –year-old students at their last sexual intercourse-Results from 24 countries. Arch Pediatr Adolesc Med. 2008;162:66-73.

99. Ellison MA. Authoritative knowledge and single womens unintentional pregnancies, abortions, adoptions and single motherhood. Social stigma and structural violence. Med Anthropol Q. 2003;17:322-47.

100. World Health Organization. Global strategy for the prevention and control of sexually transmitted infections: 2006-2013. Breaking the chain of transmission. Ginebra: WHO;2007. [Consultado 19 febrero 2015]. Disponible en: http://www.who.int/hiv/pub/toolkits/stis_strategy[1]en.pdf

101 Belza MJ, Koerting A, Suárez M .Informe FIPSE. Jóvenes, relaciones sexuales y riesgo de infección por VIH. Encuesta de Salud y Hábitos Sexuales. Madrid: Fundación para la Investigación y la Prevención del SIDA en España; 2006. [Consultado 19 febrero 2015].Disponible en: http://www.fipse.es/mixto/biblioteca/00000096/00000191/827/20090328232325.pdf

102. Instituto Nacional de Estadística. Secretaría del Plan Nacional sobre el Sida. Encuesta de salud y Hábitos Sexuales 2003. Informe General. Madrid: Instituto Nacional de Estadística; 2006. NºINE:336.

103. Observatorio de Salud de la Mujer. Estudio sociológico: contexto de la interrupción voluntaria del embarazo en población adolescente y juventud temprana. Madrid: Ministerio de Sanidad y Consumo. Observatorio de Salud de la Mujer; 2006. [Consultado 19 febrero 2015]. Disponible en: http://www.msssi.gob.es/organizacion/sns/planCalidadSNS/pdf/equidad/INFORME_DEFINITIVO_contexto_interrup_voluntar_emabarazo_en_poblacion_adolescente_y_juventud_tempr.pdf

104. Instituto de Salud Pública. Servicio de Promoción de la Salud. Las concepciones de salud de los jóvenes. Informe 2004. Volumen II: prácticas y comportamientos relativos a los hábitos saludables. Madrid: Instituto de Salud Pública. Dirección General de Salud Pública y Alimentación. Consejería de Sanidad y Consumo; 2004 .

105. Berstein S, Hansen CJ. UN Millenium Project 2006. Public choices,prívate decisions:Sexual and reproductive health and the millennium development goals. New York: Jonhson T ed; 2006. [Consultado 22 Febrero 2015]. Disponible en: http://www.Unmilleniumproject.org/dicuments/MP_Sexual_Health_screen-final.pdf

106. World Health Organization. World Health Stadistics. Geneva: WHO; 2007. [Consultado 22 Febrero 2015]. Disponible en: http://www.who.int./gho/publications/worl_health_stadistics/whostat2007.pdf

107. World Health Organization. Matching the lowest injury mortality rate could save half a million lives per year in Europe.Copenhague,Dinamarca: WHO Regional Office for Europe; 2006.

108. Valent F, Little D, Bertollini R, Nemer LE, Barbone F, Tamburlini G. Burden of disease attributable to selected environmental factors and injury among adolescents in Europe. Lancet. 2004;363 (9426):2032-9.

109 Sethi D, Racioppi F, Baumgarten I, Vida P. Injures and violence in Europe: Why they matter and what can be done. Copenhague, Dinamarca: WHO Regional Office for Europe;2006.

110. Sethi D, Towner E, Vincenten J, Segui-Gómez M, Racioppi F. European report on child injury prevention. Copenhague, Dinamarca: WHO Regional Office for Europe; 2008.

111. Peden M. World report on child injury prevention appeals to "Keep Kids Safe". Inj Prev. 2008; 14(6): 413-4.

112. Grossman DC. The history of injury control and the epidemiology of child and adolescent injuries. Future Child.2000;10:23-52.

113. Comisión de las Comunidades Europeas. Libro Verde. Mejorar la salud mental de la población. Hacia una estrategia de la Unión Europea en materia de salud mental. Bruselas: Comisión de las Comunidades Europeas; 2005.

114. Hernán M, Fernández A, Ramos M. La salud en los jóvenes. Gac. Sanit. 2004; 18 Supl 1: 47-55.

115. Ministerio de Sanidad y Consumo. Encuesta nacional de salud 2006. Madrid: Ministerio de Sanidad y Consumo; 2006. [Consultado 22 Febrero 2015]. Disponible en: http://www.msc.es/estadEstudios/estadisticas/encuestaNacional/encuesta2006.htm.

116. Organización Mundial de la Salud. Prevención del Suicidio. Un instrumento para docentes y demás personal institucional. Ginebra: OMS. Departamento de Salud Mental y Toxicomanías; 2001. [Consultado 22 Febrero 2015]. Disponible en: http://whqlibdoc.who.int/hq/20000/WHO_MNH_MBD_00.3_spa.pdf

117. Peláez Fernández MA, Labrador Encinas FJ, Raich Escursell RM. (2007). Prevalencia de los trastornos de la conducta alimentaria: consideraciones metodológicas. Int J Psychol. 2007;5(2):135-48.

118. Marchesi A, Martín E, Pérez EM, Díaz T. Convivencia, Conflictos y Educación en los Centros Escolares de la Comunidad de Madrid. Rev. Educ. 2006;324:*253-70.*

119. Olweus D. Aggression in the Schools: Bullies and Whipping Boys. Washington: Hemisphere Publ. Corp; 1978.

120. Olweus D, Limber SP. Bullying in School: Evaluation and Dissemination of the Olweus Bullying Prevention Program. Am J Orthopsychiatr. 2010,1:124-34.

121. Olweus D. Bullying en la escuela: datos e intervención. Sanmartín J., editor. Valencia: Violencia y Escuela. Centro Reína Sofía para el Estudio de la Violencia; 2005.

122. Hernán M, Ramos M, Fernández A. Salud y Juventud. Madrid: Consejo de la Juventud de España; 2002.

123. World Health Organization. Global consultation on adolescent health services. A consensus statement. Ginebra: Department of Child and Adolescent Health and Development. World Health Organization; 2002.

124. World Health Organization. Programming for adolescent health and development: report of a WHO/UNFPA/UNICEF study group on programming for adolescent health. Ginebra, World Health Organization; 1999. WHO Technical Report Series: 886.

125. Servicio Madrileño de Salud. Dirección General de Atención Primaria. Servicio 201: Promoción de la Salud en la Adolescencia. Madrid: Servicio Madrileño de Salud. Consejería de Sanidad; 2007.

126. World Health Organization. Adolescent friendly health services. An agenda for change. Ginebra, World Health Organization; 2002.[Consultado 23 Febrero 2015]. Disponible en: http://whqlibdoc.who.int/hq/2003/WHO_FCH_CAH_02.14.pdf

127. Ministerio de Sanidad y Consumo. Glosario de promoción de la salud [Internet]. Madrid: MSC; 1999. Disponible en: htpp://www.msc.es/profesionales/saludpublica.

128. Organización Mundial de la Salud. Promoción de la Salud. Glosario. Ginebra: OMS; 1998. [Consultado 23 Febrero 2015]. Disponible en: http://www.msssi.gob.es/profesionales/saludPublica/prevPromocion/docs/glosario.pdf

129. California Health Interview Survey(CHIS). Adolescent Questionnaire 2009. California: Universidad de California, 2010. [Consultado 23 febrero 2015]. Disponible en: http://healthpolicy.ucla.edu/chis/design/Documents/CHIS2009teenquestionnaire.pdf

130. Gutierrez Gross M, Ruíz JR, Moreno LA, Rufino-Rivas, Garaulet M, Mesana MI, Gutierrez. A body composition and physical performance of Spanish asolescents: the AVENA pilot study. Acta Diabetol. 2003; 40:299-302.

131. Instituto de Salud Carlos III. Alimentación y Valoración del Estado Nutricional en Adolescentes. Estudio Avena. Ministerio de Sanidad y Consumo. Nutrición Hosp. 2003;XVIII(1):15-28.

132. Serra Majem L, Ribas Barba L, Aranceta Bartrina J, Pérez Rodrigo C, Saavedra Santana P, Peña Quintana L. Obesidad Infantil y Juvenil en España. Resultados del Estudio enKid (1998-2000). Med Cli. 2003;121(19):725-32.

133. Instituto Nacional de Estadística. [Base de datos en Internet]. Encuesta Nacional de Salud 2011-2012 [Consultado 23 Febrero 2015]. Disponible en: http://www.ine.es/jaxi/menu.do?type=pcaxis&path=/t15/p419&file=inebase

134. Nebot M, Pérez A, Garcia-Continente X, Ariza C, Espelt A, Pasarín M et al. Informe FRESC 2008. Resultats principals. Barcelona: Agència de Salut Pública de Barcelona, 2010.

135. Díez Gañán L. Hábitos de Salud en la Población Juvenil de la Comunidad de Madrid. Resultados del Sistema de Vigilancia de Factores de Riesgo Asociados a Enfermedades No Transmisibles en Población Juvenil (SIVFRENT-J). Madrid: Servicio de Epidemiología. Boletín Epidemiológico de la Comunidad de Madrid. 2012; 6 (18).

136. Schiaffino A, Moncada A, Martín A. Estudi EMCSAT 2008. Conductes de salut de la població adolescent de Terrassa, 1993-2008. Terrassa: Servei de Salut Comunitària; 2009. [Consultado 23 Febrero 2015]. Disponible en: http://www3.terrassa.cat/files/319-5110-fitxer/informe_definitiusalut.pdf?download=1.

137. Consejería de Salud y Servicios Sanitarios. Encuesta de Salud Infantil en Asturias 2009. Oviedo: Consejería de Salud y Servicios Sanitarios del Principado de Asturias; 2010.

138. Observatorio de la infancia en Andalucía. Estado de la infancia y adolescencia en Andalucía. Granada: Junta de Andalucía. Consejería de Salud y Bienestar Social. Agencia de Servicios Sociales y Dependencia de Andalucía. Junta de Andalucía; 2013.

139. Ministerio de Sanidad, Servicios Sociales e Igualdad. Plan Nacional sobre Drogas. Encuesta Domiciliaria sobre Alcohol y Drogas en España (EDADES) 1995-2011. Madrid: Ministerio de Sanidad, Servicios Sociales e Igualdad. Plan Nacional sobre Drogas; 2011.

140. García O, Medina A, Saltó E. Enquesta de salut de Catalunya 2013. Informe dels principals resultats. Barcelona: Direcció General de Planificació i Recerca en Salut. Generalitat de Catalunya; 2014. [Consultado 23 Febrero 2015]. Disponible en http://www.salutweb.gencat.cat/web/.content/home/el_department/estadistiques_sanitaries/enquesta_catalunya_continua/documents/arxius/esca13_results.pdf

141. Departamento de Salud, Gobierno Vasco. *Encuesta de Salud del País Vasco* 2013. Vitoria: Departamento de Salud, Gobierno Vasco; 2014. Gobierno Vasco, 2008.

142. Elliot,D.S. Health-enhancing and health-compromising lifestyles. In: Millstein SG, Petersen AC, Nightingale EO.,Editors. Promoting the health of adolescents:New directions for the twenty-first century. Nueva York: Oxford University Press; 1993. p. 119-50.

143. World Health Organization, UNICEF, UNFPA. Guidelines for Adaptation of the WHO Orientation Programme on Adolescent Health for Health Care Providers in Europe and Central Asia. Geneva: World Health Organization; 2006.

144. Leatherman S, McCarthy D. The Commonwealth Fund. Quality of Health Care for Children and Adolescents: A Chartbook. New York: The Commonwealth Fund; 2004.

145. World Health Organization. European Strategy for Child and Adolescent Health and Development. From resolution to action 2005-2008. Copenhagen: World Health Organization;2008. [Consultado 23 Febrero 2015]. Disponible en: http://www.euro.who.int/_data/assets/pdf_file/0003/81831/E91655.pdf

146. World Health Organization. European Strategy for Child and Adolescent Health and Development. Assessment tool. Copenhagen: World Health Organization; 2007. [Consultado 23 Febrero 2015]. Disponible en: http://www.euro.who.int/_data/assets/pdf_file/0009/82368/Assesment_toll.pdf

147. World Health Organization. European Strategy for Child and Adolescent Health and Development. Gender tool. Copenhagen: World Health Organization; 2007. [Consultado 23 Febrero 2015]. Disponible en: http://www.euro.who.int/_data/assets/pdf_file/0020/76511/EuroStrat_Gender_tool.pdf

148. World Health Organization. Regional Office for Europe. Gaining health. The European Strategy for the Prevention and Control of Noncommunicable Diseases. Copenhague: World Health Organization; 2006. [Consultado 23 Febrero 2015]. Disponible en: http://www.euro.who.int/_data/assets/pdf_file/0008/76526/E89306.pdf

149. Comisión de las Comunidades Europeas (COM). LIBRO BLANCO. Juntos por la salud: un planteamiento estratégico para la UE (2008-2013). Bruselas: Comisión de las Comunidades Europeas; 2007. [Consultado 23 Febrero2015]. Disponible en: http://ec.europa.eu/health/ph_overview/Documents/strategy_wp_es.pdf

150. Ruiz Lázaro PJ. Promoviendo la adaptación saludable de nuestros adolescentes. Madrid: Ministerio de Sanidad y Consumo; 2004.

151. Warren M. Juventud desescolarizada. La evidencia de la eficacia de la promoción de la salud. Madrid: Ministerio de Sanidad y Consumo; 2000. p. 43-56.

152. Ministerio de Sanidad y Consumo, Ministerio de Educación, Política Social y Deporte. Criterios de calidad para el desarrollo de programas y actuaciones de promoción y educación para la salud en el sistema educativo. Guía para las administraciones educativas y sanitarias. Madrid: Ministerio de Sanidad y Consumo y Ministerio de Educación, Política Social y Deporte; 2008.

153. St Leger L. Protocols and guidelines for health promoting schools. Promot Educ. 2005;12(3):145-7.

154. Ministerio de Sanidad, Servicios Sociales e Igualdad. II Plan Estratégico Nacional de Infancia y Adolescencia 2013-2016 (II Penia). Madrid: Ministerio de Sanidad, Servicios Sociales e Igualdad; 2013.

155. World Health Organization. What are the main factors that influence the implementation of disease prevention and health promotion programmes in children and adolescents? Copenhagen: WHO Regional Office for Europe; 2005. [Consultado 24 Febrero 2015]. Disponible en: http://www.euro.who.int/_data/assets/pdf_file/0010/74674/E86766.pdf?ua=1

156. World Health Organization. What is the evidence on school health promotion in improving health or preventing disease and, specifically, what is the effectiveness of the health promoting schools approach?. Copenhague: WHO Regional Office for Europe; 2006. [Consultado 24 Febrero 2015]. Disponible en: http://www.euro.who.int/_data/assets/pdf_file/0007/74653/E88185.pdf?ua=1.

157. Hernán García M, Ramos Monserrat M, Fernández Ajuria A. Revisión de los trabajos publicados sobre la promoción de la salud en jóvenes españoles. Rev Esp Salud Pública. 2001; 75: 491-504.

158. Boyce W, Torsheim T, Currie C, Zambon A. The Family Affluence Scale as a measure of national wealth:Validation of an adolescent self-report measure. Soc. Indic. Res.2006;78:473-87.

159. Wardle J, Robb K, Johnson F. Assessing socioeconomic status in adolescents. The validity of home affluence scale. J. Epidemiol. Community Health. 2002;56:595-9.

160. Organisation Mondiale de la Santé. Méthodologie pour des enquêtes sur l'usage des drogues chez les étudiants. Genéve: Organisation Mondiale de la Santé; 1980. [Consultado 24 Febrero 2015]. Disponible en: http://whqlibdoc.who.int/offset/WHO_OFFSET_50_fre.pdf.

161. Clemente Jiménez ML, Rubio Aranda R, Marrón Tundidor R, Herrero Labarga I, Mejía Escolano D. Síntomas respiratorios en jóvenes fumadores y su relación con los test de dependencia nicotínica. Prev Tab 2002; 4 (1): 5-13.

162. Clemente Jiménez ML, Rubio Aranda R, Pérez Trullén A, Marrón Tundidor R, Herrero Labarga I y Fernández Espinar J. Determinación de la dependencia nicotínica en escolares fumadores a través de un test de Fagerström modificado. An Pediatr 2003; 58 (6): 538-44.

163. Ahonen EQ, Nebot M, Giménez E. Estados de ánimo negativos y los factores relacionados en una muestra de adolescentes de enseñanza secundaria de Barcelona. Gac. Sanit. 2007; 21(1): 43-52.

164. Regidor E, Gutiérrez-Fisac JL. La Salud de la Población Española en el contexto europeo y del Sistema Nacional de Salud. Indicadores de Salud. Madrid: Ministerio de Sanidad y Consumo, 2005.

165. Organización Mundial de la Salud. Fomento de la salud a través de la escuela. Informe de un Comité de Expertos de la OMS en "Educación Sanitaria y Fomento de la Salud Integrales en las Escuelas". Ginebra: OMS; 1997. Serie de Informes técnicos: 870.

166. Mendoza R, Batista JM, Sánchez M et al. El consumo de tabaco, alcohol y otras drogasen los adolescentes escolarizados españoles. Gac Sanit 1998; 12: 263 - 271.

167. Moncada A, Pérez K. Consumo de tabaco, alcohol y drogas de uso no institucionalizado en los alumnos de enseñanza media de Terrassa. Gac Sanit 1998; 12: 241 - 247.

168. Agudo A, Garrich T, Heras D et al. Hábito de fumar, exposición al tabaco y síntomas respiratorios en la población escolar de 14 - 15 años de Terrassa (Barcelona). Gac Sanit2000; 14 (1): 23 - 30.

169. Cabrera A, Almeida D, Pérez LI. Tabaquismo en adolescentes. Prevalencia estimada mediante declaración y cotinina sérica. Gac. Sanit. 1999; 13 (4): 270 – 4.

170. Barrueco M, Cordovilla R, Hernández-Mezquita MA. Veracidad en las respuestas de niños, adolescentes y jóvenes a las encuestas sobre el consumo de tabaco realizadas en los centros escolares. Med. Clin. 1999; 112: 251 - 4.

171. Griesler PC, Kandek DB, Schaffran C, Hu MC, Davies M. Adolescents' inconsistency in self-reported smoking. A comparison of reports in school and in households settings. Public Opin Quartely. 2008; 72:260-90.

172. Carrasco JL. Estadística multivariante. El método Estadístico en la Investigación Médica. 6ª ed. Madrid: Editorial Ciencia 3, 1995; 341 - 382.

173. López MR. El Modelo de la Regresión Logística. Utilización en el campo de la epidemiología. Cuadernos de Bioestadística y sus aplicaciones informáticas. 1994; 12: 118- 32.

174. Bronfenbrenner, U. La ecología del desarrollo humano: Experimentos en entronos naturales y diseñados. Barcelona: Paidós Ibérica; 2002.

175. Comas D. La evaluación de los programas de ocio alternativo de fin de semana. Rev Esp Salud Pública. 2001; 75:569-70.

176. Aguinaga J, Comas D. Cambio de hábitos en el uso del tiempo: trayectorias temporales de los jóvenes españoles. Madrid: Instituto de la juventud; 1997.

177. Fundación Autor, Ministerio de Cultura. Encuesta sobre hábitos y prácticas culturales en España 2002-2003. Análisis descriptivo. Madrid: Fundación Autor, Ministerio de Cultura; 2005.

178. Sánchez MC, Malmierca F. Prevención de accidentes infantiles. An Pediatr Contin. 2004; 1 (5):307-12.

179. Hanfling MJ, Gill AC. Overview of Pediatric injury prevention: epidemiology, history; application. UpToDate. [Consultado 24 Febrero 2015]. Disponible en http://www.uptodate.com/contents/overview-of-pediatric-injury-prevention-epidemiology-history-application

180. World Health Organization Regional Office for Europe. European Detailed Mortality Database. Copenhague: WHO Regional Office for Europe. [Consultado 24 Febrero 2015]. Disponible en http://data.euro.who.int/dmdb/.

181. Rivara FP, Grossman D. Control de las lesiones. En: Nelson editor. Tratado de Pediatría. 18º Ed. Barcelona: Elsevier; 2009. p.366-74.

182. Pou J, Luaces C. Accidentes Infantiles. Intoxicaciones. En: M.Cruz editor. Manual de Pediatría. 2ª ed. Madrid: Ergon; 2008. p. 1095-1101.

183. Graine MA. Sex differences, effects of sex-stereotype conformity, age and internalization on risk-taking among pedestrian adolescents. Saf Sci 2009;47:1277–83.

184. Dirección General de Tráfico. Ministerio del Interior. Las principales cifras de la siniestralidad vial. España 2013. Madrid: Dirección General de Tráfico; 2013. [Consultado 24 Febrero 2015]. Disponible en: http://www.dgt.es/Galerias/seguridad-vial/estadisticas-e-indiadores/publicaciones/

principales-cifras-siniestralidad/Siniestralidad_Vial_2013.pdf

185. Instituto Carlos III. Estadísticas de mortalidad por causas en España 2003-2011. Instituto Carlos III: Servicios Científico-Técnicos. [en línea]. [Consultado 24 Febrero 2015]. Disponible en: www.isciii.es/ISCIII/es/contenidos/fd-servicios-cientifico-tecnicos/fd-vigilancias-alertas/mortalidad-cne.shtml.

186. International Traffic Safety Data and Analysis Group. Road Safety Annual Report 2011. IRTAD Annual Report OECD/ITF 2012. [Consultado 24 Febrero 2015]. Disponible en: www.dgt.es/was6/portal/contenidos/documentos/seguridad_vial/estudios_informes/11Irtad Report.pdf.

187. Esparza Olcina MJ. Prevención de lesiones infantiles por accidente de tráfico. Asociación Española de Pediatría de Atención Primaria: Recomendaciones PrevInfad / PAPPS. [Consultado 24 Febrero 2015]. Disponible en: www.aepap.org/previnfad/accidentes_trafico.htm.

188. Macpherson AK, To TM, Macarthur C, Chipman ML, Wright JG, Parkin PC. Impact of mandatory helmet legislation on bicycle-related head injuries in children: a population-based study. Pediatrics.2002;110(5):e60.

189. Thompson DC, Rivara F, Thompson R. Helmets for preventing head and facial injuries in bicyclists. Cochrane Database Sys Rev 2000;(2):CD001855. [Consultado 24 Febrero 2015]. Disponible en: http://www.cochranelibrary.com

190. Suelves JM. Lesiones no intencionadas en la infancia y la adolescencia: rompiendo el tópico de la mala suerte. En: Observatorio de Salud de la Infancia y la Adolescencia ed. Barcelona: Hospital Sant Joan de Déu; 2009. [Consultado 24 Febrero 2015]. Disponible en http://faros.hsjdbcn.org/adjuntos/285.1-Informe_Faros_2_Cast.pdf.

191. Seguí-Gómez M, López-Valdés FJ. Recognizing the importance of injury in other policy fórums: The case of motorcycle licensing policy in Spain. Inj Prev. 2007;13(6):429–30.

192. Gorrotxategi Gorrotxategi P, Gonález Conde L, Ibarguren Aguirre O. Utilización del casco en bicicleta y motocicleta. An Pediatr. 2005;62:338-9.

193. European Monitoring Centre for Drugs and Drug Addiction (EMCDDA). Driving under the influence of drugs, alcohol and medicines in Europe-findings from the DRUID project. Luxembourg: Publication Officce of The European Union.EMCDDA; 2012. [Consultado 24 Febrero 2015]. Disponible en: http://www.emcdda.europa.eu/attachements.cfm/att_192773_EN_TDXA12006ENN.pdf

194. Calafat Far A, Fernández Gómez C, Juan Jerez M, Becoña Iglesias E, Gil Carmena E. La diversión sin drogas: utopía o realidad.[libroelectrónico].Palma de Mallorca: IREFREA. Plan Nacional Sobre Drogas; 2004 [consultado 24 Febrero 2015].Disponible en: http://www.irefrea.org/uploads/PDF/Calafat%20et%20al_2004_Diversion%20sin%20drogas.pdf

195. Fuller E, Sanchez M, editors. Smoking, drinking and drug use among young people in England in 2009. London: NHS Information Centre for Health and Social Care; 2010. p.110.

196. Centers for Disease Control and Prevention. Tobacco use among high school students. Morb Mortal Wkly Rep. 1998;47(12):229-33.

197. Villalbi JR, Suelves JM, Garcia-Continente X, Salto E, Ariza C, Cabezas C. Cambios en la prevalencia del tabaquismo en los adolescentes en España. Aten Primaria. 2012;44(1):36-42.

198. Galán I, Mata N, Estrada C. Impact of the "Tobacco control law" on exposure to environmental tobacco smoke in Spain. BMC Public Health 2007;7:224.

199. Campo-Arias A. Prevalencia de dependencia de nicotina en algunas poblaciones: una revisión sistemática. Rev Esp Salud Pública. 2006; 8 (1): 98-107.

200. Haddock CK, Lando H, Klesges RC, Talcott GW, Renaud EA. A study of the psychometric and predictive properties of the Fagerström test for Nicotine Dependence in a population of young smokers. Nicotine Tob Res. 1999;1:59-66.

201. Aburto Barrenechea M, Esteban González C, Quintána López JM, Bilbao González A, Moraza Cortes FJ, Capelastegui Saiz A. Prevalencia del consumo de tabaco en adolescentes .Influencia del entorno familiar. An Pediatr.2007;66(4):357-66.

202. Cabrera Mateos JL, ET AL. Consumo de alcohol en adolescentes de tres municipios de Lanzarote. SEMERGEN 2004; 30 (5): 210-7.

203. López García A. Conocer los hábitos de vida y factores de riesgo de los adolescentes atendidos por los centros de salud de dos poblaciones semiurbanas mediante una entrevista clínica estructurada con respuestas abiertas. Aten Primaria. 2011; 43:176-182.

204. Pérez Milena A, Martínez ML, Leal FJ, Pérez R, Jiménez I, Mesa I. Evolución del consumo de sustancias tóxicas entre adolescentes en una zona urbana (1997-2004). Aten Primaria 2007;39:299-304.

205. Pérez Milena A. Consumo cualitativo y cuantitativo de alcohol, tabaco y drogas en adolescentes. Medicina de Familia (And)2007; 1:26-32.

206. Organización Mundial de la Salud. Estrategia mundial para reducir el uso nocivo del alcohol. Ginebra: Organización Mundial de la Salud; 2010. [consultado 24 Febrero 2015]. Disponible en: http://www.who.int/substance_abuse/activities/msbalcstrategyes.pdf.

207. Kovacs FM, Gestoso García M, Oliver Frontera M, Gil del Real Calvo MT, López Sánchez J, Mufraggi Vecchierini N, et al. La influencia de los padres sobre el consumo de alcohol y tabaco y otros hábitos de los adolescentes de Palma de Mallorca en 2003. Rev Esp Salud Pública. 2008; 82: 677-68.

208. Pérez Ollé R, Pérez Ollé J. Prevalencia del consumo de tabaco y alcohol, actitudes y creencias en estudiantes de bachillerato de la provincia de Tarragona (España). An Esp Pediatr 1996; 45:583-590.

209. Roski J, Perry CL, McGovern PG, Williams CL, Farbakhsh K, Veblen-Morteson S. School and community influences on adolescent alcohol and drug use. Health Educ Res. 1997; 12:255-266

210. Grunbaum JA, Tortolero S, Weller N, Gingiss P. Cultural, social and intrapersonal factors associated with substance use among alternative hihg school students. Addict Behav.2000; 25:145-151.

211. Guía sobre drogas. Delegación del Gobierno sobre el Plan Nacional sobre la Droga, 2007. Ministerio de Sanidad, Política Social e Igualdad [en línea] [Consultado 24 Febrero 2015]. Disponible en: http://www.pnsd.msc.es/eu/Categoria2/publica/pdf/guiaDrogas.pdf.

212. Caudevilla F. Intervención en el adolescente consumidor de drogas. En: AEPap ed. Curso de Actualización Pediatría 2010. Madrid: Exlibris Ediciones; 2010:237-44.

213. Jiménez Villegas, Barrio Anta G. Usuario consumidor de drogas ilegales. En: Guía de Actuación en Atención Primaria. 3ª ed. Barcelona: Semfyc ediciones; 2006. p.513-20.

214. Aizpiri Díaz J, Barbado Alonso JA, Cañones Garzón PJ. Trastornos por sustancias de abuso. Medicina General 2002; 48: 814-23.

215. Saluja G, Iachan R, Scheidt PC, Overpeck MD, Sun W, Giedd JN. Prevalence of and risk factors for depressive symptoms among young adolescents. Arch Pediatr Adolesc Med. 2004; 158:760-5.

216. Monteagudo M, Rodriguez-Blanco T, Pueyo MA, Zabaleta-Del-Olmo E, Mercader M, García J, Pujol E, Bolíbar B Gender differences in negative mood states in secondary school students: health survey in Catalonia (Spain). Gac Sanit. 2012;28.

217. McLaughlin KA, Costello EJ, Leblanc W, Sampson NA, and Kessler R C. Socioeconomic Status and Adolescent Mental Disorders Am J Public Health. 2012; 102: 1742-1750

218. Igra V, Irwin Jr CE. Theories of adolescent risk-taking behavior. En: Diclemente RJ, Hansen WB, Ponton LE, eds. Handbook of adolescent health risk behavior. New York: Plenum Press; 1996.

219. (22 Brooks TL, Harris SK, Trall JS, Woods ER. Association of adolescent risk behaviours with mental health symptoms in high school students. J. Adolescent Health. 2002;14:280-285.),

220. Hassmen P, Koivulu N, Uutela A. Physical exercise and psychological well-being: a population study in Finland. Prev Med. 2000;30:17-25.,

221. Karnik NS, McMullin MA, Steiner H. Disruptive behaviors: conduct and oppositional disorders in adolescents. Adolesc. Med 2006; 17: 97-114.

222. García Continente X, Pérez Giménez A, Nebot Adell M. Factors related to bullying in adolescents in Barcelona (Spain). Gac Sanit. 2010;24(2):103-8

223. Brown RA, Lewinsohn PM, Seeley JR, Wargner EF. Cigarrette smoking, major depression, and other psychiatric disorders among adolescents. J Am Acad Child Adolesc Psychiatry.1996;35:1602-10.

224. Ceballos Rivera JJ; Ochoa Muñoz J; Cortez Pérez E. Depression in the adolescent. Its relationship with sports activities and drug consumption Rev Méd. 2000;38:371-9.

225. Aranceta J. Situación actual de la alimentación en España. En: Sociedad Española de Nutrición Comunitaria. Guías Alimentarias para la población española. Madrid: IM&C,2001.p.197-204.

226. Rodríguez L, Martinez E, Machín M et al. Influencia de los aspectos higiénicos - culturales del entorno familiar en los patrones dietéticos del niño escolar. Med Clin 1994;102:1-4.

227. Pérula de Torres L. Estudio de los hábitos y conductas relacionadas con la salud autopercibida. [Tesis doctoral]. Córdoba: Universidad de Córdoba, Facultad de Medicina; 1995.

228. Ministerio de Sanidad, Servicios Sociales e Igualdad. Los estilos de vida y la salud de los adolescentes españoles a lo largo de la primera década del milenio. El estudio Health Behaviour In School-Aged Children (HBSC) 2002-2006-2010. Madrid: Ministerio de Sanidad, Servicios Sociales e Igualdad; 2013.

229. Mengual Luque P. Estudio de los hábitos y conductas relacionadas con la salud de los escolares de la provincia de Córdoba. [Tesis Doctoral]. Córdoba: Universidad de Córdoba, Facultad de medicina; 2001.

230. Ministerio de Sanidad, Política Social e Igualdad. Estrategia Nacional de Salud Sexual y Reproductiva. Madrid: Ministerio de Sanidad, Política Social e Igualdad; 2011.

231. de Irala J, Osorio A, López del Burgo C, Belen VA, de Guzman FO, Calatrava MC, Torralba AN. Relationships, love and sexuality: what the Filipino teens think and feel. BMC Public Health. 2009;9:282.

232. Heras D, Lara F. Conocimientos y creencias sobre sexualidad en la primera etapa de la adolescencia. Datos obtenidos en una muestra de 2° y 3° de ESO de Burgos. Int J Educ Psychol. 2008; 1(1):249-358.

233. Carpenter Sc, Clyman RB, Davidson AJ, Steiner JF. The association of foster care or kinship care with adolescent sexual behavior and first pregnancy. Pediatrics. 2001;108(3):E46.

234. Rivadeneyra R, Lebo MJ. The association between television-viewing behaviours and adolescent dating role attitudes and behaviours. J Adolesc. 2008;31(3):291-305.

235. Fenton KA, Hughes G. Sexual behaviour in Britain:why sexually transmitted infections are common. Clin Med. 2003;3(3):199-202.

9. ANEXOS

ANEXO 1. CUESTIONARIO SALUD ADOLESCENTE

ENCUESTA SALUD ADOLESCENTE 2012

Asociación Española de Pediatría de Atención Primaria

PREGUNTAS SOBRE TI

1 **SEXO**

□ Chico
□ Chica

2 **¿En qué año naciste?**

□ Antes de 1.993
□ 1.993
□ 1.994
□ 1.995
□ 1.996
□ 1.997
□ Después de 1.997

3 **¿En qué País naciste?**

□ España
□ Otro (Di cual) ____________________

4 **¿Cuántos hermanos tienes?**

□ Ninguno
□ Uno
□ Dos
□ Tres
□ Más de tres

5 **Normalmente convives con.............**

(Puedes marcar más de una respuesta).

□ Madre
□ Padre
□ Pareja de tu Madre (si tus Padres no viven juntos)
□ Pareja de tu Padre (si tus Padres no viven juntos)
□ Hermanos
□ Hijos de l a pareja de tu Padre/Madre (si tus Padres no viven juntos)
□ Abuelos
□ Otros familiares

- ☐ Otras personas no familiares
- ☐ Vives en pareja
- ☐ Vives en un centro educativo, colegio o institución
- ☐ Vives solo/sola

6 Tus notas, en comparación con el resto de tu clase son.....

- ☐ Mucho mejores
- ☐ Mejores
- ☐ Similares
- ☐ Peores
- ☐ Mucho peores

7 ¿Has repetido curso alguna vez?

- ☐ No
- ☐ Sí, un curso
- ☐ Sí, dos o más

8 ¿De cuánto dinero dispones a la semana para tus gastos?

- ☐ Menos de 10 Euros
- ☐ De 10 a 19 Euros
- ☐ De 20 a 29 Euros
- ☐ De 30 a 39 Euros
- ☐ De 40 a 49 Euros
- ☐ Más de 50 Euros

9 ¿Tu familia tiene coche, furgoneta o camión?

- ☐ No
- ☐ Si, uno
- ☐ Si, dos o más

10 ¿Tienes tu propia habitación para ti solo?

- ☐ No
- ☐ Si

11 ¿Durante los últimos 12 meses, ¿cuántas veces has ido de viaje de vacaciones con tu familia?

- ☐ Nunca
- ☐ Una vez
- ☐ Dos veces
- ☐ Más de dos veces

12 ¿Cuántos ordenadores tiene tu familia?

- ☐ Ninguno
- ☐ Uno
- ☐ Dos
- ☐ Más de dos

13 ¿En qué País nació tu Padre?

- ☐ España
- ☐ Otro (Di cual) ____________________

14 DATOS DEL PADRE

<u>Situación laboral</u>

- o No lo sabes
- o Trabaja sólo en tareas de la casa
- o Trabaja
- o Está en paro
- o Pensionista o jubilado
- o Ha fallecido

<u>Nivel de estudios</u>

- o No lo sabes
- o Sin estudios
- o Elementales
- o Medios (formación profesional)
- o Universitarios

15 ¿En qué País nació tu Madre?

- ☐ España
- ☐ Otro (Di cual) ____________________

16 DATOS DE LA MADRE

<u>Situación laboral</u>

- o No lo sabes
- o Trabaja sólo en tareas de la casa
- o Trabaja
- o Está en paro
- o Pensionista o jubilado
- o Ha fallecido

<u>Nivel de estudios</u>

- o No lo sabes
- o Sin estudios
- o Elementales
- o Medios (formación profesional)
- o Universitarios

TIEMPO LIBRE

17 Con qué frecuencia sueles..........

	Casi todos días	1 o 2 por semana	Algunas veces al mes	Algunas veces al año	NUNCA
Ver la Televisión	o	o	o	o	o
Escuchar música	o	o	o	o	o
Jugar con el ordenador/consola	o	o	o	o	o
Leer libros/periódicos	o	o	o	o	o
Salir con amigos	o	o	o	o	o
Hacer deporte	o	o	o	o	o
Ir al cine o al teatro/conciertos	o	o	o	o	o
Ir a bares con amigos	o	o	o	o	o
Ir a discotecas	o	o	o	o	o

18 ENTRE SEMANA (DE LUNES A VIERNES), aproximadamente cuantas horas dedicas al día a........

	Ninguna	Menos de 1	De 1 a 2	De 2 a 3	Más de 3
Ver la televisión	o	o	o	o	o
Jugar con la consola	o	o	o	o	o
Utilizar el ordenador	o	o	o	o	o

19 LOS FINES DE SEMANA Y FIESTAS, aproximadamente cuantas horas dedicas al día a.........

	Ninguna	Menos de 1	De 1 a 2	De 2 a 3	Más de 3
Ver la televisión	o	o	o	o	o

Jugar con la consola	○	○	○	○	○
Utilizar el ordenador	○	○	○	○	○

20 Normalmente dispones de ....(Puedes marcar más de una respuesta)

- ☐ Ordenador fijo
- ☐ Ordenador portátil
- ☐ Miniportátil o Netboock
- ☐ Tablet
- ☐ Ninguno de estos dispositivos

21 ¿Tienes teléfono móvil?

- ☐ No ⟶ **Pasa a la pregunta 24**
- ☐ Sí
- ☐ Sí, es un Smartphone

22 Para que lo usas. (Puedes señalar varias opciones)

- ☐ Para hablar con amigos
- ☐ Hablar con padres, familia
- ☐ Para enviar SMS
- ☐ Hacer fotos o videos
- ☐ Jugar
- ☐ Para escuchar música
- ☐ Usar WASAP o similares
- ☐ Navegar por Internet

23 ¿Qué limitaciones tienes para el uso del móvil? (puedes señalar varias respuestas)

- ☐ No tengo ninguna limitación
- ☐ Limitación en el gasto
- ☐ Solo lo usas cuando sales (para estar localizado)
- ☐ No lo puedo llevar a clase
- ☐ Otra limitación de tiempo
- ☐ Otras (di cuales) ____________________

24 ¿Con qué frecuencia te conectas a Internet?

- ☐ Todos los días
- ☐ 2-3 veces por semana
- ☐ 1 vez a la semana
- ☐ 2-3 veces al mes
- ☐ Rara vez
- ☐ No me conecto nunca ⟶ **Pasa a la 26**

25 ¿Para qué te conectas? (puedes señalar varias respuestas)

- ☐ Juegos
- ☐ Correo electrónico
- ☐ Redes sociales
- ☐ Música
- ☐ Películas
- ☐ Series de TV
- ☐ Buscar información (para estudio)
- ☐ Buscar información (para uso personal)
- ☐ Contactar con asociaciones, gente...
- ☐ Compras

- ☐ Participar en foros o blogs
- ☐ Otros (di cuales) ___________________

26 Da tu opinión a las siguientes frases:

	Con frecuencia	A veces	Nunca
Te agobias si no puedes usar el móvil	○	○	○
Te agobias si no puedes conectarte a Internet	○	○	○
Has contactado con extraños (niños o adultos) a través de Internet	○	○	○
Has accedido a fotos o videos violentos o racistas	○	○	○
Has accedido a fotos o videos de contenido sexual	○	○	○
Has llegado a tener contacto en persona con alguien que has conocido a través de Internet	○	○	○
Has recibido mensajes o llamadas de otros chicos/as insultándote o amenazándote	○	○	○
Has realizado insultos o amenazas a algún compañero a través del ordenador o móvil	○	○	○
Has recibido fotos/videos de personas de tu entorno en una postura sexy, provocativa o inadecuada	○	○	○
Has publicado en Internet fotos/videos tuyas en posturas sexys ,provocativas inapropiadas	○	○	○
Has grabado o difundido imágenes de otras personas sin preguntar su consentimiento	○	○	○
Has tenido un gasto excesivo al descargar alguna aplicación, juego, música o participar en alguna promoción	○	○	○

27 En el último mes, ¿cuantas veces has salido de noche con LOS AMIGOS?

- ☐ Nunca salgo por la noche ——→ **Pasa a la pregunta 29**
- ☐ Menos de una noche al mes
- ☐ De 1 a 3 noches el mes
- ☐ 1 noche a la semana
- ☐ 2 noches a la semana
- ☐ 3-4 noches a la semana

- ☐ Más de 4 noches a la semana

28 ¿A qué hora sueles volver cuando sales por la noche con LOS AMIGOS?

- ☐ Antes de las 12 de la noche
- ☐ Entre las 12 y la 1 de la noche
- ☐ Entre la 1 y las 2 de la madrugada
- ☐ Entre las 2 y las 3 de la madrugada
- ☐ Entre las 3 y las 4 de la madrugada
- ☐ Entre las 4 de la madrugada y las 8 de la mañana
- ☐ Después de las 8 de la mañana

ACCIDENTES

29 ¿En los últimos 12 meses, has sufrido algún accidente o lesión que requirió asistencia médica?

- ☐ No
- ☐ Si (di cual) ____________________

30 Cuándo vas en un coche, ¿te colocas el cinturón de seguridad?

- ☐ No voy en coche
- ☐ Siempre
- ☐ Habitualmente
- ☐ A veces
- ☐ Raramente
- ☐ Nunca

31 Cuándo vas en moto (conductor o pasajero) ¿te colocas el casco?

- ☐ No voy en moto
- ☐ Siempre
- ☐ Habitualmente
- ☐ A veces
- ☐ Raramente
- ☐ Nunca

32 Cuándo vas en bicicleta (conductor o pasajero) ¿te colocas el casco?

- ☐ No voy en bici
- ☐ Siempre
- ☐ Habitualmente
- ☐ A veces
- ☐ Raramente
- ☐ Nunca

33 ¿Alguna vez has conducido un coche o una moto bajo los efectos de las drogas o del alcohol?

- ☐ No conduzco

- ☐ Siempre
- ☐ Habitualmente
- ☐ A veces
- ☐ Raramente
- ☐ Nunca

34 ¿Te has montado en una moto o un coche conducido por alguien bajo los efectos de las drogas o el alcohol?

- ☐ Nunca
- ☐ Una vez
- ☐ De 2 a 3 veces
- ☐ Los fines de semana
- ☐ Más de 3 veces

35 Valora las siguientes frases.

	SI	**NO**
Sé nadar	○	○
Acostumbro a tirarme de cabeza en la piscina	○	○
A veces me he tirado desde acantilados	○	○
Me meto en el agua nada mas comer	○	○
Acostumbro a meterme en el mar sin tener en cuenta las indicaciones de los socorristas	○	○

TABACO

36 ¿HAS FUMADO ALGUNA VEZ? No consideres fumar si solamente has dado unas caladas al cigarro de otra persona)

- ☐ Si
- ☐ No ⟶ **Pasa a la pregunta 49**

37 ¿QUÉ EDAD TENÍAS CUANDO FUMASTE POR PRIMERA VEZ?

- ☐ No me acuerdo
- ☐ 9 años o menos
- ☐ 10 años
- ☐ 11 años
- ☐ 12 años

- ☐ 13 - 14 años
- ☐ 15 - 16 años
- ☐ 17 - 18 años
- ☐ Más de 18 años

38 ¿CUÁNTO HAS FUMADO EN LOS ÚLTIMOS 30 DÍAS?

- ☐ Cada día
- ☐ Varias veces a la semana
- ☐ Solo los fines de semana
- ☐ Menos de una vez a la semana
- ☐ No he fumado en los últimos 30 días ⟶ **Pasa a la pregunta 49**

39 EN LOS ÚLTIMOS 30 DÍAS, LOS DÍAS QUE HAS FUMADO, ¿CUÁNTOS CIGARRILLOS HAS FUMADO POR DÍA

- ☐ Menos de uno al día (sólo unas caladas)
- ☐ Un cigarrillo al día
- ☐ Entre 2 y 5 cigarrillos al día
- ☐ Entre 6 y 10 cigarrillos al día
- ☐ Entre 11 y 20 cigarrillos al día
- ☐ Entre 21-30 cigarrillos al día
- ☐ Más de 30 cigarrillos/día

40 ¿CUÁNTO TIEMPO PASA DESDE QUE TE LEVANTAS HASTA QUE TE FUMAS EL PRIMER CIGARRILLO?

- ☐ Hasta 5 minutos
- ☐ 6-30 minutos
- ☐ 31-60 minutos
- ☐ Más de 60 minutos

41 ¿FUMAS EN LUGARES PROHIBIDOS?

- ☐ Si
- ☐ No

42 ¿QUÉ CIGARRILLO TE COSTARÍA MÁS SUPRIMIR?

- ☐ El primero de la mañana
- ☐ Cualquier otro

43 ¿CUÁNDO FUMAS MÁS?

- ☐ Por la mañana
- ☐ Por la tarde

44 ¿FUMAS AUNQUE ESTÉS ENFERMO?

- ☐ Si
- ☐ No

45 ¿POR QUÉ FUMAS? Puedes señalar varias respuestas

- ☐ Porque lo veo hacer
- ☐ Porque me facilita las relaciones con los amigos
- ☐ Porque me gusta y me relaja
- ☐ No lo sé
- ☐ Porque no lo puedo dejar
- ☐ Otra causa (di cual) __________________

46 ¿HAS COMPRADO ALGUNA VEZ TABACO PARA TÍ?

- ☐ Si
- ☐ No

47 ¿TE HAS PLANTEADO ALGUNA VEZ DEJAR DE FUMAR?

- ☐ Sí, y lo he intentado
- ☐ Sí, pero no lo he intentado
- ☐ No me lo he planteado
- ☐ No quieres dejar de fumar

48 ¿CUÁL SERÍA LA PRINCIPAL RAZÓN PARA DEJAR DE FUMAR? Puedes señalar varias respuestas

- ☐ Porque es perjudicial para mi salud y para la de los demás
- ☐ Porque es un vicio
- ☐ Porque es caro
- ☐ Porque me lo prohíben
- ☐ Otra razón (di cual) __________________

49 INDICA CUANTO FUMAN LAS PERSONAS DE TU ENTORNO....

	Fuma a diario	Fuma, no a diario	No fuma	No convive
Madre	○	○	○	○
Padre	○	○	○	○
Pareja de tu madre o padre (si tus padres no viven juntos)	○	○	○	○
Hermanos/as	○	○	○	○
Abuelos/as	○	○	○	○
Otros familiares con los que convives	○	○	○	○
Profesores	○	○	○	○
Amigos	○	○	○	○
Compañeros de clase	○	○	○	○

ALCOHOL

50 ¿HAS BEBIDO ALGUNA VEZ AL MENOS MEDIO VASO DE CUALQUIER BEBIDA ALCOHÓLICA? Contesta No si solo fue dar un sorbo o probar de la bebida de otra persona

- ☐ Si
- ☐ No → **Pasa a la pregunta 58**

51 ¿QUÉ EDAD TENÍAS CUANDO LO HICISTE POR PRIMERA VEZ?

- ☐ No me acuerdo
- ☐ 9 años o menos
- ☐ 10 años
- ☐ 11 años
- ☐ 12 años
- ☐ 13 - 14 años
- ☐ 15 - 16 años
- ☐ 17 - 18 años
- ☐ Más de 18 años

52 ¿CUANDO BEBES?

	SI	**NO**
Los días de clase (los días de diario)	○	○
Durante los fines de semana	○	○
En fiestas familiares como Navidad, cumpleaños, ETC.	○	○

53 TOMAS BEBIDAS ALCOHÓLICAS EN....

	A diario	Alguna vez por semana	Alguna vez por mes	Alguna vez al año	Nunca
Bares o pubs	○	○	○	○	○
Discoteca	○	○	○	○	○
Restaurantes	○	○	○	○	○
Casa donde vives	○	○	○	○	○

Casa de otras personas	o	o	o	o	o
En calles, plazas, ... (botellón)	o	o	o	o	o

54 LOS DÍAS LABORABLES (DE LUNES A JUEVES), indica lo que bebes CADA DÍA de.....

	Nada	1	2	3	4-5	6 o más
Vasos de vino o champán	o	o	o	o	o	o
Cañas de cerveza o sidra	o	o	o	o	o	o
Copas de aperitivos (vermouth, jerez,...)	o	o	o	o	o	o
Cubatas o combinados	o	o	o	o	o	o
Licores de frutas	o	o	o	o	o	o
Copas (Whisky, ron, ginebra...)	o	o	o	o	o	o

55 Y en los FINES DE SEMANA (VIERNES + SABADO + DOMINGO) indica lo que bebes CADA DÍA de...

	Nada	1	2	3	4-5	6 o más
Vasos de vino o champán	o	o	o	o	o	o
Cañas de cerveza o sidra	o	o	o	o	o	o
Copas de aperitivos (vermouth, jerez,...)	o	o	o	o	o	o
Cubatas o combinados	o	o	o	o	o	o
Licores de frutas	o	o	o	o	o	o
Copas (Whisky, ron, ginebra...)	o	o	o	o	o	o

56 EN LOS ÚLTIMOS 12 MESES ¿CUÁNTAS VECES TE HAS EMBORRACHADO?

- ☐ Ninguna vez
- ☐ Una vez
- ☐ Dos veces
- ☐ Más de dos veces

57 ¿HAS COMPRADO BEBIDAS ALCOHÓLICAS PARA TI?

- ☐ Si
- ☐ No

58 ¿CUAL ES TU OPINIÓN CON LAS SIGUIENTES FRASES?

	Acuerdo	Desacuerdo
Las bebidas alcohólicas hacen las fiestas más divertidas	○	○
Beber alcohol hace más fácil estar con los otros	○	○
El alcohol hace que las personas se sientan más románticas	○	○
La mayoría de mis amigos beben alcohol	○	○
Si no bebo alcohol me divierto igual	○	○
No puedo dejar el alcohol	○	○
La mayoría de los adultos toman bebidas alcohólicas	○	○

59 En los últimos 30 días tu PADRE........

- ☐ No ha bebido
- ☐ Ha bebido algún día aislado
- ☐ Ha bebido sólo los fines de semana
- ☐ Ha bebido todos o casi todos los días moderadamente
- ☐ Ha abusado del alcohol todos o casi todos los días
- ☐ No lo sabes

60 En los últimos 30 días tu MADRE........

- ☐ No ha bebido
- ☐ Ha bebido algún día aislado
- ☐ Ha bebido sólo los fines de semana
- ☐ Ha bebido todos o casi todos los días moderadamente
- ☐ Ha abusado del alcohol todos o casi todos los días
- ☐ No lo sabes

OTRAS SUSTANCIAS

61 ¿ALGUNA VEZ HAS TOMADO DROGAS?

- ☐ Si
- ☐ No ⟶ **Pasa a la pregunta 66**

62 ¿QUÉ EDAD TENÍAS CUANDO LO HICISTE POR PRIMERA VEZ?

- □ No me acuerdo
- □ 9 años o menos
- □ 10 años
- □ 11 años
- □ 12 años
- □ 13 - 14 años
- □ 15 - 16 años
- □ 17 - 18 años
- □ Más de 18 años

63 INDICA TU CONSUMO DE LAS SIGUIENTES DROGAS

	NUNCA	Alguna vez	En los últimos 12 meses	En los últimos 30 días
Tranquilizantes o pastillas para dormir porque te las recetó el médico	○	○	○	○
Tranquilizantes o pastillas para dormir sin receta médica	○	○	○	○
Hachís o marihuana (porros, cannabis, hierba.....)	○	○	○	○
Cocaína en polvo	○	○	○	○
Speed o anfetaminas	○	○	○	○
Éxtasis	○	○	○	○
Inhalables volátiles (pegamentos, disolventes,...)	○	○	○	○

64 EN LOS ÚLTIMOS 12 MESES........

	Nunca	A veces	Casi siempre
Has consumido alguna droga estando solo	○	○	○
Te han dicho los amigos o miembros de tu familia que deberías reducir el consumo de alguna droga	○	○	○
Has intentado reducir o dejar de consumir alguna droga sin conseguirlo	○	○	○
Has tenido problemas debido a tu consumo de alguna droga (discusión, pelea, accidente, mal resultado escolar	○	○	○

65 ¿CUÁNTOS PORROS DIARIOS HAS CONSUMIDO EN LOS ÚLTIMOS 30 DÍAS?

- ☐ Ninguno
- ☐ 1
- ☐ 2 - 3
- ☐ 4 - 5
- ☐ Más de 5

66 COMO CONSIDERAS EL CONSUMO DE....

	Muy peligroso	Peligroso	Moderado	Poco peligroso	Nada peligroso
Tranquilizantes o pastillas para dormir porque te las recetó el médico	○	○	○	○	○
Tranquilizantes o pastillas para dormir sin receta médica	○	○	○	○	○
Hachís o marihuana (porros, cannabis, hierba.....)	○	○	○	○	○
Cocaína en polvo	○	○	○	○	○
Speed o anfetaminas	○	○	○	○	○
Éxtasis	○	○	○	○	○
Inhalables volátiles (pegamentos, disolventes,...)	○	○	○	○	○

67 TUS AMIGOS/AS Y COMPAÑEROS/AS......

	Casi todos	Algunos	Ninguno	No se
Fuman cigarrillos	○	○	○	○
Beben alcohol	○	○	○	○
Se han emborrachado alguna vez	○	○	○	○
Fuman cannabis (porros)	○	○	○	○

Consumen drogas	○	○	○	○

68 ¿ESTAS INFORMADO/A SOBRE LAS DROGAS?

- ☐ Sí, perfectamente
- ☐ Sí, lo suficiente
- ☐ Sólo a medias
- ☐ Poco
- ☐ No, estoy mal informado

69 ¿QUIÉN TE HA INFORMADO SOBRE DROGAS? Puedes marcar más de una respuesta.

- ☐ Padres o familiares
- ☐ Profesores
- ☐ Amigos
- ☐ Profesionales sanitarios
- ☐ Medios de comunicación
- ☐ INTERNET
- ☐ Libros
- ☐ Personas que han tenido contacto con ellas
- ☐ Otros (indícalos) ________________

ESTADO DE ÁNIMO Y RELACIONES CON LOS OTROS

70 CUÁNTAS VECES TE HAS SENTIDO……

	Nunca	Casi nunca	A veces	A menudo	Siempre
Muy cansado/a para hacer cosas	○	○	○	○	○
Con problemas para quedarte dormido/a o despertarte antes de la hora	○	○	○	○	○
Desplazado/a, triste, deprimido/a	○	○	○	○	○
Desesperanzado/a de cara al futuro	○	○	○	○	○
Nervioso/a o en tensión	○	○	○	○	○
Aburrido/a de las cosas	○	○	○	○	○
Amenazado/a por algún/a alumno/a de la escuela	○	○	○	○	○

71 CON QUÉ FRECUENCIA.......

	Alguna vez por semana	Alguna vez al mes	Alguna vez al año	Nunca
Haces "novillos" en la escuela				
Robas cosas de los otros				

72 **¿TE HAS SENTIDO MALTRATADO PSICOLÓGICAMENTE (TE HAN AMENAZADO, GRITADO, IGNORADO, PROHIBIDO HABLAR ...)? Puedes marcar más de una respuesta**

- □ Nunca
- □ No
- □ Sí, en casa
- □ Sí, en la escuela
- □ Sí, en la calle
- □ Sí en otros sitios (Di cuales) ______________

73 **¿TE HAS SENTIDO MALTRATADO FÍSICAMENTE (TE HAN GOLPEADO, DADO PATADAS, EMPUJADO...)? Puedes marcar más de una respuesta**

- □ Nunca
- □ No
- □ Sí, en casa
- □ Sí, en la escuela
- □ Sí, en la calle
- □ Sí en otros sitios (Di cuales) ______________

74 **¿HAS SUFRIDO ACOSO SEXUAL (CUALQUIER CONDUCTA VERBAL O FÍSICA CON CONTENIDO SEXUAL OFENSIVA PARA TI? Puedes marcar más de una respuesta**

- □ Nunca
- □ No
- □ Sí, en casa
- □ Sí, en la escuela
- □ Sí, en la calle
- □ Sí en otros sitios (Di cuales) ______________

75 **¿TE HAN FORZADO A MANTENER UNA RELACIÓN SEXUAL?**

- □ Sí
- □ No

76 **CUANDO HAS SIDO MALTRATADO/A, ¿A QUIEN SE LO HAS DICHO? Puedes marcar más de una respuesta**

- □ Nunca me han maltratado
- □ A mi madre

- ☐ A mi padre
- ☐ A otro familiar
- ☐ A mi profesor/a
- ☐ A algún hermano/a
- ☐ A un amigo/a
- ☐ A nadie

77 ¿POR QUÉ CREES QUE TE HAN INTIMIDADO? Puedes marcar más de una respuesta

- ☐ Nadie me ha intimidado
- ☐ No lo sé
- ☐ Porque soy diferente
- ☐ Por molestarme
- ☐ Por gastarme una broma
- ☐ Porque me lo merezco
- ☐ Por otros motivos (di cuales) ______________

78 ¿POR QUÉ HAS INTIMIDADO A TUS COMPAÑEROS? Puedes marcar más de una respuesta

- ☐ No he intimidado a nadie
- ☐ Porque me provocaron
- ☐ Porque a mí me lo hacen otros/as
- ☐ Porque son diferentes (gitanos, payos, extranjeros, deficientes…)
- ☐ Porque eran más débiles
- ☐ Por molestar
- ☐ Por gastar una broma
- ☐ Por otras causas (di cuales) ______________

79 VALORA TU RELACIÓN CON........

	1	2	3	4	5	6	7	8	9	10	No hay relación
Tu Padre	o	o	o	o	o	o	o	o	o	o	o
Tu Madre	o	o	o	o	o	o	o	o	o	o	o
Tus hermanos	o	o	o	o	o	o	o	o	o	o	o
Tus profesores	o	o	o	o	o	o	o	o	o	o	o
Tus compañeros	o	o	o	o	o	o	o	o	o	o	o
Tus amigos	o	o	o	o	o	o	o	o	o	o	o

ALIMENTACIÓN Y DEPORTE

80 DESAYUNAS ANTES DE SALIR DE CASA.....

- □ Todos los días
- □ 4 - 6 veces por semana
- □ 1 - 3 veces por semana
- □ Solo el fin de semana
- □ Nunca

81 EN EL DESAYUNO SUELES TOMAR.....Puedes marcar más de una respuesta

- □ Lácteos (leche, yogur, queso…)
- □ Fruta (pieza de fruta o zumo)
- □ Pan (bocadillo, tostadas)
- □ Pastas (galletas, magdalenas..)
- □ Cereales
- □ Otros alimentos (di cuales) ______________

82 EN LOS ÚLTIMOS 7 DÍAS CUANTAS VECES HAS TOMADO.........

	Ninguna	1 por semana	Varias por semana	Todos días
Pan	○	○	○	○
Arroz o pasta (espaguetis, macarrones, cuscus)	○	○	○	○
Legumbres lentejas, garbanzos	○	○	○	○
Ensaladas o verduras crudas (lechuga, zanahoria, tomate,…)	○	○	○	○
Verduras cocidas (coliflor, col, judía verde…)	○	○	○	○
Pieza o zumo de fruta natural	○	○	○	○
Zumo de fruta envasado	○	○	○	○
Carnes rojas (buey, ternera, cerdo…)	○	○	○	○
Hamburguesas o salchichas	○	○	○	○
Carne blanca (pollo, pavo..)	○	○	○	○
Pescado (cocido o crudo)	○	○	○	○

Huevos	○	○	○	○
Lácteos (leche, yogur, queso..)	○	○	○	○
Frutos secos	○	○	○	○

83 Y ESTOS OTROS..... (durante los últimos 7 días)

	Ninguna	1 por semana	Varias por semana	Todos días
Refrescos (Coca-cola, Pepsi, Fanta, Seven-up, Sunny Delight)	○	○	○	○
Chuches (caramelos, chicles, gominolas..)	○	○	○	○
Pastas, croissants, ensaimadas, churros, Donuts, BollyCao	○	○	○	○
Flan, natillas, crema catalana, yogur de chocolate	○	○	○	○
Patatas chip (patatas de bolsa)	○	○	○	○

84 TU PESO ES..........

- □ Es muy inferior al que debería ser
- □ Es ligeramente inferior al que debería ser
- □ Es el adecuado
- □ Es ligeramente superior al que debería ser
- □ Es muy superior al que debería ser

85 ¿HAS HECHO DIETA ALGUNA VEZ?

- □ No ⟶ **Pasa a la pregunta 87**
- □
- □ La hice una vez
- □ La hice varias veces
- □ La estoy haciendo
- □ La estoy haciendo y ya la he hecho otras veces

86 ¿PARA QUE FUE LA DIETA? Puedes marcar más de una respuesta

- □ Para perder peso
- □ Para mantener peso
- □ Para vivir más saludablemente
- □ Por enfermedad o problema de salud
- □ Por otra razón (indícala) _______________

87 ¿TE HAS PROVOCADO EL VÓMITO, TOMADO LAXANTES O DIURÉTICOS PARA PERDER PESO?

- □ Sí, diariamente
- □ Frecuentemente

- ☐ En alguna ocasión
- ☐ No, nunca

88 HACES EJERCICIO FISICO EN... Puedes marcar más de una respuesta.

- ☐ No hago ejercicio
- ☐ En el colegio
- ☐ En la calle con amigos
- ☐ Paseos a pie o bicicleta
- ☐ En cursos deportivos
- ☐ En club deportivo
- ☐ En gimnasio
- ☐ Competiciones
- ☐ Montañismo o marchas

89 ¿CUÁL ES LA CAUSADE NO HACER EJERCICIO? (Contesta solo si no haces ejercicio)

- ☐ No puedes hacerlo
- ☐ No lo ves beneficio o utilidad
- ☐ No tienes tiempo
- ☐ Por pereza o desgana
- ☐ Otras causas (indícalas) _______________

Utilización de servicios sanitarios

90 TU ÚLTIMA CONSULTA MÉDICA HA SIDO......

- ☐ Hace menos de un mes
- ☐ Hace más de un mes y menos de un año
- ☐ Hace más de un año
- ☐ Nunca has ido al médico

91 LOS MOTIVOS DE ESTA CONSULTA FUERON......(no contestes si nunca has ido al médico) Puedes marcar más de una respuesta.

- ☐ Diagnóstico de una enfermedad o problema de salud
- ☐ Revisión de una enfermedad
- ☐ Un accidente
- ☐ Revisión o control de salud
- ☐ Vacunación
- ☐ Pedir recetas
- ☐ Pedir interconsulta con otro especialista
- ☐ Pedir prueba diagnóstica (analítica, radiología,..)
- ☐ Otros motivos (di cuales) _______________

SEXUALIDAD

92 ¿QUÉ INFORMACIÓN TIENES SOBRE...?

	Muy buena	Buena	Suficiente	Poca	Nula
ENFERMEDADES DE TRANSMISIÓN SEXUAL					
SEXUALIDAD					

93 SI NECESITASES ORIENTACIÓN SOBRE TU SEXUALIDAD, HABLARÍAS CON...
Puedes marcar más de una respuesta

- ☐ Padres
- ☐ Profesores
- ☐ Amigos
- ☐ Internet
- ☐ Especialistas (médicos, enfermeras....)
- ☐ Nadie
- ☐ Otros ¿Quién? ______________

94 TIENES RELACIONES SEXUALES CON PENETRACIÓN .....

- ☐ No he tenido relaciones sexuales con penetración **(Da por finalizada la encuesta)**
- ☐ Sólo he tenido una vez
- ☐ Pocas veces al año (menos de una vez al mes)
- ☐ Varias veces al mes
- ☐ Varias veces por semana

95 TU PRIMERA RELACIÓN SEXUAL CON PENETRACIÓN FUÉ A LOS...........

- ☐ 11 años o menos
- ☐ 12 años
- ☐ 13 años
- ☐ 14 años
- ☐ 15 años
- ☐ 16 años
- ☐ 17 años
- ☐ 18 o más años

96 EN EL ÚLTIMO AÑO HAS TENIDO RELACIONES SEXUALES CON PENETRACIÓN CON....

- ☐ Nadie
- ☐ Solamente con mi pareja
- ☐ Dos personas

- □ Más de dos

97 **¿QUÉ MÉTODO ANTICONCEPTIVO UTILIZAS O HAS UTILIZADO? Puedes marcar más de una respuesta**

- □ Ninguno
- □ Píldora anticonceptiva
- □ Preservativo (condón)
- □ Diafragma
- □ Dispositivo intrauterino (DIU)
- □ Cálculo de fecha (Método OGINO)
- □ Espermicidas
- □ Marcha atrás (Coitos interrumpidos)
- □ Otro método ¿Cuál? _______________

98 **¿HAS RECHAZADO UNA RELACIÓN SEXUAL POR NO PODER UTILIZAR PRESERVATIVO? (Por no tener o porque tu pareja se niega a utilizarlo)**

- □ Sí
- □ No

99 **¿TÚ O TU PAREJA HAS/HA UTILIZADO LA ANTICONCEPCIÓN DE URGENCIAS O "PILDORA DEL DÍA DESPUES"?**

- □ Sí
- □ No ⟶ **Pasa a la pregunta 101**

100 **¿CUÁNTAS VECES TÚ O TU PAREJA HAS/HA UTILIZADO LA "PILDORA DEL DÍA DESPUES" EN LOS ÚLTIMOS 6 MESES?**

- □ Ninguna
- □ Una
- □ Más de una

101 **¿TE HAS QUEDADO EMBARAZADA O HAS DEJADO EMBARAZADA A TU PAREJA?**

- □ Sí
- □ No
- □ No lo sé

102 **¿LA ÚLTIMA VEZ QUE MANTUVISTE RELACIONES SEXUALES CON PENETRACIÓN HABÍAS TOMADO ALCOHOL Y/O DROGAS?**

- □ Sí
- □ No

ANEXO 2: Carta al director del centro educativo

Valladolid, de de 2012

Director de IES .....

Estimado Director:

Nos dirigimos a usted en calidad de pediatras del grupo educación para la salud de la Asociación Española de Pediatría de Atención Primaria, interesados en identificar los conocimientos y actitudes relacionados con la salud en los jóvenes, con varios fines:

1. Profundizar en la realidad de los niños y niñas adolescentes.
2. Identificar factores de riesgo emergentes en la salud de los adolescentes, que pueden desencadenar problemas de salud relevantes como obesidad, salud mental, violencia o trastornos del comportamiento alimentario.
3. Proponer estrategias de mejora, planes educativos y medidas políticas.
4. Evaluar el impacto de las políticas y medidas que se adopten.

Para ello le pedimos realizar una encuesta a los alumnos de 2º, 3º y 4º de la ESO, así como los de 1º y 2 de Bachillerato, basadas en preguntas estructuradas sobre tabaco, drogas, alcohol, sexualidad, accidentalidad, tiempo libre, estado de ánimo, entre otras. El cuestionario se hará de forma voluntaria, garantizando el anonimato de la misma. El tiempo aproximado para su realización será aproximadamente 45-60 minutos a desarrollar durante una clase normal.

La disponibilidad de información sobre factores sociales, ambientales, de comportamiento, costumbres, alimenticias de ocio, etc. de los adolescentes nos permitiría darles información general acerca de los resultados obtenidos, así como priorizar y planificar intervenciones educativas en su colegio que redunden en conductas más saludables.

Esperando contar con su autorización y apoyo, le pedimos concertar una cita para exponer la metodología para su proceso y realización.

Se despiden atentamente:

Anexo 3. INSTRUCCIONES PARA LOS ENCUESTADORES

ANTECEDENTES

En muchos países se realizan encuestas escolares sobre comportamientos y estilos de vida de los adolescentes. Estos estudios son importantes no solamente porque permiten saber en qué medida los adolescentes están expuestos a diversos hábitos de riesgos: drogas, alcohol, conducta de riesgo sexual, etc sino también porque brindan la oportunidad de observar cómo cambian a lo largo del tiempo los hábitos de los jóvenes y permiten llevar a cabo tareas educativas y de prevención de éstos riesgos.

MUESTRA

Todas las clases escolares participantes en esta encuesta se han seleccionado al azar y constituyen una muestra representativa de todos los alumnos (18.888 niños que cursan enseñanzas secundarias de *13 a 18 años*) en Valladolid

Por lo tanto, es muy importante que todos los alumnos de una clase seleccionada tengan la oportunidad de participar. Una clase seleccionada no puede ser sustituida por otra.

ANONIMATO

Se debe garantizar el anonimato de todos los alumnos. No se debe escribir ningún nombre ni identificación en los formularios ni en la encuesta asistida por ordenador. En el caso de pasar la encuesta en papel, cada alumno debe poner en un sobre en blanco su propio formulario rellenado y después pegarlo. Los resultados se presentarán solamente de forma tabulada y no se revelarán los resultados de ninguna clase en particular.

SE SELECCIONA LA CLASE ENTERA

Es importante que todos los alumnos de una clase respondan al cuestionario al mismo tiempo en el aula. Se dará prioridad a la posibilidad de hacerlo en el aula informática del centro educativo. Si alguno realiza otras actividades extraescolares en ese momento, es recomendable pedirle que se sume a la clase seleccionada. Sin embargo, los alumnos deben comprender que su participación es voluntaria. Si algún alumno rehusa a participar, tiene derecho a hacerlo

LA ENCUESTA SE REALIZARÁ DURANTE LA SEMANA DEL ....

Quienes estén ausentes en el momento de la encuesta no responderán más adelante al cuestionario. Se los considerarán "ausentes" del estudio. Sin embargo, en el informe adjunto sobre la clase debe indicarse el número de alumnos ausentes.

PROCEDIMIENTO SUGERIDO

1. *PROPORCIONE A LA CLASE LA SIGUIENTE INFORMACIÓN:*

La información que se dará a los alumnos sobre la encuesta puede contener lo siguiente:

a). Este cuestionario forma parte de un estudio que está haciendo el grupo de educación para la salud de la Asociación Española de Pediatría sobre diversos comportamientos y estilos de vida de los estudiantes de tu edad en relación con la salud.

b).Tu clase ha sido seleccionada al azar para participar en el estudio.

c). Esto no es una prueba. No hay respuestas correctas ni incorrectas. Respondan con la mayor franqueza posible.

d).Relean el cuestionario antes de terminar y asegúrense de que no hayan dejado por error u olvido ninguna pregunta en blanco. Si el cuestionario se realiza en el aula de informática, el propio sistema le conducirá a la pregunta que tiene que contestar a continuación.

e).Cuando hayan terminado, cierren la sesión en el ordenador y si lo han hecho en papel introduzcan el cuestionario en el sobre adjunto y ciérrenlo ustedes mismos antes de entregarlo. Por favor no escriban su nombre en el cuestionario ni en el sobre.

f).Sus respuestas serán confidenciales y nadie sabrá lo que han escrito. No se revelarán los resultados de ninguna clase en particular.

2. *REALIZACIÓN DE LA ENCUESTA*

Distribuya un cuestionario y un sobre a cada alumno o bien comuniquen clave de acceso común para cada clase a sistema de encuestación. Evite discusiones sobre cómo interpretar las preguntas.

El cuestionario se cumplimenta por escrito (papel y lápiz) o con teclado, por todos los estudiantes de las aulas seleccionadas durante una clase normal (45-60 minutos), en presencia del encuestador y/o del profesor que se deben mantener en el estrado.

Es muy importante que los alumnos respondan a las preguntas sin comunicarse con sus compañeros. Es decir que los formularios se deben rellenar en condiciones análogas a las de un examen escrito. Es recomendable que el encuestador permanezca sentado mientras se rellenan los formularios, o que por lo menos no se pasee por la clase. Si un alumno tiene una pregunta, no camine hasta su asiento. Pida al alumno que se acerque a usted y responda solo en forma neutral a sus preguntas.

3. *INFORME SOBRE LA CLASE*

Es posible hacer el informe sobre la clase mientras los alumnos estén respondiendo al cuestionario. Envíe el informe con todos los cuestionarios de la clase.

4. *FORMAS DE RECOGER LOS CUESTIONARIOS*

Antes de concluir la encuesta, espere hasta que todos los alumnos hayan terminado de responder. Si un alumno tiene dificultades para responder a las preguntas o tiene hábitos que declarar puede sentirle incómodo si es el último en terminar.

Recuerde una vez más a los alumnos que no deben escribir su nombre ni en el cuestionario ni en el sobre antes de entregarlos.

5. *ENVÍO DE SOBRES*

Los sobres, junto con el informe sobre la clase, deben enviarse a la institución de investigación encargada de la encuesta en el sobre grande que se ha proporcionado. Si participa en la encuesta más de una clase de una misma escuela, se deben separar los cuestionarios de cada clase antes de enviarlos.

Anexo 4: INFORMACIÓN PARA LOS ALUMNOS

Este cuestionario forma parte de un estudio que está haciendo el grupo educación para la salud de la Asociación Española de Pediatría en la provincia de Valladolid sobre diversos comportamientos y estilos de vida de los estudiantes de tu edad en relación con la salud.

Tu clase ha sido seleccionada al azar para participar en el estudio.

Tu participación es muy importante para nosotros porque con tus respuestas conoceremos qué piensan los jóvenes y ayudará a cambiar o mejorar algunas cosas.

No se trata de un examen, y por lo tanto no hay respuestas correctas o incorrectas. Únicamente te pedimos tu opinión y que seas sincero en tus respuestas. Por eso es muy importante que contestes lo que tú creas, sin dejarte influir por lo que pienses que contestarían tus compañeros, ni por lo que gustaría a tus profesores. Si consideras que no has de contestar alguna respuesta, déjala en blanco.

Este cuestionario es **anónimo.** No incluye tu nombre ni datos que permitan identificarte. Tu cuestionario se mezclará con los de muchos estudiantes, de forma que ni el profesorado ni tus padres ni ninguna otra persona podrán nunca conocer cuáles ha sido tus respuestas.

Aparte de ser confidencial, tu colaboración en la encuesta es totalmente voluntaria. Si sientes que no puedes contestar sinceramente alguna pregunta, simplemente déjala en blanco.

Si alguna pregunta no encuentras la respuesta que se ajuste exactamente a lo que tú piensas o haces, marca aquello que más se aproxime.

Antes de rellenar el cuestionario, por favor, escucha atentamente las instrucciones dadas por la persona que te ha dado el cuestionario. Si tienes alguna duda, por favor, levanta la mano y la persona que te ha entregado el cuestionario te ayudará a resolverla.

Cuando hayas terminado, introduce el cuestionario en el sobre adjunto y ciérralo tú mismo antes de entregarlo.

MUCHAS GRACIAS DE ANTEMANO POR COLABORAR EN ESTA ENCUESTA

Anexo 5. INFORME SOBRE LA CLASE

(DEVOLVERLO JUNTO CON LOS CUESTIONARIOS RESPONDIDOS)

Nombre del centro de enseñanza:_______________________

Nombre de la clase:_______________**Fecha de la encuesta:** _______

Ciudad/municipalidad:_______________ **País:** ___________________

	Varones (cantidad)	Niñas (cantidad)
Desearon participar en la encuesta:	_________	_________
Declinaron participar en la encuesta:	_________	_________
Ausentes:	_________	_________
Total:	_________	_________

Razones de la ausencia:	Varones (cantidad)	Niñas(cantidad)
Enfermedad:	_________	_________
Ausencia con permiso:	_________	_________
Ausencia sin permiso:	_________	_________
Otras razones:	_________	_________
Se desconocen:	_________	_________
Total:	_________	_________

1. ¿Notó alguna perturbación mientras se respondía a los cuestionarios?

_ No.

_ Sí, entre algunos alumnos.

_ Sí, entre menos de la mitad de los alumnos.

_ Sí, entre aproximadamente la mitad de los alumnos.

_ Sí, entre más de la mitad de los alumnos.

Si respondió "sí" a la pregunta anterior, describa las perturbaciones:

_ Risitas o miradas entre los compañeros.

_ Comentarios en voz alta, por ejemplo: ____________________

____

_ Perturbaciones de otro tipo, por ejemplo: __________________

____

2. ¿Cree que los alumnos estaban interesados en la encuesta?

_ Sí, todos.

_ Casi todos.

_ La mayoría.

_ Aproximadamente la mitad.

_ Menos de la mitad.

_ Prácticamente ninguno.

_ Ninguno.

3. ¿Cree que los alumnos rellenaron seriamente el cuestionario?

_ Sí, todos.

_ Casi todos.

_ La mayoría.

_ Aproximadamente la mitad.

_ Menos de la mitad.

_ Prácticamente ninguno.

_ Ninguno.

4. A su juicio, ¿cuánto tardaron los alumnos, por término medio, en responder al

cuestionario?

Aproximadamente _______ minutos.

5. ¿Desea formular alguna otra observación?

____

____

____

____

Nombre del profesor o encuestador: _______________________________________

FSC
www.fsc.org
MIX
Papier | Fördert gute Waldnutzung
FSC® C083411

Kolibri 360 GmbH
Ferdinand-Jühlke-Straße 7
99095 Erfurt, Deutschland
produktsicherheit@kolibri360.de

Druck:
CPI Druckdienstleistungen GmbH
im Auftrag der
Kolibri 360 GmbH
Ferdinand-Jühlke-Str. 7
99095 Erfurt